国家林业和草原局干部学习培训系列教材

# 森林康养理论与实践

《森林康养理论与实践》编写组组织编写

刘立军　主编

中国林业出版社
China Forestry Publishing House

**图书在版编目（CIP）数据**

森林康养理论与实践／《森林康养理论与实践》编写组组织编写；
刘立军主编. —北京：中国林业出版社，2023.12（2024.8重印）
国家林业和草原局干部学习培训系列教材
ISBN 978-7-5219-2523-4

Ⅰ.①森…　Ⅱ.①森…②刘…　Ⅲ.①森林生态系统–医疗保
健事业–中国–干部培训–教材　Ⅳ.①R199.2

中国国家版本馆 CIP 数据核字（2024）第 004341 号

策划编辑：高红岩
责任编辑：高红岩　郭　琳
责任校对：苏　梅
封面设计：睿思视界视觉设计

出版发行　中国林业出版社(100009，北京市西城区刘海胡同 7 号，电话 83143549)
电子邮箱　cfphzbs@163.com
网　　址　www.forestry.gov.cn/lycb.html
印　　刷　北京中科印刷有限公司
版　　次　2023 年 12 月第 1 版
印　　次　2024 年 8 月第 2 次印刷
开　　本　710mm×1000mm　1/16
印　　张　24
字　　数　406 千字
定　　价　59.00 元

# 《森林康养理论与实践》编写组

组　　长：王俊中

副 组 长：丁立新　刘春延　陈学群　刘立军

成　　员：张明吉　李　林　梁　灏　李俊魁　邓小芳

主　　编：刘立军

副 主 编：宋维明　叶　兵　刘婉凝

参编人员：（按姓氏笔画排序）

王晓军　王　捷　邓芙蓉　田　恬　刘　畅　刘艳波

刘晶岚　闫小莉　杜培革　杨　迪　李米龙　李喜喜

吴思明　张志永　张玮尹　陈　洁　陈　静　岳　阳

孟京辉　高　月　凌安娜　黄肖宇　曹丽雯　曾端香

# 序　言

习近平总书记强调："中国共产党人依靠学习走到今天，也必然要依靠学习走向未来。"重视学习、善于学习是我们党的优良传统和政治优势，是推动党和人民事业发展的一条成功经验。党的二十大擘画了以中国式现代化推进中华民族伟大复兴的宏伟蓝图，党员干部只有全面贯彻习近平新时代中国特色社会主义思想，深刻领悟"两个确立"的决定性意义，增强"四个意识"、坚定"四个自信"、做到"两个维护"，认认真真地学习、与时俱进地学习、持之以恒地学习，才能在进行伟大斗争、建设伟大工程、推进伟大事业、实现伟大梦想中敢于作为、主动作为、善于作为，才能使领导和决策体现时代性、把握规律性、富于创造性，才能始终跟上时代步伐、担起历史重任。

党中央历来高度重视林草工作，在以习近平同志为核心的党中央坚强领导下，林草事业发生了深刻的历史性变革，进入了林业草原国家公园"三位一体"融合发展的新阶段。把握新发展阶段、贯彻新发展理念、构建新发展格局，要求我们必须准确把握习近平生态文明思想精髓要义，深刻理解森林是"水库、钱库、粮库、碳库"深邃内涵，践行绿水青山就是金山银山理念，坚持山水林田湖草沙一体化保护和系统治理，为全面建设社会主义现代化国家奠定坚实的生态基础。履行好这些职责任务，迫切需要大力加强林草干部教育培训工作，建设一支信念坚定、素质过硬、特别能吃苦、特别能奉献的高素质专业化林草干部队伍。

习近平总书记指出："抓好全党大学习、干部大培训，要有好教材。"教材是干部学习培训的关键工具，关系到用什么培养党和人民需要的好干部的问题。好教材对于筑牢政治信念、丰富专业知识、提高业务能力，提升教学水平和培训质量具有非常重要的意义。新修订的《干部教育培训工作条例》要求，要适应不同类别干部教育培训的需要，着眼于提高干部综合素质和能力，开发具有政治性、思想性、权威性、指导性、可读性的干部学习培训教材。为深入贯彻落实中央有关决策部署，服务林草事业高质量发展和干部培训需求，国家林业和草原局紧紧围绕林草部门核心职能，不断加强干部学习培训系列教材建设，逐步形成了特色鲜明、内容丰富、针对性强的林草干部学习培训教材体系，为提升广大林草干部特别是基层林草干部的综合素质、专业素养和履职能力提供了有力支撑。

各级林草主管部门要持续加强林草干部教育培训工作，坚持把学习宣传贯彻党的二十大精神作为首要任务，着力提升政治判断力、政治领悟力、政治执行力。要坚持理论同实践相结合，学好用好教材，努力将教育培训成果转化为践行新发展理念、推动林草事业高质量发展的能力水平，为建设生态文明和美丽中国做出新贡献。

# 前　言

　　森林是孕育生命的摇篮，也是人类最早的家园和亲密伙伴，"走出森林"是人类文明的起点，现今我们又倡导"回归森林、康养你我"，这一轮回具有特殊的人文意义和时代价值。森林康养是近年逐渐兴起的林业产业新业态。发展森林康养产业是贯彻落实习近平生态文明思想、践行"两山"理论的生动实践，是实施健康中国、乡村振兴战略的重要举措，是林草产业高质量发展的必然要求，是满足人民美好生活需要的战略选择与重要抓手，意义十分重大。

　　党的十八届五中全会把建设"健康中国"上升为国家战略。中共中央、国务院对健康产业高度重视，连续多年对森林康养做出部署安排。陆续印发的《国务院关于实施健康中国行动的意见》《健康中国行动（2019—2030年）》《国务院关于促进乡村产业振兴的指导意见》和《关于促进森林康养产业发展的意见》等政策文件，对普及健康生活、优化健康服务、建设健康环境、提高全民健康水平进行了部署，明确了我国建设国家森林康养基地，向社会提供多层次、多种类、高质量的森林康养服务，森林康养服务体系更加健全，森林康养理念深入人心，人民群众享有更加充分的森林康养服务的目标。

　　森林康养高度契合了健康中国战略内涵，是健康中国的重要组成部分。随着相关政策文件的相继发布，森林康养受到了国家的高度重视和社会的广泛关注，多地将森林康养设施建设纳入政府支持范围，初步形成了从上到下、多部门联合推动、跨部门、跨行业、产业融合发展的良性局面。

森林康养作为大健康的重要组成部分，涉及林学、医学、心理学、养生学、运动学、老年学、经济学及健康管理学等多门学科；融合了林业、医疗、教育、养老、养生、旅游、文化、体育等诸多领域；集聚了旅游、酒店、餐饮、养老、医疗、康复、教育、健身、交通、通信、互联网、电子商务、物流等与此相关的产业链，其产业是一个跨部门、跨行业的重大系统工程，也是一项对资源、资金、人才、技术要求高的创新产业，具有广阔的市场前景。

森林康养既有利于保护生态环境、实现森林的生态服务价值和森林利用由木材向森林多功能利用的转变，也有利于满足人们走近自然、亲近自然、健康身心的需求，满足人们对美好生活的向往，为美好生活提供更多优质生态产品，是新时代赋予林草人的重要使命。

为了使林草行业干部职工紧跟当前国际和国内形势、更新观念、了解并掌握森林康养的内涵与外延、积极配合正在全面兴起的森林康养热潮，并使林草行业和林草人为公众健康做出应有且更大的贡献，国家林业和草原局决定组织编写《森林康养理论与实践》，并纳入全国林业和草原干部学习培训系列教材建设工作统一部署。

本书力求理论性与实践性、科学性与实用性、专业性与科普性有机结合。本书共八章，汇集了国内外森林康养领域各方信息和资料，从起源、概念到主要国家以及国内主要省份的发展现状，从理论基础到实践运用，从作用与意义到具体的功能与主要疗法，从宏观政策到具体的规划设计要求，从运营管理到服务规范等，基本上囊括了森林康养相关内容，具有很强的实用性和指导性。期望读者通过本书对森林康养有一个相对全面且客观的认识和认知。

国家林业和草原局人事司、改革发展司、国有林场和种苗管理司、中国林学会、管理干部学院高度重视教材编写工作，成立了《森林康养理论与实践》编写组，切实加强组织领导。国内林业、医疗、健康管理、旅游、文化等不同领域的多名专家集中编写，数易其稿，历时一年得以完成。本书出版得到了中国林业出版社的大力支持，同时吸收了相关领域专家学者提出的意见和建议，在此谨表谢意！

由于时间仓促，同时因编写人员水平有限，书中内容和语言表述难免有纰漏和瑕疵，恳请广大读者批评指正。

《森林康养理论与实践》编写组
2023 年 9 月 20 日

# 目 录

# 第一章

# 森林康养概述

## 第一节 森林康养的概念

### 一、森林康养的定义

#### (一)森林康养定义和范畴

1. 森林康养的起源

"森林康养"最早起源于西方国家。19 世纪，伴随着工业革命的推进，德国林业资源遭遇严重的破坏，生态环境逐步恶化，在高强度的工作压力和恶化的生态环境的双重困扰下，很多人患上了"城市文明病"。问题的出现急需相关理论研究，这也是森林康养产业生成的重要理论背景。目前，森林康养在中国尚处于起步阶段，四川、湖南和北京等省(直辖市)率先开展了试点建设。2015 年，四川省林业厅公布了首批 10 家森林康养试点示范基地名单。2016 年开始，国家林业局在全国开展森林体验基地和全国森林养生基地试点建设，首批包括 18 个基地，覆盖 13 个省份。中国林业产业联合会也积极推动全国森林康养基地试点建设，先期批准了 135 个(2016 年 36 个，2017 年 99 个)全国森林康养基地试点建设单位，覆盖了26 个省份。2017 年，湖南省林业厅认定了青羊湖等 20 个全省第一批森林康养试点示范基地。另外，政策的驱动进一步刺激了森林康养产业的生成和发展。随着中国人口的增加和城镇化率的上升，这带来了一系列的生态问题，如资源耗竭、环境污染、人口老龄化、健康危机等。为了应对这些危机，中国政府迅速做出回应。2015 年，中共中央、国务院首次颁布了《关于加快推进生态文明建设的意见》，强调要向绿色低碳的生活转变；2018 年，中共中央、国务院印发了《关于实施乡村振兴战略的意见》，对乡村振兴实施了战略部署；根据党的十八届五中全会战略部署，中共中央、国务院制定了《"健康中国2030"规划纲要》。整体而言，理论的导向与国家政策的驱动成为森林康养生成缘起的重要背景。

2. 森林康养的概念

根据《新华字典》，"康"主要有安宁和健康之意。"安宁"主要指康乐、康平、康宁；"健康"主要指无病、康健、康泰、康复。"养"主要有抚养、培养、使身心得到滋补和休息之意。"使身心得到滋补和休息"主要指养病、养心、养性、休养、营养、养精蓄锐。因此，从字面上理解，"康养"就是保持和恢复身心健康的活动和过程的总称。

吴后建等（2018）认为森林康养的概念可以分为狭义和广义两种。狭义的森林康养概念为：森林康养以优质的森林资源和良好的森林环境为基础，以健康理论为指引，以传统医学和现代医学相结合为支撑，开展以森林医疗、疗养、康复、保健、养生为主，并兼顾休闲、游憩和度假等一系列有益人类身心健康的活动。广义的森林康养概念为：森林康养是依托森林及其环境，开展保持和恢复人类健康的活动和过程。狭义的森林康养更加突出医学理论在森林发挥康养功能中的主导作用，而广义的森林康养则是指一切依托森林及其环境开展有益人类身心健康的活动和过程。"森林康养"是在援引西方所称的"森林浴""森林疗养""森林健康"等的基础之上而产生、发展的一个具有中国特色的概念。

2019年，国家林业和草原局、民政部、国家卫生健康委员会、国家中医药管理局联合印发的《关于促进森林康养产业发展的意见》中首次从政府的角度对森林康养的概念做出了概括，明确指出："森林康养是以森林生态环境为基础，以促进大众健康为目的，利用森林生态资源、景观资源、食药资源和文化资源，并与医学、养生学有机融合，开展保健养生、康复疗养、健康养老的服务活动。"

3. 森林康养的内涵

发展森林康养产业，是在林草资源的科学合理利用下，践行"绿水青山就是金山银山"理念的有效途径，是实现健康中国战略和乡村振兴战略的重要举措，是林业供给侧结构性改革的必然要求，是满足人民日益增长的健康和生态环境需求的战略选择，意义十分重大。

（1）森林康养以人为本

森林康养坚持"以人为本"理念，强调满足不同人群对不同健康层次的需求，有针对性地开展康养活动。根据马斯洛需求层次理论，不同的人对森林康养的需求是不一样的。有些是维持身体健康的需求，有些是修复身体健康的需求，有些是寻求心理健康的需求，有些是寻求身心健康的需求。因此，森林康养应该以不同人群的康养需求为导向，有针对性地设置能够满足不同需求的康养项目，开发不同类型的森林康养产品。

（2）森林康养以林为基

森林康养的基础在于优质的森林资源环境。邓三龙（2016）认为，优质的森林资源需满足以下条件：第一，具有一定规模的集中连片森林，在保障生态功能的前提下考虑森林景观的营造。第二，景观优美。森林风景质量等级应达到《中国森林公园风景资源质量等级评定》（GB/T 18005—1999）中的二级以上，附近没有工业、矿山等污染源。第三，需要良好的森林环境，包括优质充足的水源、良好的空气质量、较高的空气负离子含量、丰富的植物精气、适宜的温度和湿度、相对安静的环境等。

（3）森林康养以养为要

森林康养的要点在于"养"。实现这个"养"，不仅需要一片优质的森林资源，还需要融合现代医学和传统医学。森林康养区别于大众化森林旅游和低端化森林观光之处即在于此。它是以现代医学和传统医学为手段，检测人们在开展森林康养活动前后的身体状况，以寻求一种人在森林中进行活动后健康得到恢复和促进的科学行为。森林康养注重人与自然的融合，提倡以回归自然的方式进行养生，即养身、养眼、养心、养颜、养病。

（4）森林康养以康为宿

森林康养的最终目的是恢复、维护和促进人体健康，辅助实现人类的健康长寿。"康"是森林康养的目标所在，是森林康养的归宿。"康"的保障在于以科学的健康理论知识为支撑，任何一个森林康养项目的建设、开发，都必须有科学的健康理论和健康知识作为指导，优质森林资源的"优"要有数据，准确健康体检的"准"要有保障，技术精良的康养从业人员的"精"要有国家职业资格认定。

4. 森林康养的范畴

森林康养产业有着丰富的产业业态。在日本，森林康养产业主要包括森林浴、森林休闲、森林度假、森林体验、森林运动、森林教育、森林保健、森林养生、森林养老、森林疗养和森林食疗等各类形式，是所有依托森林等林业资源开展现代服务业的总称。在中国，森林康养的形式包括森林浴、森林休闲、森林度假、森林旅游、森林漫步、森林冥想、森林瑜伽、森林漂流、登山、森林攀岩等。

随着社会发展，森林康养形式愈加丰富，不同研究学者对于森林康养的范畴也有不同的分类。刘思思等（2018）认为，按活动的表现形式不同，可以将森林康养分为以静态康养为主的森林打坐、森林冥想等活动和以动态康养为主的森林浴、森林太极、森林瑜伽、森林夏令营、森林马拉松、森林越野行杖等活动。按主题不同，可以将森林康养分为以疗养康复为主题的森林康养和以休闲养生为主题的森林康养等模式。其中，以疗养康复为主题的森林康养主要以相关自然疗法，特别是温泉、地热资源丰富的森林公园、湿地公园和自然保护区为载体；以休闲养生为主题的森林康养则主要以相关设施，特别是古道资源丰富的森林公园和湿地公园为载体。刘拓和何铭涛（2017）认为，按游客的需求和进行森林康养目的的不同，可以将森林康养分为休闲娱乐型、保健锻炼型和养生养老型三种类型。休闲娱乐型包括野营、垂钓、采摘、户外拓展、森林探险及森林游戏等；保健锻炼型包括森林浴、森林太极、森林瑜伽及森林冥想等；养生养老型包括森林特色住宿、森林温泉、森林食疗、森林药膳及芳香疗养等。

**（二）相关概念辨析**

**1. 森林疗养**

森林疗养（forest therapy），最早在欧美等发达国家兴起。德国是世界上第一个进行森林疗养实践的国家，被视为"森林疗养"的发源地。在德国，森林疗养被称为森林医疗，是指利用自然优美的森林环境预防和治疗"城市文明病"，其重点是临床疾病疗愈、康复及疗养保健。随后，森林疗养被越来越多的国家所重视，世界上诸多国家开始仿照德国的模式发展符合自身国情的森林疗养项目，作为疾病预防、康复和治疗的替代疗法。森林疗养逐渐在德国、英国、法国、美国、意大利、俄罗斯、日本、韩国和中国等地开花结果。

中国整体森林疗养事业发展起步较晚。中国台湾森林疗养实践起步相对较早，从20世纪60年代起便开始建设森林浴场等，并相继出版了《森林浴：绿的健康法》和《森林浴：最新潮健身法》两本专业书籍，对森林浴相关知识进行了介绍和普及。中国大陆则是从20世纪80年代开始引入并建立各种森林公园，其中明确设置了森林浴场。2010年，国家林业局通过林业国际合作引入了森林疗养理念和模式，此后随着译著《森林医学》一书的出版、各类森林与健康相关学术团体的成立以及专业森林疗养从业人员培训工作的开展，中国森林疗养事业的试验示范工作也逐步开展起来。2019年，中国林学会团体标准《森林疗养基地建设技术导则》正式面向全国发布。除森林疗养基地的建设外，森林医院、森林幼儿园等在中国也均有涉及和尝试。

　　森林疗养是通过让参与人员置身于森林之中，有效地利用森林环境并辅助其他必要的自然和人为干预，通过享受森林带来的愉悦和快乐的同时，达到疾病防治、减压、康复、保健等效果的辅助和替代治疗的方法。森林疗养以森林医学为核心，以医学实验数据为依据，其主要目标群体是亚健康、病体康复、慢病人群和老年人，必须有医学专业性强的辅助设施。2015年10月14日，时任国家林业局副局长刘东生在森林疗养国际普及会上指出："森林疗养是时代发展的潮流和趋势，契合我国国情与林情，是社会发展的必然需求，蕴藏巨大产业商机。在我国经济迅速发展的今天，森林疗养不仅已成为我国林业发展的必然阶段、必然产物和必由之路，还将成为我国生态林业、民生林业建设的最佳实践，成为壮大林业产业体系的新的增长点，成为增强林业部门职能的重要抓手和途径。同时，森林疗养还是在我国新常态下，发展健康产业的创新模式，是撬动整个健康产业链的杠杆，不仅迎合现代人预防疾病、追求健康、崇尚自然的需求，更是把生态旅游、休闲运动与健康长寿有机结合，形成内涵丰富、功能突出、效益明显的全新产业模式，具有广阔的市场空间和发展前景。"

　　森林疗养是以特定森林环境及其相关产品和自然疗法的辅助和替代治疗的方法。森林疗养通过在森林中开展静息、散步等森林活动，辅助其他相关自然疗法，以实现增进身心健康、预防和治疗疾病的目标，它的本质是以森林及其环境为主体进行健康管理的行为方式。森林疗养以森林医学为核心，以自然为药，森林疗法与饮食、中医药、运动、气候、芳香、园艺、作业、温泉等疗法都是其主要手段，即以森林疗法为主体、相关疗法为辅助的聚合体。森林疗养的核心就是最大限度展现森林本身的价值，是以医学的视角审视森林疗养的每一个细节。森林疗养有明确的目标，森林环境、疗养设施和课程需要专业评估，疗养效果评估监测方法必须可信，还需要森林疗养师等专业人员现场指导。

　　森林疗养与森林康养的差异在于：一是认识的区别。森林疗养是一种理念，重在思想和意识形态，是这项事业的灵魂与核心；而森林康养只是一种概念，是物质的存在，是一种表象，是对森林疗养的引申和外延。二是性质和靶向目的的区别。森林疗养以森林医学为核心，主要以疾病预防、压力缓解、病体康复为目的；而森林康养则以养生、娱乐为主，以休闲、游憩、休养、休假为目的。三是目标群体的区别。森林疗养的目标群体是亚健康群体、老年群体和病体康复群体；而森林康养适合所有群体，也就是没有具体的目标性。四是设施设备的区别。森林疗养基地以步道和人的休息场所为主要设施，步道设计精细、舒适，能确保疗养人员人身安全，同时辅助其他疗法（如温泉、瑜伽、食疗等），并有森林疗养师提供个性化服务等；而森林康养则包罗万象，难以一概而论。五是时间和空间的区别。森林疗养的理论基础是森林医学，根据森林医学证实，若获得医疗效果的森林疗养，特定群体需在特定森林环境停留相应的时间；森林康养则不需要。由于森林疗养的专业化程度高、针对性强、目的明确，需要人为干预和相关自然疗法以及设施设备的辅助，同时根据森林疗养的特征与内涵，一般认为，森林疗养是森林康养的重要组成部分，是森林康养的核心与灵魂。

2. 森林体验

森林体验（forest experience），是人们通过各种感官感受、认知森林及其环境的所有活动的总称。通过有目的的森林体验设计和引导，可以帮助人们更好地了解自然及自然与人类生存与发展的关系，激发人们的创造性，并自觉培养起尊重自然、顺应自然、保护自然的生态情怀。2016年，国家林业局发布的《关于大力推进森林体验和森林养生发展的通知》明确规定：要进一步发挥森林多功能作用，有效利用森林在提供自然体验机会中的突出优势，为森林体验基地的发展提供决策支持。

程希平等（2015）把森林体验界定为依托森林资源和森林景观，通过引导人们调动自身所有感官来感受森林、认识森林、了解森林与人类活动的各种关联，促进身心健康，激发人们积极主动参与森林保护，最终实现林业可持续发展的一种实践方式。综合目前体验经济的研究成果和森林旅游这一重要的森林体验形式的特点，总结出森林体验的特点：森林体验的生产过程具有目标群体的直接参与性，人们直接参与到生产或服务过程之中。

3. 森林养生

森林养生（forest health），是利用森林优质环境和绿色林产品等优势，以改善身体素质及预防、缓解和治疗疾病为目的的所有活动的总称。充分利用森林的体验和养生功能，是发挥森林多种功能的重要途径，是加快转变林业发展方式、激发林业生产力的重要途径，也是加强生态文明建设和健康中国建设的重要途径。森林养生与人们日益增长的精神文化需求相契合，与建设生态文明和推动绿色发展的时代要求相契合。

养生古称摄生、道生、保生，其中"生"意为生命、生生不息，即通过各种手段调理保养自身生命，使生命生生不息。在中国，"养生"一词最早由中国道家学派代表人物庄子提出，他强调人类要主动按照自然的规律去调理心身、养护生命。在国外，养生旅游起源于 20 世纪 20 年代的美国、墨西哥，养生一词是美国 Halbert Dunn 医师在 1961 年提出的，即"幸福"和"健康"相结合为"养生"。森林养生与森林康养的区别在于：森林养生不一定强调医学基础，重点在于"养"字上，包括保养、涵养和滋养。而森林康养涵盖了森林养生的内容和内涵，并不严格地需要医学的佐证，重点定位于对人群的康复作用，适合所有人群，包罗万象。

4. 森林旅游

森林旅游（forest tourism），是人们以森林、湿地、荒漠和野生动植物资源及其外部物质环境为依托，所开展的游览观光、休闲度假、健身养生、文化教育等旅游活动。森林旅游是绿色产业的重要组成部分，是林业产业中最具活力和发展潜力的新兴产业。我国拥有极其丰富的森林旅游资源，加快发展森林旅游是生态文明建设的重要任务，是经济社会发展的迫切需求，是推进现代林业发展和旅游业升级转型的强劲动力，是实现兴林富民和兴旅富民的重要途径。

美国学者格雷戈里首先提出了后来被广为接受的森林旅游的概念，指任何形式的到林区（地）从事的旅游活动，这些活动不管是直接利用森林还是间接以森林为背景都可称为森林旅游。森林旅游是以良好的森林景观和生态环境为主要旅游资源，利用森林及其环境的多种功能开展旅游活动。马建章院士认为森林旅游有广义和狭义之分。陈鑫峰和沈国舫（2000）认为森林旅游是人们为了消遣、观光、商务、会议、探亲访友等非就业目的，离开常住地去森林区域旅行和暂时居留而引起的现象和关系的总和。森林旅游是依附于地区的森林资源，在区域内部建设发展而成的自然或人文旅游活动，是当前旅游产业中的优势项目。总之，森林旅游是一种在森林环境里从事的旅游活动，但学者们对这种旅游活动的性质尚存在不同理解。

5. 森林游憩

美国学者罗伯特·W. 道格拉斯（Robert. W. Douglass）（1982）认为，森林游憩（forest recreation）是发生在森林区域内的所有户外游憩形式的总和，不管森林是否为这些活动提供了主要效用。从中我们可以总结出森林游憩具备下列基本特征：一是在森林环境中进行的；二是属于非义务性，游憩者（recreationist）可自由选择目的地、时间和游憩项目；三是以恢复体力和获得愉悦感受为主要目的。根据这些基本特征，陈鑫峰和沈国舫（2000）将森林游憩定义为人们利用休闲时间，自由选择的、在森林环境中进行的、以恢复体力和获得愉悦感受为主要目的的所有活动的总和。在上述三个基本特征中，缺少任何一条都不能纳入森林游憩的范畴，如学校里教学计划安排的学生树木学或生态学实习就不属于森林游憩，因为活动的主体没有自由选择时间、地点和内容的权利，同时这类活动也不是以恢复体力和获得愉悦感受为主要目的。

6. 自然教育

李鑫和虞依娜（2017）认为自然教育（nature education）是一种热爱自然、保护生态的环境教育类型。宋维明（2020）认为自然教育是使受教育者在自然中体验学习关于自然的知识和经验，建立与自然的联结，建立尊重生命、生态的世界观，遵照自然规律行事，以期实现人与自然的和谐发展的教育。林昆仑和雍怡（2022）认为自然教育是以自然环境为基础，以推动人与自然和谐为核心，以参与体验为主要方式，引导人们认知和欣赏自然、理解和认同自然、尊重并保护自然，最终达到实现人的自我发展以及人与自然和谐共生目的的教育。

通过自然教育，能够使受教育对象（青少年、大众访客、教育工作者、特殊群体、社团工作者等）通过走进自然、了解自然、热爱自然、保护自然，借助具有体验性、实践性、参与性等特征的教学方法，在融入自然的学习中把握自然的存在，展开自然的探索，进行自然的创作，丰富自然的知识和经验，增进自然的情感，建立与自然的联结，尊重生命，树立生态世界观，遵照自然规律行事，形成人与自然和谐共生的新格局，促进人与自然和谐发展的目标实现。

2019年4月，国家林业和草原局《关于充分发挥各类自然保护地社会功能大力开展自然教育工作的通知》首次从国家层面对开展自然教育提出了明确的要求。自然教育事业正式成为林业和草原事业的新兴事业。目前，对"自然教育"的概念尚未有统一的界定，随着我国经济社会的快速发展和人们生态文明意识的提高，以走进森林、湿地等自然保护地，回归自然为主要特点的自然教育成为公众的新需求。森林康养业态与自然教育事业有着天然的联系。将森林康养基地作为自然教育的重要载体，具有公益性强、就业容量大、综合效益好的优势，是推动城乡交流、促进林区振兴发展、推进林业现代化发展以及林业和草原产业转型升级的新举措，也是践行"绿水青山就是金山银山"理念的有效实现方式。

7. 健康管理

健康管理(health management)，是以现代健康概念和新的医学模式以及中医"治未病"为指导，对个体和群体健康状况及影响健康的危险因素进行全面检测、评估、有效干预与连续跟踪服务的医学行为和过程。健康管理的目的在于通过调动一切社会资源，对个体和群体进行健康监测、健康评估、健康指导以及健康危险因素干预，确保以最小的投入获取最大的健康效益，最终实现"防大病、管慢病、促健康"的目标。

随着我国国民经济不断发展，居民的健康意识和健康需求发生巨大变化，从过去简单的"疾病治疗"转变为"疾病预防"和"健康促进"。健康管理以人的健康为中心，以全人群健康风险因素为重点，能够有效防控各种疾病和损伤。

健康管理的具体做法就是为个体和群体(包括政府)提供有针对性的科学健康信息并创造条件采取行动来改善健康。陈建勋等(2006)认为健康管理是健康管理循环的不断运行，即对健康危险因素的检查监测(即发现健康问题)→评价(即认识健康问题)→干预(即解决健康问题)→再监测→再评价→再干预。其中，健康危险因素干预是核心。健康管理循环每循环一周，就会解决一些健康问题，健康管理循环的不断运行使管理对象走上健康之路。不能形成有效的健康管理循环就不能称为健康管理。

## 二、森林康养的价值

### (一)生态价值

森林作为人类生存的自然支持系统的重要组成部分，森林康养在涵养水源和净化水质、固碳释氧、改善小气候、净化空气、降低噪声、维持生物多样性等方面具备极高的生态价值。

1. 涵养水源和净化水质

森林及其附带的透水面可以影响森林及其周边环境中的水文循环途径，达到涵养水源的目的，主要体现在以下三个方面：一是森林冠层能够截留部分雨水，截留的这些水分可以蒸发回到大气中或形成滴落、干流；二是透水面和树木根系能够增加雨水下渗，减少地表径流；三是森林和土壤一起改变了边界层的特性，可以使更多的雨水通过蒸发和蒸腾作用回到大气中。根据测算，2000—2015 年，秦岭地区的多年平均水源涵养量为 61.51 亿 $m^3$；2000—2018 年，甘肃祁连山国家级自然保护区多年平均水源涵养深度为 34.23 mm，水源涵养总量为每年 8.56 亿 $m^3$。森林还可以起到良好的净化水质作用,主要途径包括:一是树木所形成的缓冲带能够通过根系和枯落物的捕捉来过滤地表径流中的悬浮固体污染物;二是土壤和枯落物层以及其中的微生物对有机污染物可以起到良好的化学沉淀和降解作用;三是植物和微生物以及土壤可以吸收、吸附氮、磷等养分离子。一项针对秦岭北麓及周边生态系统水质净化功能评估研究显示,2000 年,秦岭北麓氮输出总量为 4997.17 吨,磷输出总量为 263.32 吨;2010 年,秦岭北麓氮输出总量为 5003.69 吨,磷输出总量为 256.98 吨。

2. 固碳释氧

绿色植物是生态系统的初级生产者和有机物的制造者,该功能通过光合作用得以实现,这就是固碳释氧的起点。固碳释氧作为一种重要的生态功能,在固定并减少大气二氧化碳的同时提供并增加氧气浓度,维持大气中二氧化碳和氧气的平衡,在生态系统物质循环和能量流动中发挥着重要的调节作用。人体细胞的各种生命活动大多需要氧的参与,机体通过呼吸系统与外界空气不断地进行气体交换获得所需的氧。通常一个成年人在安静状态下,每昼夜呼吸 20 000 多次,吸入空气量为 $10 \sim 15 \ m^3/d$,需要氧气 $2 \sim 3 \ m^3/d$ 以满足机体生理需要;同时,每小时呼出约 22.6 L 的二氧化碳。研究表明,在某些自然环境条件或人为因素对生态系统的破坏超出大气的自身还原恢复能力时,可导致空气中氧气和二氧化碳含量的改变,即可出现氧含量降低或二氧化碳含量升高,从而影响生物体的功能,甚至导致损伤。

3. 改善小气候

森林改善小气候的生态价值是建立在植物具有和城市建筑材料不同的湿度、空气动力学特性和热力学特性基础上的,主要体现在以下三个方面:一是树木可以通过蒸腾作用吸收太阳辐射,增加空气中的潜热通量,降低感热通量,从而降低环境空气温度;二是树木通过遮阴作用可直接阻挡太阳辐射加热地面和空气,在树冠投影范围内形成一个温度远低于开阔无遮挡地带的冷区;三是根据所处区域的不同,森林还能通过改变空气流动的方向和速度来改变空气温度。一项针对浙江杭州的西溪湿地的小气候动态变化规律的研究显示,相对于城市中心,西溪湿地在全年可以降低 $6.30\% \sim 20.83\%$ 的气温、增加 $12.77\% \sim 24.77\%$ 的相对空气湿度。另一项在马来西亚开展的针对热带城市环境中植被对小气候的影响显示,当风速为 2.3 m/s 时,在公园下风向 27 m 范围内降温强度为 1℃,在距公园 117 m 处降温强度降至 0.6℃。

### 4. 净化空气

森林净化空气的功能首先是减少空气污染物。一是植物可以通过气孔吸入、表面阻滞等方式直接减少空气污染物;二是森林能够通过遮阴和蒸腾等方式降低夏季的环境温度,从而减少为制冷而产生的能源消耗,可间接减少空气污染物的排放。除减少空气污染物外,一些树种分泌的有机酸、醚、醛和酮等化学物质有些还具有杀菌作用,如松柏类等植物释放的芬多精(或称植物精气,其主要成分为萜烯类物质),能够杀死空气中的细菌和真菌,对结核杆菌等病菌有很好的抑制作用。另外,医学实验证明,芬多精中含有的萜烯类物质还具有消炎镇痛、祛风利湿、美容护肤、刺激神经、增强体力、消除疲劳等多种功效。森林还能通过电离作用使空气产生大量的空气负离子。空气负离子被誉为空气维生素,具有降尘、灭菌、净化空气等作用,其含量在一定程度上反映了空气的清洁度及环境受污染的程度,被公认为对调节人体机能、改善体质和维持健康起着重大作用。

### 5. 降低噪声

噪声对人的影响是一个复杂的过程,与多种因素有关,其影响不仅有生理方面的,更有心理方面的。噪声烦恼度心理反应一直是环境噪声研究中的一项重要内容,不但与噪声级的大小有关,还与噪声的频率、脉动性以及噪声所发生的环境等一系列因素有关。森林不仅具有美学观赏价值,还具有幽静的环境,可以很好地产生降低噪声的功效。森林降低噪声的功能主要通过两个途径来实现:一是通过风吹树叶的声音和鸟语虫鸣所产生的声音来减弱人们对噪声的烦躁;二是通过树木的叶、枝和干对声波的折射、反射、散射以及吸收等作用,使声音在通过森林之后其能量被大大削弱。一项针对北京平原地区公路典型绿化带降噪功能的研究显示,雪松纯林的降噪能力最强,其绿化带在 0~10 m 的范围内降噪能力最强(占 60 m 林带降噪值的 49%)。随着宽度的增加,绿化带的降噪能力逐渐减弱,而且仅依靠绿化带降低噪声需要极大的宽度(57.0~75.7 m)。

### 6. 维持生物多样性

生物多样性是自然生态系统生产和服务的基础和源泉。关于生物多样性的价值有以下三方面:一是目前人类尚不清楚的潜在价值;二是对生态系统起到重要调节作用的间接价值,如湿地可以蓄洪防旱、净化水质,森林可以减少沙尘暴,草地可以保持水土等;三是直接价值,生物多样性对人类生活的衣、食、住、行、生产工业原料、药品等具有实用意义,还有科研开发利用、文学艺术创作、旅游观赏等非实用意义。人类生活依赖于生物多样性和生态系统服务，随着人口增加和社会经济的快速发展，面临着生物多样性丧失、生态系统服务低下等问题。森林生态系统可以有力促进生态资源的可持续发展，对于维持生物多样性具有重要意义。

### （二）健康价值

与传统旅游的价值取向比较，森林康养有依托于植物对人体健康的作用、有根植于传统养生的深刻启发、有依靠现代森林医学的科学实证，森林的健康价值显而易见。这些价值主要包括增进生理健康、缓解压力和疲劳、调节心理情绪、改善视觉等。

#### 1. 增进生理健康

随着近年来森林对人体健康效益研究的不断深入，森林对人类身体健康的促进作用已经得到证实。与城市环境相比，森林环境能降低皮质醇浓度、降低脉搏率、降低血压、增加副交感神经活动和降低交感神经活动。一项以22名成年男性大学生为对象验证森林环境对人体生理反应影响的研究显示，通过为期3天2晚的野外实验，与城市环境相比，森林环境显著增加了副交感神经的活动、显著抑制了交感神经的活动，并使唾液皮质醇水平和脉搏率显著降低。另一项在日本中部和西部的四处城市森林和四个城市区域开展的循证医学实验，重点分析了城市森林景观对受试者生理和心理的影响。结果表明，在森林景观中，受试者的舒张压、交感神经活动和心率显著降低，副交感神经活动显著提高。同时，森林在降低血压等方面可以产生重要的促进作用。此外，研究者还发现到森林中旅行可以提高人体自然杀伤（natural killer，NK）细胞活性和抗癌蛋白包括穿透细胞膜的穿孔素、颗粒酶A/B和颗粒溶素的表达，并确认自然杀伤细胞活性和抗癌蛋白的增加可在旅行后保持7天以上，甚至30天之久。

#### 2. 缓解压力和疲劳

森林产生缓解压力和疲劳的健康效应主要源自注意力恢复理论，这是环境心理学的主要理论。注意力恢复理论的核心是两种注意力状态，即直接注意力和随意注意力。直接注意力状态需要集中注意力并需要大量的精神能量来维持，时间过久就会产生压力和疲劳，而随意注意力则相反。森林可以提供一个供人们恢复和更新直接注意力的场所，还能给人带来一种逃离现实的感觉，暂时远离城市环境中的喧嚣。此外，森林中的一些树木分泌的芳香性化合物（如芬多精）还能够舒缓情绪让人放松，从而使人感到压力减小。一项研究采用语义差异法和情绪状态量表评估森林活动对中年女性放松和减轻压力的影响。结果表明，在森林中行走增加了舒适、放松、自然和充满活力的感觉，减少了紧张、焦虑、抑郁、敌意、疲劳和困惑。

### 3. 调节心理情绪

森林对心理情绪具有良好的自然舒缓和镇静功能。人体在森林中能够获得良好的情绪和平静的心情，同时减少负面的情绪（包括忧郁和愤怒等）。森林对心理情绪调节作用的解释主要有压力减轻理论和生物喜好理论。压力减轻理论认为，在压力状态下主要是人的交感神经系统在起作用，而在放松状态下主要是副交感神经系统起作用。在舒缓的自然环境中能够降低交感神经系统的反应。日本的一项研究发现，在森林中活动能够明显降低人的血压，增强副交感神经的活力，受试者表现出更少的负面情绪和更积极的态度。另一项针对48名男性大学生的循证医学实验表明，森林景观提高了刺激后积极情绪的得分、显著降低了刺激后消极情绪的得分，诱发的消极情绪显著减少，精力更加旺盛。而生物喜好理论认为，人类有基于生理和内在的需求去和生物或者与生物相关的过程建立联系。人类对接触自然的渴望源自基因，自然环境是人类感觉幸福、获得生理和心理健康的一个重要源泉。

### 4. 改善视觉

绿色植物在美化人们生活环境的同时，对减轻视觉疲劳、调节身心健康也起到了极其重要的作用。一般而言，分布更均匀、种类组成多样化的森林能给人们带来更大的视觉改善功能。树木改善视觉的健康效应源自它们给人们心理上提供的暗示。植物在生长的过程中，随四季变化的色彩以及由树干和枝叶组成的千变万化的形状和图案，带给人们不同的视觉感受。自然景观能够让人感觉到周围空间和时间的变化。春天树木嫩芽的翠绿给人一种清新、活力的视觉冲击；夏季树木浓郁的绿色给人带来清凉的视觉感觉；秋季树木呈现出不同的暖色调给人温暖的感觉。视觉的改善作用在性别之间存在差异。无法看到自然景观，对女性来说会更多地影响到身体健康，而对男性来说对精神健康的影响则更大。

### （三）社会价值和经济价值

森林康养充分合理开发和高效利用森林资源，利用生态空间提升全民健康福祉，对现代林业转型和产业创新意义重大，是生态资源型城市实现绿水青山转变为金山银山的重要途径之一，具有重要社会价值和经济价值。

1. 社会价值

当前我国社会主要矛盾已经转化为人民日益增长的美好生活需要和不平衡不充分的发展之间的矛盾。伴随着人们对健康需求的日益增加，大健康、旅游产业赫然兴起，这两大产业在与森林康养复合后不断相生、共融，逐步催生出森林康养产业。森林康养产业作为我国"两山"理论和"健康中国战略"的新实践，已成为大健康产业的新业态、新引擎。作为一项社会公益事业，森林康养是实现健康中国战略的重要措施，也是解决老龄化养老问题的重要途径，具有重要的社会效益。一是森林康养的发展带动了其他相关行业的发展。森林康养的发展不仅能够实现其自身的劳务价值，还能够促进多部门、多行业产品价值的实现。森林康养产业结构具有多元性和多样性，吃、住、行、游、购、娱六个重要方面在康养活动中缺一不可，它们共同作用于康养活动之中。近年来森林康养迅速发展，实践已经证明其对当地的交通、通信、旅店、餐饮、手工业、商业、信息咨询、文化艺术等部门和行业的迅速发展都起到了积极的促进作用。二是森林康养的发展带动了森林康养基地周边地区经济发展，推动了当地群众勤劳致富。森林康养是综合性很强的产业，辐射面大、信息灵，为周边地区经济发展、农村致富提供了大量机会和潜在力很大的市场，发挥着极大的社会价值。三是随着人口老龄化趋势的加剧，老年人群体的健康养老问题日益凸显。森林康养作为一种自然、绿色的健康养生方式，为老年人提供了重要的养老途径。通过参与森林康养活动，老年人能够享受自然环境的美好、呼吸新鲜空气、参与户外运动和休闲活动、增加社交互动等，有助于延缓衰老过程，提高生活质量，促进身心健康。

2. 经济价值

森林康养产业顺应我国农业供给侧改革和现代农业发展等政策的趋势，受到高度重视，是实现我国林业转型升级的新型战略性行业。森林康养产业可促进我国经济增长，对于乡村振兴、山区发展、百姓增收致富有巨大的推动作用，具有重要的经济价值。森林康养产业的经济价值主要体现在以下三个方面：一是通过森林康养产业带动周围区域的旅游业、餐饮业和建筑业的发展。森林康养基地会带来大量的游客，为当地农户带来经济收入，使地区经济得到一定增长，基本设施也会得到一定改善。二是发展森林康养产业可进一步推动当地农业发展，让农业生产更加现代化。该产业的发展需要当地农户为其供应大量优质的有机农产品。在经济的刺激下，周围区域会主动更新生产模式，采用更加先进的技术改善农产品品质，从而让当地农业生产实现现代化。三是森林康养产业发展可为当地提供大量的就业岗位。为给游客提供更好的服务，需要大量的服务人员，周围区域的农民可应聘就业，经济收入会逐渐增多，当地农民的经济收入结构多元化，从而改善农民的生活品质。浙江省湖州市安吉县属华中湖沼平原常绿树和落叶树混交林区，森林覆盖率达80.1%，作为"两山"理论的诞生地，2016年荣膺全国森林旅游示范县和全国首批森林康养产业试点县，目前已有6处国家级森林康养基地、29处森林旅游景点，自然生态建设始终走在全国前列。2018年安吉县实现旅游总收入324.74亿元，森林康养和休闲旅游为其旅游产业发展提供了新的增长点。另一项针对陕西省安康市森林康养产业经济价值的估算显示，大型森林康养基地（森林面积在66.67 hm$^2$以上），按平均每天接待100人次计算，每年最大服务总收费为5.5亿~6.5亿元，利润为4000万元；中型森林康养基地（森林面积在33.33 hm$^2$以上），按平均每天接待50人次计算，每年最大服务总收费为2000万元，总成本为1400万元，利润为600万元；小型森林康养基地（森林面积在6.67 hm$^2$以上），每年最大服务总收费为400万元，总成本为280万元，利润为120万元。

## 第二节　森林康养的起源与发展

### 一、国际森林康养的起源与发展

#### （一）启蒙阶段（20世纪90年代以前）

19世纪40年代，随着欧洲工业革命的深入推进，欧洲的城市环境状况逐渐恶化，加之城市居民由于运动不足和压力过大，很多人出现了身体上的不适，患上了"城市文明病"。在此背景下，德国人最先注意到森林环境的保健功能，以帮助人们摆脱慢性疾病为目的的自然疗法逐渐盛行。在此期间，"欧洲水疗之父"塞巴斯蒂安·克奈圃（Sebastian Kneipp）提倡利用水和森林施行自然健康疗法，并在巴特·威利斯赫恩镇创立了至今闻名世界的克奈圃疗法（Kneipp therapy），专注于预防性保健和急、慢性病症的治疗。其中，依托于森林及其环境的治疗活动是该疗法五大核心模式之一。

随着活动的开展，许多慢性病患者在医生的指导下，经过在森林中漫步和运动使得相关症状得以缓解，此时的这种"气候疗法"，其治疗原理就是"森林气候+森林漫步"。经过20多年的实验证明，该做法对"城市文明病"确实有治疗作用。在此基础上，德国科学家于1865年再创了"森林地形疗法"，其原理是"森林环境+运动"。1880年，该疗法又进一步发展为"自然健康疗法"，其原理是"森林环境+水雾+运动"，也可理解为"森林植物精气+空气负离子+运动"。可以说，19世纪的森林疗养活动是人们为了身体健康而去利用森林，其运作的重点是卫生健康人员向公众提供相关的医疗保障服务以及在森林中运动的医疗建议。这些都是对森林疗养相关实践活动非常好的尝试。但是，以德国为代表的整个欧洲对森林与人类健康关系的科学研究较少。也正是由于缺乏科学、完善的研究体系，尤其是受到经济不振、战争蔓延等因素的影响，直到20世纪初，森林疗养在欧洲一直处于缓慢发展阶段。

1930年，苏联科学家鲍里斯·托金（Boris P. Tokin）发表了一篇研究论文——《植物杀菌素》，以此为代表，森林疗养在欧洲进入了科学研究和系统发展阶段。1962年，德国科学家弗兰克（Franke）发现清新的空气以及树、树干散发出来的挥发性物质，对支气管哮喘、因吸入灰尘而引起的肺部炎症、食道炎症、肺结核等疾病治疗效果显著。20世纪60年代，美国政府从社会福利的角度出发，将森林休闲（forest recreation）作为森林利用的最主要价值。70年代，日本开始注意到森林的健康功效。1982年，日本林野厅提出了森林浴（shinrin-yoku）的概念，并将其描述为"呼吸森林空气，或者沉浸在森林环境中"，并于1988年在森林多功能经营的框架下，于长野县赤泽地区建设了第一处自然休养林。

20世纪80年代，在中国台湾省出版了《森林浴——最新潮健身法》和《森林浴——绿的健康法》两本书。在书中，以宣传推广的角度，从活动形式、基地概况、相关案例等方面介绍了森林疗养在欧洲部分国家以及日本的发展情况。随着活动推广的开展，在当时的中国台湾掀起了森林浴活动的绿色健身风尚。

这些研究以及政策支持对森林疗养的发展起到了非常重要的作用，体现了人类健康意识的革新，试图从科学的角度寻求自然与人类健康之间的关系。但是该阶段的研究多局限在林业、环境、社会等方面，缺乏与医疗工作者的有力合作，缺少了森林疗养中非常重要的一个环节，即科学的医学证据，缺少对中枢神经系统、交感神经系统和副交感神经系统、心理反应、内分泌系统以及免疫系统等人体生理健康指标的研究。

**（二）探索阶段（20世纪90年代至21世纪初）**

20世纪80年代末和90年代初，日本的林业专家开始了森林医学的探索和研究，并由此奠定了森林医学的基础。同时，在医学领域，森林活动的健康证据也被研究探索。据资料显示，2001年日本林野厅组织不同领域的专家对森林的健康功效进行解释。2003年日本林野厅基于林业工作者的研究成果，出资1.5亿日元，委托日本医科大学等进行了森林医学实证的核实。2004年，一项旨在解释"森林环境对人体的生理影响"的项目开始实施，开启了森林环境与人类健康关系的循证研究。该项目最终获得了大量森林环境功效的相关数据，证明森林可以起到减轻压力进而促进生理及心理健康的作用。

韩国自20世纪80年代开始发展自然休养林。90年代，韩国开展了多项森林利用与健康益处(如缓解压力、高血压及抑郁症)之间关系的研究，研究结果指出森林环境在促进人类生理、心理状况发生积极变化方面发挥着重大作用。这些研究被视作是韩国在森林疗养领域初步的科学实证研究。2005年，韩国制定了《森林文化·休养法》，并成立国立自然休养林管理所。2010年初，韩国国民议会对《森林文化及休闲活动法》进行了修正，引入了养生保健森林的定义，还引入了人类健康森林及用于改善人类健康森林设施的认定工作方面的法律程序。

欧洲委员会资助的科学和技术研究领域合作(the European Commission-funded Co-operation in Science and Technology Research，COST)在2004—2008年发起了"森林、树木及人类健康与福祉的行动计划"(COST action E39)，旨在增加科研人员间的合作，并进一步了解森林和树木与人体健康之间的关系。部分学者从绿地功能的角度出发，深入探讨了城市森林为人类健康提供的一系列生态服务，如净化空气、降低噪声、雨洪控制、固碳释氧、调节小气候等。部分学者从流行病研究的角度出发，探讨接触森林和自然环境对发病率和疾病死亡率的影响以及绿地与人群健康的关系。一项在挪威某康复中心选取扎根理论开展的定性研究证实了人类接触自然的重要性，认为森林可以促进健康、减少压力以及改善生活福祉。

在该阶段，研究关注的焦点是森林的调节气候、拦截空气污染物等多项生态功能，并开发研究森林中对人体有益的健康产品(这种产品包括森林本身的环境产品以及产出的物质产品)。同时，重点寻找森林环境与人体健康相关的关键证据，初步将森林疗养发展为一门科学。

**(三)发展阶段(近10年)**

近10年来，森林的健康效益持续受到人们的关注，同时致力于森林与人类健康之间关系的探索在世界范围内呈现出蓬勃发展的态势。国际自然和森林医学会(International Society of Nature and Forest Medicine, INFOM),
主要从事自然和森林医学领域的研究工作,目前已经建立了森林环境所产
生的减压效果以及伴随发生的自然杀伤细胞的增加及活化等方面的科学数
据。国际自然与森林疗法联盟(International Nature and Forest Therapy Alli-
ance, INFTA),致力于提升人们对森林疗养作为公共健康范畴的认识,在
全球范围内开展森林疗养的理念推广、标准制定以及研究合作。

韩国和日本持续开展森林与人类健康关系的研究。在此基础上,森林
疗养在实践推广方面取得了进一步的成就。截至 2015 年,韩国已建设了
167 处自然修养林。截至 2019 年,日本已认证了 65 处森林疗法基地,建
立了完善的森林疗法基地认证体系,同时在森林向导、森林疗法师的培训
与资格认证方面也制定了严格的准入标准。截至 2019 年,德国已获批 350
余处自然疗法地,配备专门的医生和理疗师,将由具有专业资质的医生开
出的森林疗养处方纳入公费医疗范围,并且强制要求公务员进行森林医
疗,但公费医疗总支出并没有提高,反而降低近 30%。美国森林资源非常
丰富,20 世纪 50 年代就开始了森林康养研究,打造了先进的森林康养旅
游园区。美国实施保康型的森林康养产业模式,强化森林资源有效保护,
通过组建森林保健技术企业来保护和管理森林资源。作为一个爱好运动的
国家,美国森林康养场所将旅游、运动和养生等配套服务与运动养生体验
结合起来,提供富有创新性的综合配套服务。

总体来看,在国际间合作、各国政府部门推动以及科研人员的努力
下,目前,以医疗为主体的森林康养的发展已经进入了全球一体化、融合
创新发展的新阶段,也成为在人类命运共同体下全人类共同思考关于人与
自然关系的热门话题。

## 二、中国森林康养的起源与发展

### (一)启蒙阶段(20 世纪 80 年代以前)

中国养生史比较久远,早期传统的养生理论体现在很多方面,如道教
养生、食疗养生、运动养生等。这些养生理论和养生方式随着历史的发
展,不断得到创新和完善。其中,道教养生理论是以中国古代养生观与老
庄道家思想为基础,以"调和阴阳""五行生克""流通气血""培补精气"等
为理论和原则,采用和气血、保精神的方法达到促进身心健康与维持人的
正常精神状态与活力的目的。

**(二)探索阶段(20世纪80年代至21世纪初)**

在中国传统养生保健思想的影响下,随着我国社会经济水平的提升及科技水平的进步,自20世纪80年代起,森林的固碳释氧、净化空气、清洁水质、缓解疲劳、调节情绪等生态服务功能便受到人们的关注,人们逐渐认识到森林中的有益物质(如芬多精、空气负离子等)及其健康功效,同时也有意识地利用这些有益物质以提升人体的健康状况。在20世纪末的近10年间的发展过程中,人们主要是从森林利用的角度阐释森林的健康益处,没有对森林中的有益物质开展科学系统的监测、评价等定量研究,更没有从人体健康的角度建立森林与人类健康之间作用关系的科学证据。本时期内的发展,可以说是对中国传统生态养生保健思想的传承和进一步发扬,具备一定的科学研究意识,但并未形成森林康养研究的完整科学体系。

直到21世纪初,许多学者才开始逐渐从人体舒适度的角度,定量研究森林、绿地的小气候特征及其对人体户外舒适度感觉的影响。还有一些学者有针对性地定量监测森林中的某些单一有益物质(如空气负离子)的浓度及其时空分布规律。同时,一些医学人员开始研究森林活动对人体的某些慢性疾病的辅助治疗作用。例如,以健康的大学生(平均年龄20.79岁)为研究对象,在常绿阔叶林和城市环境中分别开展活动,实验前后分别测定和反映炎症、应激反应、氧化应激的生理指标(如丙二醛、白介素6、血清皮质醇、血浆内皮素等),同时通过情绪状态量表评估情绪状态的变化,以此综合评价森林环境对健康的积极影响。数据表明,在森林环境中活动的受试者表现出明显的氧化应激和炎症水平的降低,负面情绪的得分降低,正面情绪的得分增加。研究指出,通过有效的森林活动,可以减少心血管疾病的发病风险,对人体免疫力具有一定的促进作用,同时可以改善人体的不良情绪。

在这些科学研究的带动以及民众健康意识提升的背景下,国家林业局对外合作中心于2011年从日本引进并推广森林康养的理念,北京市园林绿化局于2013年组织翻译、出版了《森林医学》一书。在2013年的全国两会中,时任全国人大代表的湖南省林业厅厅长邓三龙向大会提交了《关于大力推进绿色供给的建议》的提案,其中呼吁国家大力发展森林康养产业。从此,森林康养一词在我国正式出现。

**(三)发展阶段(近10年)**

目前,森林康养在我国呈现出迅速发展的势头。在短短不到10年的时间内，众多致力于森林康养推广的组织机构相继成立。科研人员从各自的领域探讨森林与人类健康之间的关系，初步建立了森林环境与人类心理、生理健康之间的科学证据。研究证实，通过专业的森林疗养活动，人们可以感受到心情放松、积极情绪增加，同时血压、心率以及免疫力等生理指标得到改善。在相关研究证据的基础上，林业部门率先从森林生态服务功能利用的角度，依托国家森林公园、自然保护区、风景名胜区以及国有林场、集体林场中拥有的优质森林环境，开展森林康养理念的宣传和提供生态服务的实践工作。力求通过提供优美的康养环境、安全的森林食品和优质的康养服务，促进国民健康、提升人民群众健康水平，不断满足广大人民群众日益增长的美好生活需要。

在森林康养概念提出的同时，2013 年，湖南省林业科学院试验林场成立森林康养中心，结合先进医疗技术全方位提供"健康管理"的服务；2013 年，国务院发布《关于促进健康服务业发展的若干意见》和《关于加快发展养老服务业的若干意见》；2014 年 6 月 3 日，中国、韩国合作，八达岭森林体验中心正式对外开放；2014 年 8 月 25 日，黑龙江省伊春市举办了首届伊春森林健康养生养老投资论坛，针对伊春市发展实际，确立了其发展总体思路和目标；2015 年，四川省举办了首届中国(四川)森林康养年会并启动了首批 10 个森林康养基地试点建设；2015 年 9 月 23~24 日，北京首届森林疗养师培训班举行第一次集中培训；2016 年 1 月，国家旅游局发布《国家康养旅游示范基地标准》；2016 年 1 月和 2 月，国家林业局先后发布《关于大力推进森林体验和森林养生发展的通知》和《关于启动全国森林体验基地和全国森林养生基地建设试点的通知》；2016 年 4 月，湖南省林业厅与北大未名生物工程集团有限公司联合成立了一家森林康养产业基地，其口号是"要治病，找医院；要健康，找森林"；2016 年，湖南省制定了中国第一个省级森林康养规划。

在相关政策的引导下，多个致力于森林康养发展的组织机构相继成立。2015 年 9 月 18 日，中国林业产业联合会森林医学与健康促进会成立，旨在构建产业的纽带和桥梁，营造产业发展良好的市场环境，提升森林医学和健康行业建设水平，促进我国森林医学养生、健康休闲产业的协调和可持续发展；同年 10 月 14 日，中国林业经济学会森林疗养国际合作专业委员会成立，重点开展森林疗养在中国的普及推广工作；2016 年 1 月，北京林学会森林疗养专业委员会成立；2017 年 11 月 30 日，中国林场协会森林康养专业委员会成立；2018 年 4 月 1 日，中国林学会森林疗养分会成立。这些专业组织机构的成立，从多个角度和视野向社会普及推广森林康养的健康理念和知识，为强化森林促进人类身心健康领域相关学术理论研究、探索、交流和实践示范等工作提供专业的支持服务。

随着国民生态意识的进一步增强和健康需求的进一步提升，除林业以外的其他部门也关注森林康养所提供的健康价值，积极与林业部门开展合作，共同通过立法、发布政策建议等多种渠道推动森林康养产业的发展。2019 年 3 月，国家林业和草原局、民政部、国家卫生健康委员会、国家中医药管理局联合印发了《关于促进森林康养产业发展的意见》。以此为指导，在 2020 年评选的国家森林康养基地（第一批）中，有 96 家森林康养基地入选。同时，在北京、湖南、四川、浙江、山西等省市，也由多个部门联合发布省级森林康养基地的建设和推广工作。北京林业大学、福建农林大学和山西农业大学等院校先后开设森林康养方向或森林康养班。

# 第三节　中国森林康养发展的意义与展望

## 一、森林康养对实施国家战略的支撑意义

### （一）"两山"理论与生态文明战略的实践

2005 年 8 月，时任浙江省委书记的习近平同志在安吉县考察时，提出"我们过去讲既要绿水青山，也要金山银山，其实绿水青山就是金山银山"。这是"绿水青山就是金山银山"理论的最早表述，这一重要思想被称为"两山"理论。随后，在生态文明建设的实践中，"两山"理论的内涵也在不断地发展和完善。

党的十九大报告指出，建设生态文明是中华民族永续发展的千年大计，必须树立和践行"绿水青山就是金山银山"的理念。作为生态文明建设的指导思想，"两山"理论的提出是对树立尊重自然、顺应自然、保护自然的生态文明理念的集中体现，为新时代生态文明建设提供了基本遵循和实践范式，"两山"理论也很好地回答了如何正确处理生态环境保护和经济发展之间的关系。绿水青山和金山银山不是对立的，而是内在统一的，从建设好绿水青山出发，充分发挥绿水青山的经济效益、社会效益和生态效益，必定可以获得金山银山。

"两山"理论与生态文明战略的实践很好地解决了经济发展和生态资源保护之间长期以来存在的矛盾关系，实现了自然资源保护和利用的辩证统

一，也为改变中国部分地区过去以破坏自然环境为代价的发展方式提供了理论前提和实践指导，为森林康养产业的发展指明了方向和思路。

**（二）乡村振兴战略的实施**

习近平总书记于 2017 年 10 月 18 日在党的十九大报告中首次提出乡村振兴战略，强调要按照产业兴旺、生态宜居、乡风文明、治理有效、生活富裕的总要求，建立健全城乡融合发展体制机制和政策体系，加快推进农业农村现代化。报告明确指出乡村振兴既要为农民提供"安居、乐业、增收"的生活环境，又要为农民提供"天蓝、地绿、水净"的自然环境，从而实现乡村"生产、生态、生活"的和谐发展。

在乡村振兴战略任务中，生态环境宜居是关键。良好的生态环境是农村最大的优势和宝贵财富。充分发挥这些优势和财富的作用，必须尊重自然、顺应自然、保护自然，推动乡村自然资本加快增值，实现百姓富、生态美的统一，将"绿水青山就是金山银山"理念落实在实践中。森林康养业态的运行模式和目标要求，与乡村振兴战略的关键任务要求在方向上是一致的。因此，在坐落于绿水青山之中的广大农村发展森林康养事业，是将绿水青山转换为金山银山的现实需要。

**（三）大健康战略的实施**

当前我国社会主要矛盾已经转化为人民日益增长的美好生活需要和不平衡不充分的发展之间的矛盾，对美好生活的憧憬是人们劳作的动力，也是获得感、幸福感和安全感的源泉，而健康是人们对美好生活需求最现实的存在。党的二十大报告提出，推进健康中国建设，把保障人民健康放在优先发展的战略位置。习近平总书记提出的"没有全民健康，就没有全面小康"的重要论断，深刻阐述了健康与小康的关系，充分表达了改革发展的目的，就是为了人民的健康和幸福。

2016 年 10 月 25 日，中共中央、国务院印发了《"健康中国 2030"规划纲要》（以下简称《纲要》），这是新中国成立以来首次在国家层面提出的健康领域中长期战略规划。健康产业不断升级，新型业态和商业模式也将不断涌现。《纲要》提出到 2030 年，我国健康服务业总规模要达到 16 万亿元，由此看出，森林康养在服务于大健康战略的实施方面具有巨大的行业发展空间。

作为中国大健康的重要组成部分，发展森林康养产业就是落实习近平总书记健康中国思想的具体实践，符合"把以治病为中心转变为以人民健康为中心"的新主旨，也是应对老龄社会的重要手段，符合社会需求，具有广阔的发展前景。因此，以预防为主就意味着注重康复、养生的森林康养必然成为实现大健康战略目标的重要产业支撑。

**（四）林区精准扶贫的具体抓手**

林区往往资源好、生态好，但交通不畅、信息不灵，林农的技能不多、技术水平也不高。传统经济模式下，林业的比较效益差、林农的劳动收益也大大低于社会平均劳动收益，林区经济发展始终差一截。

森林康养模式的推出，搭建了一个精准扶贫、使林区老百姓逐步脱贫的有效载体。林区林权分散，居住也分散，这是客观现实。但目前政府大力推进新农村建设，又制定了不少精准扶贫的相关政策，整合各方优势发展森林康养，可促进林区经济发展。对部分离中心城市不太远的林区，通过连片建设片区森林康养基地的模式，有效整合森林资源，联合建设康养步道等必备的基础设施，通过农房改造、新农村建设，提升林农的食宿条件，使林区具备发展森林康养的主要条件。通过农村医疗卫生的发展来完善、提供医疗服务；或与大的医院合作，在林区开设康复医疗或常规医疗服务点；或依托互联网医疗资源，使林区具备森林康养的医疗保障。政府可进一步协调，完善交通道路、各类通信、网络设施，对于林农而言，通过接纳康养对象增加收入，致富就有了基础；对于贫困村而言，不仅村庄面貌得到改善，脱贫也有了产业的支撑。

**（五）自然教育的兴起**

自然教育是使受教育者在自然中体验学习关于自然的知识和经验，遵照自然规律行事，以期实现人与自然和谐发展的教育。通过自然教育，能够使受教育对象（青少年、大众访客、教育工作者、特殊群体、社团工作者等）通过走进自然、了解自然、热爱自然、保护自然，借助于具有体验性、实践性、参与性等特征的教学方法，在融入自然的学习中把握自然的存在，展开对自然的探索，进行自然的创作，丰富自然的知识和经验，促进人与自然和谐发展的目标实现。

2019 年 4 月，国家林业和草原局《关于充分发挥各类自然保护地社会功能大力开展自然教育工作的通知》首次从国家层面对开展自然教育提出了明确的要求。自然教育事业正成为林业和草原事业的新兴事业。随着我国经济社会的快速发展和人们生态文明意识的提高，以走进森林、湿地等自然保护地，回归自然为主要特点的自然教育成为公众的新需求。森林康养业态与自然教育事业有着天然的联系。将森林康养基地作为自然教育的重要载体，具有公益性强、就业容量大、综合效益好的优势，是推动城乡交流、促进林区振兴发展、推进林业现代化发展以及林业和草原产业转型升级的新举措，也是践行"绿水青山就是金山银山"理念的有效实现方式。

**(六)林业产业高质量发展改革的要求**

2019 年 2 月，国家林业和草原局《关于促进林草产业高质量发展的指导意见》明确提出，践行"绿水青山就是金山银山"理念，深化供给侧结构性改革，大力培育和合理利用林草资源，充分发挥森林和草原生态系统多种功能，促进资源可持续经营和产业高质量发展，有效增加优质林草产品供给，为实现精准脱贫、推动乡村振兴、建设生态文明和美丽中国做出更大贡献。将发展森林康养作为提高林业产业高质量发展的八项重要任务之一，编制实施森林康养产业发展规划，以满足多层次市场需求为导向，科学利用森林生态环境、景观资源、食品药材和文化资源，大力兴办保健养生、康复疗养、健康养老等森林康养服务。林业产业"十三五"规划也提出了要加速以森林康养产业、生态文化产业、林业会展产业为内容的第三产业的发展，反映了森林康养对产业转型升级的重要性。因此，高质量地发展森林康养产业，是实现林业产业高质量发展的重要途径。

森林康养发展的理论和现实上的必然性，反映了这个业态产生和发展是社会经济发展规律和实际发展的客观要求。如何在尊重客观规律的基础上，建设推进森林康养业态发展的制度体系和有效机制，设计和开拓业态发展的科学有效路径，则需要结合森林康养的实践展开进一步的研究和探索。

## 二、中国森林康养发展展望

### (一)生态文明建设的重要组成部分

大力发展森林康养产业，对我国的生态文明建设有积极影响。习近平总书记在 2016 年的全国卫生与健康大会上强调，没有全民健康，就没有全面小康。要把人民健康放在优先发展的战略地位，以普及健康生活、优化健康服务、完善健康保障、建设健康环境、发展健康产业为重点，加快推进健康中国建设，努力全方位、全周期保障人民健康，为实现"两个一百年"奋斗目标、实现中华民族伟大复兴的中国梦打下坚实的健康基础。森林康养作为健康产业的重要内容，要鼓励、带动林农发展林下经济、森林旅游、森林康养等特色产业，让老百姓不砍树能致富。同时要与森林旅游、农家乐等第三产业有机结合，规模集聚形成品牌效应，带动县域经济发展。2013 年以来，国务院先后出台了《关于加快发展养老服务业的若干

意见》《关于促进健康服务业发展的若干意见》《关于促进旅游业改革发展的
若干意见》等指导性文件；2015 年 8 月，国务院办公厅出台了《关于进一步
促进旅游投资和消费的若干意见》，提出要大力发展养生等休闲度假旅游、
养老旅游、中医药健康旅游；党的十八届五中全会公报将生态文明建设写
入我国"十三五"发展的指导思想，并强调坚持绿色发展理念。《林业发展
"十三五"规划》将"森林旅游休闲康养"作为林业产业工程的重要内容，要
求构建以森林公园为主体，湿地公园、自然保护区、沙漠公园、森林人家
等相结合的森林旅游休闲体系，大力发展森林康养和养老产业。

**（二）符合社会发展的需求**

习近平总书记在 2016 年 8 月 20 日举行的全国卫生与健康大会上明确
指出，人民健康应该处于优先发展的战略地位。2016 年 10 月 25 日，中共
中央、国务院发布了《"健康中国 2030"规划纲要》，提出到 2030 年，健康
服务产业规模目标将突破 16 万亿元。党的十九大报告中提到"我国社会主
要矛盾已经转化为人民日益增长的美好生活需要和不平衡不充分的发展之
间的矛盾"，而现今这个时代，人民对美好生活的向往需要物质与精神的
双提升，森林康养的效果与追求幸福的人生目标深度契合，符合民众的健
康需求。我国目前已经逐渐进入老龄社会。国际通常认为，一个国家或地
区 60 岁及以上人口占人口总数的 10%，或 65 岁及以上人口占人口总数的
7%，标志着这个国家或地区进入老龄社会。2000 年，中国 65 岁及以上人
口比重达到 7%，已经步入老龄社会；2018 年，中国 65 岁及以上人口比重
达到 11.9%。清华大学的一项研究报告指出，到 2053 年中国老年人口将达
到 4.87 亿。老年人增多，我国只能满足老年人的物质需求，对老年人心理
状态的关心则无法满足。通过大力发展森林康养产业，可让更多的孤寡老
人参与旅游活动，在大自然中放松身心，丰富自身的精神世界。同时，从
产业延伸视角看，作为康养产业的子产业、大健康服务业中的新兴产业，
森林康养产业能推动文旅、健康、医疗等诸多行业领域的发展。随着森林
康养产业的发展，可对当地的森林资源进行充分利用，为给游客提供更优
质的服务，管理人员还会对森林进行良好的养护，从而产生巨大的社会价
值，符合社会发展的重大需求。

**（三）满足个人健康的需求**

当前城市高强度、高密度、高压力、低质量的生活，使人们时时刻刻
都倍感紧张与压迫，而压迫感正是近年来医学界一致认为的引起癌症、高
血压、内分泌失调等多种疾病的主要元凶之一。当前城市的生活节奏使亚

健康人群快速增加，按照世界卫生组织的健康标准，中国目前的健康人群只有15%左右，疾病人群15%左右，余下的70%左右人群处于亚健康状态。心理健康是身体健康不可分割的重要组成部分，据国家卫生健康委员会最新报告显示，全国心理亚健康人数已经超过2亿人，心理亚健康的成年人人数高达1.29亿人。中国居民闲暇时间不断增加，消费能力也日益增强，随着森林康养普及，森林康养的需求将迎来"井喷式"增长。目前中国每年森林旅游人数已经超过1亿人次，结合国外的经验，可以预见，未来每年参加森林康养的人数将在1.5亿人次以上。森林环境具有温润和富氧的特征，对改善亚健康具有显著作用。如果能坚持每年进行与自身需求及体质相适应的森林康养，那么人体免疫力将得到较大提升，亚健康状态也将得到减轻，身体的各项机能都能得到不同程度的改善。

### (四)市场发展潜力巨大

市场需求决定了森林康养产业发展的最终高度。从当前我国对于森林康养产业的发展需求来看，总体的市场需求非常旺盛，对森林康养有需求的人群十分庞大，我国森林康养产业市场潜力巨大。特别是随着我国交通系统发展的不断完善，人们可以更为便捷地享受到森林康养产业给自身带来的益处，这在一定程度上更好地挖掘了整个市场对森林康养的需求。森林康养作为一种新型的健康方式，其产业规模将十分巨大。如在美国，2011年以来美国联邦政府汇集以林业为主的8家机构实施大户外战略，推动户外产业实现年经济收入6460亿美元，提供610万个持续就业岗位，为联邦政府、地方政府创造了近800亿美元的税收，成为提振美国经济和增加就业的重要部分。近年来，随着森林康养理念的进一步推广并在各地深入发展，森林康养产业将会进入快速发展期，不久的将来就能形成一个规模巨大的新型产业链、产业网，成为我国国民经济新的增长点，并带动养老、文化、体育、娱乐等多个产业协同发展，创造出数百万个甚至上千万个就业岗位，带动农民增收致富，产生巨大的经济效益。

### (五)医疗效果主导日趋明显

郁郁葱葱、景色宜人的林相，不仅具有水土保持、环境改善、气候调节、景观欣赏等生态效益，同时还有森林生态带来的长远经济效益。以景观欣赏为主要目的的森林旅游目前已经成熟，这是目前传统旅游方式在森林生态利用上有项目支撑、有经济收益的主要取向。但重复性地看风景这个状态是不能持久的。以医学证据为支撑、以医疗效果为主导的森林康养是对传统旅游休闲方式的重要升级。与传统旅游的取向比较，森林康养有依托于植物对人体健康的作用、有根植于传统养生的深刻启发、有依靠现代森林医学的科学实证，森林生态的健康服务价值显而易见。如上文所述，经森林医学实证，去森林里住 3 天 2 晚，在森林里慢步、冥想、静坐，可以增加自然杀伤细胞、抗癌蛋白。抗癌蛋白增加后最短可维持 7 天、最长维持一个月。推进森林康养，引导城市居民去森林呼吸、运动、游憩，并力促城市居民把这种森林活动当成一种相对固定的生活方式。

**（六）服务于林业产业发展的转型需求**

推进供给侧结构性改革是新时期应对经济新常态的重大决策，本质上是一次重大的创新实践。推动林业供给侧结构性改革，实现林业产业转型新突破，森林康养产业就成为重要的突破口。林业供给侧结构性改革就是增强林业发展的内生动力，着力推进森林资源和林业产业可持续发展，做好"加减乘除"四则运算，扩大有效供给，减少无效供给，破除供给瓶颈，实现供给倍增，推进林业与旅游、教育、文化、健康养老等产业深度融合。针对我国当前林业产品供给能力不足的现状，林业经营发展必须拓展思路，加快发展森林康养产业，应对广大群众巨大的健康需求，提升依托森林资源的优质生态产品供给能力和服务水平，从供给侧角度谋划森林经营发展的新方向，满足经济发展、生态建设与健康发展的多样化需求，努力培育林业生态建设和经济发展新的增长点。

# 第二章

# 森林康养理论基础

## 第一节　森林康养的疗愈原理

　　森林资源作为重要的自然资源，承担着调节气候、固碳释氧、蓄水保土、改善环境、保护野生动植物、提供森林产品等重要功能，同时森林资源还对人体具有疾病预防以及养生保健的作用。森林康养以森林资源为依托，以休闲养生和医疗保健功能为基础，提供了一种健康的生活方式。森林康养的核心为"养"，即将优质森林资源与传统中医学和现代西医学有机融合，探寻一种通过在森林环境中活动的养生方式，以达到维持及促进健康的最终目的。因此，森林康养离不开医学理论研究和实践经验。一方面，中医药文化和西医学理论为森林康养产业的发展提供了理论依据和科学基础；另一方面，森林康养产业的蓬勃发展离不开传统医学和现代医学的研究成果和技术支持。本节将阐述中医学理论和西医学理论在森林康养中的指导作用，并介绍森林医学理论的形成、发展和主要应用。

## 一、中医学理论

　　中医学是我国传统科学文化的瑰宝，凝聚着深邃的哲学智慧以及中华民族千百年来的健康养生理念和实践经验。中医学注重养生文化，讲求"不治已病治未病"的防病养生策略。中医养生遵循天人合一的整体观，以阴阳五行为变化规律，来指导科学、合理的调养方法。森林康养注重人与自然相融合，提倡回归自然的养生方式，这与中医上"天地与人相呼应"的思想不谋而合。由此可见，中医药文化与森林康养的理念存在相互融合的共通之处。中医学理论博大精深，以其为基础的传统养生方法对于森林康养具有指导意义。

### （一）阴阳学说

中医学讲求"天人合一"的整体观，认为人是天地万物的一份子，与自然界息息相关、休戚与共。自然界的各种运动和变化都以直接或间接的方式作用于人，而人体相应地以生理活动或病理变化而做出反应。世间万物都可以用"阴阳"来分析解释。"阴阳学说"最早起源于中国哲学典籍《易经》，它是中医养生的哲学基础。该学说认为世间万物是阴阳对立统一的整体，其中相对静置的、向下的、向内的、阴暗的、寒冷的、抑制的均属"阴"；凡是运动的、向上的、向外的、明亮的、温热的、兴奋的均属"阳"。所有事物和现象均包含阴阳两个方面，即相互对立，又互根互用。由此可见，"阴阳"是自然界各种发展和变化的根源，是分析客观事物变化规律的总纲。

中医学中用阴阳的对立统一来概括人体生命活动规律。《素问·宝命全形论》提出"人生有形，不离阴阳"，即人体由阴阳二气组成，人体生理功能、病理改变均与阴阳二气息息相关。人体的组织结构具有阴阳属性。《素问·金匮真言论》对人体各部脏腑的阴阳属性做了详细表述，"言人身之阴阳，则背为阳、腹为阴。言人身之脏腑中阴阳，则脏者为阴，腑者为阳；肝、心、脾、肺、肾五脏皆为阴，胆、胃、大肠、小肠、膀胱、三焦六腑皆为阳。"此外，中医上还用阴阳学说来解释四时气候变化。对于一年四季轮转而言，春、夏为阳，秋、冬为阴。不同药物、食物的性味功能也具有阴阳属性，其中具有寒凉、滋润、降敛作用的属阴；具有温热、燥烈、升散作用的属阳。

### （二）平衡理论

"阴阳平衡"是阴阳学说的核心思想，可用于解释人体正常的生理机能以及疾病的发生、发展机制。阴和阳的动态平衡维持人体正常的生命活动，阴阳平衡失调即产生机体病理改变。《素问·生气通天论》中提出"阴平阳秘，精神乃至"，即阴阳平和协调是维持人体正常生理功能和健康状态的重要保证和基本前提。《素问·阴阳应象大论》中提出"阴胜则阳病，阳胜则阴病"，即当阴阳对立统一的关系被破坏，其中一方偏衰弱或偏亢奋，则人体生理功能紊乱，导致疾病产生。中医学上对疾病的治疗，其实质是采用各种治疗方法使机体阴阳重新恢复平衡的过程。

人体自身也具有一套自趋稳态的调节机制。《伤寒杂病论》中提出"凡病，若发汗，若吐，若下，若亡血，亡津液。阴阳自和者，必自愈。"即机体具有自我防御和抗干扰的能力，可通过自我调节机制，维持阴平阳秘的状态，从而防御疾病的发生。从这一角度而言，基于中医学理论的养生和保健，即是通过增强和保护机体自我调节机制，进一步促进和维持阴阳平衡，最终达到强健体魄、预防疾病的目的。

**(三)传统养生**

中医学中的养生，又称摄生、道生、保生，意为保养生命。《黄帝内经》以"天人相应"的整体观为指导思想提出养生法则，即"法于阴阳，和于术数，食饮有节，起居有常，不妄作劳"。传统养生方法以中医学理论作为指导依据，讲求未病先防、既病防变、扶正辟邪、保养正气，达到调养阴阳的目的。其中具有代表性的养生方法包括疏通经络、四时养生和饮食调养。

1. 经络养生法

中医学将容纳和运行气血的通道称作"脉"。自《黄帝内经》始，将"脉"进一步划分为"经脉"和"络脉"，提出了经络系统的理论依据。《灵枢·脉度》中提出"经脉为里，支而横者为络，络之别者为孙"，即根据大小和深浅，经络系统可进一步划分：位于身体较深部位的主干为"经脉"；从主干中分支横出的为"络脉"；从"络脉"中进一步分支出来的即为"孙络"。《灵枢·经脉》初步论述了人体上下十二经脉和十五络脉的分布和循行路线。经络系统在人体上下纵横，将脏腑肢节连结为有机整体，起着沟通机体上下内外、运行全身气血、调节机体各组织功能的重要作用。

经络理论不仅指导中医学临床实践，还是养生保健的重要依据。中医上常采用针刺、艾灸和按摩等方式，刺激经络及穴位，以疏通经络，促进调和气血以及新陈代谢。传统的经络养生认为，人在静坐冥想的状态下，能够澄清神志、交通气血、通络行气。此外，积极、合理的运动也能够加速气血循环，使阳动阴平、经络疏通，最终达到强身健体的目的。

2. 四时养生法

自然界有春夏秋冬四季变化，即"四时阴阳"。中医学认为气候变化、昼夜交替等自然现象会直接或间接地影响人体；人体也会对这些环境因素的变化做出生理即病理改变，即人体的"阴阳"与"四时阴阳"相适应。因此，根据四时季节的不同，采取不同的养生方法，以保持人与自然和谐统一，达到强身康体的目的。《黄帝内经》记载了诸多有关人体气机变化规律需顺应四季变化的重要论述，其中有"夫百病之生也，皆生于风寒暑湿燥火""春夏养阳，秋冬养阴"等。《素问·四气调神大论》中论述了四季养生之道，其中"春养生气，夏养长气，秋养收气，冬养藏气"的论述指出，人体依赖自然以生存，就必然受自然四时更替规律的制约。

春季阳气初生，万物萌发，此时五行属木，木主生发，五脏属肝，因此春季宜养肝护肝。在精神和情绪方面，要戒暴怒，怒伤肝；在饮食方面，应多食补益肝脏的食物。同时，春季处在阴退阳长、寒往暑来的交替时节，春季养生应顺应春季阳气初生的变化及人体阳气始生的特点，使有利于人体的阳气生发起来，固护阳气。夏季在中医上分为夏和长夏。夏属火，主长养，五脏属心，心主神志，此时天气炎热，新陈代谢旺盛，汗多尿少，易引发阴律耗伤，导致中暑。夏秋之间，属长夏时节。长夏属土应脾，脾主湿，此时湿气重，气温高，易形成"湿热"。因此，夏季养生需注重滋阴去火，固护阴律，清心护湿。秋季昼热夜凉，阳消阴长，五行属金，金主肃杀，五脏属肺，此时肺气旺，阴律不足，易患咳嗽痰喘。秋季养生应注意调和阴阳，饮食上多食清热生律、滋阴润肺的食物，以避免干燥的天气对人体的损伤。冬季天气寒冷，万物闭藏，阴盛阳弱，此时五行属水，水主敛藏，五脏属肾，此时阳气收敛，气血趋于内里，表现为皮肤收敛、毛孔紧缩、少汗多尿、脉象沉小。冬季养生需顺应万物闭藏养阳的特点规律，注意静养、藏精，需注意补血益气，温中暖肾。

3. 药膳与饮食疗法

自古以来，人们较为重视饮食对健康的影响。早在《素问·经脉别论》中强调，"饮入于胃，游溢精气，上输于脾，脾气散精，上归于肺"。《景岳全书·脾胃》中也提出，"胃司受纳，脾主运化，一运一纳，化生精气"，说明脾胃是气血生化之源，通过饮食调养脾胃，可达到"四季脾旺不受邪"的目的。《素问·藏气法时论》提出："五谷为养，五果为助，五畜为益，五菜为充。气味合而服之，以补精益气。"饮食除了具有"养"的作用，还具有"疗"的功效。唐代医学大家孙思邈在《备急千金要方》中指出："食能排邪以安脏腑，悦神志以资气血，若能用食平疴，释情遣疾者，可谓良工。"中医学认为药食同源，药食互补，一些既具有丰富的营养价值又具有优良的药用价值的食材，可采用药膳的方式，起到强身健体、预防疾病的功效。药膳及饮食法与药物治疗不同，它是以中医学理论为指导的一种辅助疗法，利用食物的不同性味功效作用于机体，通过饮食调理达到维护健康、预防疾病的功效。

中医学认为，食物有"四气"，即寒、热、温、凉。合理利用食物的四气可起到调节脏腑阴阳、补益气血的作用。根据食物的"四气"，寒凉性食物，如绿豆、梨、西瓜、苦瓜、鸭肉等，有助于清热、败火、滋阴、解毒，对热证有良好功效，适宜湿热体质或春夏季食用。温热性食物，如荔枝、韭菜、大蒜、牛羊肉、酒等，有助于温中、补阳、散寒，对寒证有良好功效，适宜虚寒体质或秋冬季食用。

食物还具有"五味"，即酸、甘、苦、辛、咸。《黄帝内经》中提出五味入养五脏的论述，即"夫五味入胃，各归所喜，故酸先入肝，苦先入心，甘先入脾，辛先入肺，咸先入肾"，说明饮食五味对脏腑的营养作用各有侧重。合理利用五味可滋养脏腑、平衡阴阳，偏嗜五味则导致脏腑损伤。酸味食物，如柠檬、山楂、李子等，具有收敛固涩、生津止渴的作用，适用于肝气升发过度、肝功能受损的人食用，过度食用则伤脾，导致胃肠道痉挛。甘(甜)味食物，如甘蔗、糖类，可补养气血、消除疲劳、调和脾胃，过度食用则伤肾，引发骨关节疼痛。苦味食物，如苦瓜、莲子心等，性偏寒凉，可清热败火、除湿利尿、泻火通便，过度食用则损伤阳气，导致腹泻、消化不良。辛味食物，如辣椒、花椒、洋葱，具有发散、行气以及活血的作用，适于患肺脏疾病、气虚的人食用，过度食用则肺气过剩，肝血损耗，刺激胃肠黏膜。咸味食物，如海产品、食盐等，具有软坚、散结、润下的作用，适宜肾虚的人食用，过度食用则气血滞涩不畅，加重肾脏负担，导致血压升高。

## 二、西医学理论

森林能够为游憩的人们带来相对舒适、放松、健康的环境。借助现代医学技术和监测手段，研究人员对森林环境对人体健康的影响开展了一系列实证研究。基于西医学理论，目前有关森林环境对人体健康的有益影响主要体现在心理疗愈和生理疗愈方面。

### (一)人体心理疗愈功能

在森林环境中进行相关疗养活动，使人们充分亲近、接触动植物，能够改善情绪和认知，促进心理健康。研究发现，城市居民前往森林公园进行森林浴，可以有效缓解紧张、愤怒、抑郁等不良情绪，积极改善心理健康。另外，在森林环境中短期的停留或活动，能够有效改善不良心理情绪和睡眠质量。在森林中散步或停留较短暂的时间(如 2 h)即可达到心理情绪放松的良好效果。目前，从环境心理学角度已有多项理论支撑森林环境对心理健康的积极影响。

1. 压力缓解理论

当人们遇到对自己不利的、具有威胁性或挑战性的事件或情形时，会产生压力。压力会引发消极情绪的形成，并带来人体生理学改变。压力的长期作用还可能导致身心疾病的产生。美国环境心理学家罗杰·乌尔里希（Roger Ulrich）于 1983 年提出了压力缓解理论（stress reduction theory）。该理论认为，城市环境中的建筑、交通、街道、密集的人口等产生的过剩信息和刺激信号，以及城市中的噪声污染和空气污染等环境污染问题，在一定程度上对城市居民产生干扰，形成压力，导致居民产生焦虑、紧张等消极情绪。而人类对自然环境已获得长期且绝对的适应性，当人体处于自然环境中，注意力被周围环境吸引，通过阻断消极情绪并产生积极情绪，从而使低落的认知、行为以及紊乱的生理功能获得恢复。乌尔里希认为，情绪改变是应对环境刺激而产生的首要且最为直接的压力反应，能够缓解压力的环境需具备一定的条件，如具有适度的深度及复杂性、包含植物及水体等自然元素、满足安全需求而无潜在危险等。

2. 亲生命假说

以压力缓解理论为基础，生态学家进一步指出人类对自然环境的偏好是人类进化的产物。对我们的祖先而言，自然环境中具备充足的水源以及丰富的物产，同时还能够提供良好的瞭望和庇护作用，为人们带来熟悉感、安全感以及舒适感，并提供更多的生存机会。美国生物学家爱德华·O. 威尔逊（Edward O. Wilson）于 1984 年提出"亲生命假说"（biophilia hypothesis），认为从生物进化的角度而言，人类先天存在与自然建立连接的内在动机，先天偏爱具有生命的自然环境。因此，人类对自然的偏好是一种基本的心理需求，超越了文化的界限。森林是自然环境的重要代表，具有丰富的植物和动物资源，能够为人类提供安全停留的场所，具有较高的观赏价值和休闲价值，因而人类对森林环境具有先天的偏爱。

### （二）人体生理疗愈功能

随着人们对森林环境健康效应的兴趣增加，学界围绕森林环境对人体免疫系统、内分泌系统、心血管系统以及呼吸系统等的影响开展了许多研究，进一步证实了森林环境对人体生理功能具有积极作用。

1. 免疫系统

免疫系统是人体抵御外来病原体侵袭的第一道防线，具有识别、排除抗原性异物，与机体其他组织系统相互协调并共同维持机体内环境稳态及生理平衡的重要功能。森林环境对机体免疫系统的影响主要体现在改善机体免疫功能和降低炎症水平这两方面。自然杀伤细胞作为一种重要的免疫细胞，参与机体抗病毒感染、抗肿瘤及免疫调节的有关机制。研究证实，森林环境可在一定程度上增强机体自然杀伤细胞的活性和数量。自然杀伤细胞可以通过脱颗粒的方式释放颗粒溶素、穿孔素、颗粒酶 A/B，以杀死肿瘤细胞和受病毒感染的细胞。对进行森林活动后的受试者外周血淋巴细胞中的上述物质浓度进行测定，发现森林活动也明显增加了机体淋巴细胞内颗粒溶素、穿孔素和颗粒酶 A/B 的表达含量，且森林活动的这种免疫增强效应可至少维持 7 天。此外，森林活动还能够有效降低研究对象体内的炎症水平。慢性阻塞性肺疾病患者在进行森林活动后，其血液中的多种促炎症因子水平下降、系统抗氧化能力升高，这可能是森林活动对慢性病患者具有一定辅助治疗作用的原因之一。

2. 内分泌系统

森林活动能够调节人体内分泌系统，改变机体中压力相关激素的释放水平。机体处于慢性压力状态下或应对某些刺激及不可预期的情形时，会使体内某些应激素的释放浓度增加。肾上腺素主要由肾上腺髓质合成及释放；去甲肾上腺素从交感神经末端释放，同时也可部分由肾上腺合成分泌。当机体处于压力状态下，交感肾上腺髓质系统被激活，导致体内肾上腺素和去甲肾上腺素水平升高。此外，持续的压力状态下机体下丘脑—垂体—肾上腺轴被激活，从而增加糖皮质激素（如皮质醇）的释放水平。研究发现，森林观光或漫步能够有效降低机体内肾上腺素、去甲肾上腺素和皮质醇的水平，而在城市环境中活动并未产生相似的影响。这说明森林环境能够使人体得到充分放松，能够缓解压力。脂联素是由脂肪组织分泌的激素，在调节糖脂代谢方面发挥重要作用。血中脂联素浓度下降与肥胖、心血管疾病、代谢综合征等代谢性疾病相关。在森林环境中活动有益于增加人血脂联素水平，对提高机体糖脂代谢具有积极影响。

3. 心血管系统

森林环境对健康人群和慢性心血管疾病患者的心血管健康均具有积极影响。一方面，在森林环境中观景和行走能够有效降低人体的收缩压和舒张压。血压变化与机体自主神经功能调控密切相关。交感神经通过释放肾上腺素和去甲肾上腺素来刺激心脏收缩增强，使心率加快，血压升高；副交感神经通过释放乙酰胆碱来减慢心脏房室结的传导速率，使心率受抑，血压降低。据报道，森林活动对血压调节的有益影响与其降低受试者机体交感神经活动并增加副交感神经活动有关。另一方面，研究证实，短期森林疗养能够增加血氧饱和度，对改善机体摄氧能力具有一定积极作用。血氧饱和度是衡量人体血液循环和呼吸功能的重要生理参数，是反映机体供养能力的重要指标。此外，还有学者研究发现，短期森林疗养活动能够显著降低慢性心衰患者血中脑钠肽水平，并有效缓解系统炎症和氧化应激水平，这说明森林疗养对慢性心衰具有良好的辅助治疗作用。由此可见，森林疗养对不同人群降低心血管疾病风险和改善心血管疾病预后均具有积极作用。

### 4. 呼吸系统

森林环境中具有清新洁净的空气，富含空气负离子以及树木释放的植物杀菌素，能够有效改善呼吸功能，对人体呼吸系统具有一定疗愈作用。有关森林环境对呼吸系统健康影响的研究，大多以不同年龄的健康人群、哮喘儿童和慢性阻塞性肺疾病患者为研究对象，这些研究表明森林环境对人体呼吸系统健康具有良好的改善作用。对进入森林后的受试者呼吸系统健康指标进行测定发现，与进入森林前相比，受试者肺活量明显升高、肺通气功能有所改善。此外，在森林环境中进行漫步、静坐以及手工作业等疗养活动能够有效降低受试者的呼吸道炎症水平，促进心肺健康。

## 三、森林医学理论

随着越来越多的实证研究指向森林环境以及森林资源对人体健康产生影响，特别是森林环境对预防疾病、促进健康带来的积极作用备受学术界和公众关注，森林医学这一新兴学科应运而生。

### (一)森林医学的定义与范畴

21世纪以来，日本学者开展了一系列研究，推动了有关森林环境对人体健康影响的研究进展。2007年，日本成立森林医学研究会，并首次提出森林医学(forest medicine)的概念。2012年，学者李卿将森林医学定义为研究森林环境对人体健康影响的科学，是由替代医学、环境医学和预防医学等不同学科相互融合而成，具有多学科交叉的属性。

森林医学认为通过森林环境及活动能够预防和辅助治疗疾病、缓解亚健康状态，促进人群健康。除了研究森林资源、森林环境及活动对人群的健康影响，森林医学还关注多种森林环境因素与人体健康的关联。森林树木中的树叶对阳光具有一定过滤作用，可以形成较为舒适的光环境；由于植被和土壤的蒸发作用对温度、湿度、风速均产生调节，因而森林具有相较于城市环境更适宜的热环境；森林中的树木植被隔绝了森林环境外的交通噪声，与此同时，虫鸣鸟叫形成了悦耳的自然音，制造了愉悦的声环境。此外，森林中富含较高浓度的空气负离子，具有洁净空气、杀菌降尘的功效，与森林中的空气质量和舒适度密切相关。茂密的植物向空气中释放具有抑菌作用的挥发性有机物，同时在降血压、缓解抑郁症状、增强免疫功能等方面具有保健功效。

森林医学除了关注森林中的健康有益因素之外，森林环境为人群健康带来的风险也属于其研究范畴。森林中的蜱、蚊等病媒生物，存在传播森林脑炎、莱姆病、登革热等自然疫源性疾病的风险。此外，在森林中还可能存在花粉过敏以及具有危险性的昆虫、动植物等危险因素。在开展森林疗养活动时需要针对这些危险因素加以规避。

**（二）森林医学的发展**

早在19世纪40年代，德国的塞巴斯蒂安·克奈圃以水疗为核心创建了克奈圃疗法，并将其应用于德国巴特·威利斯赫恩小镇。克奈圃倡导多项主张，包括将森林环境与医疗相结合；在森林环境中漫步或徒步以充分呼吸森林空气；健康饮食，多食用蔬菜、水果和全谷物；在森林环境中充分放松、保持积极乐观的心态等。克奈圃提出的该种以自然疗法为基础在森林环境中开展医疗实践的理念，为森林医学理论建立奠定了基础。1930年，苏联生物化学学者鲍里斯·托金（Boris P. Tokin）研究发现，森林植物能够在自然状态下释放某种具有抑菌作用的有机化合物，并将其命名为植物杀菌素（phytoncidere），又称芬多精或植物精气。人们进一步发现植物杀菌素包含多种化合物，在森林环境和森林活动的身心疗愈效应中发挥了积极作用。20世纪80年代，日本引进了德国的克奈圃疗法和苏联的芬多精科学，并提出森林浴。日本学者通过循证医学并结合补充替代医学，开展了大量实证研究，以初步证明接触森林环境以及开展森林活动能够促进生理和心理健康。森林浴作为预防疾病和疗养保健的手段及方法，逐渐受到日本公众和科学界的关注及重视。此后，韩国、中国、美国及欧洲部分国家也针对森林医学相继开展了有关理论研究及应用。

**（三）森林疗法**

森林医学在实践中应用的体现为森林疗法。森林疗法（forest therapy）属于自然疗法范畴，是通过利用森林环境和森林活动以进行疗愈的替代疗法。因此，森林疗法是森林医学在技术层面的概念。森林疗法最早由日本提出，在选定符合一定条件的森林区域中开展漫步、静坐、观景、适当运动等疗养活动，以达到保持全身活力、生理及心理综合健康以及预防疾病的目的。对于开展森林疗法的森林环境需具备一定条件，如具备良好的维护状态和安全性，森林环境的各项物理及化学指标良好，同时相关森林环境对人体的生理及心理健康的促进效应需获得研究证实。

森林疗法中最具代表性的为森林浴。森林浴最早由日本林野厅提出，是指通过在森林中漫步、静坐、观景等，充分利用人体各种感官感受森林，以达到疗愈身心的目的。有关森林浴疗愈效果的研究证据不断积累。日本学者以日本的35处森林为地点对森林浴的健康效应开展了实证研究，发现森林浴对于生理放松、降低血压和血糖、促进免疫功能等具有积极作用。此外，我国学者还报道了在森林环境中开展疗养活动除了能够促进心肺健康，还有助于改善心理情绪和睡眠质量。

**(四)森林五感与健康**

森林环境主要是通过对人体五感(视觉、听觉、嗅觉、触觉、味觉)的激发作用而进一步产生疗愈作用。

视觉感知在五感中居主导地位，占感官感知的75%以上，是人们最为直观的感受。森林环境中植物群落的组合方式以及各种植物随季节变化所呈现的颜色改变，带给游客丰富的景观视觉效果。绿视率(visible green index)指人体视野的视域面积中绿色面积所占百分比。茂密的植被使森林景观具有较高的绿视率，对人体的视觉疲劳、精神疲劳和情绪紧张具有缓解作用。此外，自然景观本身已被证实能够促进疾病康复。在对医院住院的术后病患进行研究调查发现，相较于病房窗景仅能看到建筑墙体的患者，那些窗景能够观赏到自然景观的患者在术后用药量更少、康复时间更短，因而自然景观能够对疾病康复产生促进作用。

在听觉方面，森林中虫鸣鸟叫、潺潺流水、松涛阵阵，这些悦耳的自然音为置身其中的人们带来丰富的听觉感受。倾听森林中的各种自然音能够带来舒适愉悦的感受，对人体的神经活动产生镇静作用，同时还能够起到放松身心的作用。此外，森林树木通过枝干、树叶等形成林带，能够有效削减、阻隔森林环境之外的噪声，创造一个相对城市而言更为静谧的环境。

在嗅觉方面，森林植物产生的挥发性有机物(植物杀菌素)是森林环境刺激嗅觉感官的重要因素。目前已发现森林中的裸子植物、被子植物、灌木、菌类、蕨类、藻类、苔藓类以及地衣类植物均能够释放植物杀菌素。植物杀菌素是由多种化合物组成的混合物，其中萜烯类化合物是其重要组成。人们在不同种类的植物中测定到了不同的植物杀菌素，例如，针叶林中的植物杀菌素以 $\alpha$-蒎烯、$\beta$-蒎烯和崁烯为主；阔叶林中异戊二烯是植物杀菌素的重要组成。植物杀菌素中的部分组分已被研究证实具有抗炎、抗肿瘤及调节情绪等功效，因而森林的疗愈作用可能与植物杀菌素具有一定关联。此外，森林环境的空气清新、舒适度较高，这与其含有较高浓度的空气负离子密切相关。研究发现，森林环境中的空气负离子浓度远高于城市环境。这是由于森林中的树木、枝叶尖端可产生放电作用，绿色植物通过光合作用发生光电效应，以及瀑布周围存在电离现象，这些均可使空气电离而产生大量的空气负离子。

触觉感知是人们与自然最为亲密的互动方式。通过用手触摸、用脚感知，不同的森林景观能够为人们带来不同的触觉体验。触觉刺激信号能够通过神经传入纤维传导至人体大脑皮质形成触觉信息，不仅能够传达被触摸物体的物理特征，还能够传达愉悦感。通过触摸不同质感、形状的植物，能够帮助人们对自然景观形成更为立体的感受，达到刺激感官和舒缓身心的效果。

森林中蕴含十分丰富的食品资源，人体因此能够通过味觉刺激感知森林。根据中国林业生态发展促进会在《中国森林食品认证管理办法》中的界定，森林食品是指以森林环境下野生或人工培育（含养殖）的动物、植物、微生物为原料，不经加工或经过加工的各类食品，并且森林食品应该具备原生态、无污染、健康、安全等特性。森林食品种类繁多，包括蔬菜类、水果类、干果类、药材类、蜂品类、茶叶类、粮食类、肉食类、饮料类、油料类、香料类等。这些森林食品风味独特，具有较高的营养及保健价值。通过品尝森林食品，补充多种营养素和能量，感受食物带来的不同味道，通过味觉刺激回归自然。

# 第二节　森林康养的生态学与经营基础

## 一、森林生态学理论

森林生态学是生态学的一个分支学科，也是林学的一个分支学科，其探讨的重点任务之一是认识森林与环境、人类之间的相互作用。森林生态系统拥有最复杂的空间结构和最高的物种多样性，是人类生存的依赖条件和依存伙伴。森林生态系统健康、有序的生态结构和物质能量流通是支撑人类生存和健康的基础。

### （一）森林生态系统健康理论

森林生态系统健康理论是 20 世纪末出现的，是指导森林资源经营管理和森林有害生物防治的一种全新理论，关于森林生态系统健康的研究已经成为当前生态学、林学等领域研究的热点，维持森林生态系统健康是森林经营的发展方向。森林只有处于健康稳定的状态下才可以提供人类社会发展所需的各种生态服务功能，如森林康养功能。

森林生态系统健康是由"生态系统健康"衍生而来的，通过林学家、生态学家在林业领域的借鉴使用和发展，产生了森林生态系统健康概念范畴。森林生态系统健康越来越多地被森林资源管理者们所接受和使用，并将森林生态系统健康作为森林状况评估和森林资源管理的标准和目标。国内外多名学者对森林生态系统健康状态进行研究，并提出了相应的概念表述。然而至今，森林生态系统健康尚未形成一个统一的概念。但是一般认为，健康的森林是生物因素和非生物因素(如火灾、空气污染、营林措施、木材采伐等)对森林的影响不会威胁到现在或将来森林资源管理的目标。这里所说的森林资源管理的目标不仅指商业产品还包括森林的多种用途，如森林游憩、野生动物保护和水源涵养等。但是健康的森林并非就一定没有病虫害、没有枯立木、没有濒死木，而是其保持在一个较低的水平上存在，这对于维护健康森林中的食物链和生物多样性、保持森林结构的稳定是有益的。总之，健康的森林生态系统不仅内部具有良好的自我调节能力，而且对于外界环境的变化可以进行相应的自我调整，以保持一种稳定的、可持续的状态。

从森林康养的角度出发，我们可以认为满足森林康养功能的森林生态系统健康应该是一个综合概念，它要求森林不仅满足自身生态系统的健康，还应满足人类社会的经济、文化等各方面的需求，这也将是开展森林康养的根本前提。

**(二)森林生态系统服务功能理论**

森林康养的健康功效是森林生态系统服务功能的重要组成部分，也是森林生态系统服务功能最直接的体现。森林生态系统服务功能是指森林生态系统与生态过程所形成及所维持人类赖以生存的自然环境条件与效用。它在一定的时空范围内为人类社会提供的产出构成生态服务功效，如吸收二氧化碳、释放氧气、净化环境、调节气候、维持生物多样性，以及人们在森林生态系统中通过精神感受、知识获取、主观映像、消遣娱乐和美学体验获得的非物质收益。

在工业革命时期，人类对森林生态系统采取了掠夺和破坏性经营，从而导致森林生态系统的面积和质量严重下降，致使森林生态系统的服务功能严重衰弱甚至消失，在很大程度上威胁到人类的安全与健康，制约了社会经济的发展。随着生态健康意识的不断深入发展，人们逐渐意识到，生态服务功能是人类生存与现代文明的基础，科学技术能影响生态服务功能但不能替代自然生态系统服务功能。

依据《森林生态系统服务功能评估规范》（GB/T 38582—2020），森林生态系统服务功能包含支持服务、调节服务、供给服务和文化服务四大类型，其中，文化服务主要是指森林康养功能。新时代下，人民日益增长的美好生活需要和不平衡不充分的发展之间的矛盾已经成为这一新的历史阶段下的社会主要矛盾。康养功能的提出被作为文化服务的主要指标，充分体现了森林康养作为一种健康生活方式，承载着人民对美好生活向往，同时紧扣新时代中国社会主要矛盾的变化，为矛盾的破解提供了一条可供选择的路径。随着康养功能的持续深入发挥功效，必将有效地恢复、维护、调节和促进人体健康水平，实现人体各项身体机能的平衡并保持一种良性循环，最终实现健康的目标。

## 二、森林经营理论

良好的森林及其环境是康养功效发挥的主体。为了充分发挥森林的保健功能，需要开展森林经营，以营建出景观优美、生态优良、功能突出的森林康养环境，并使其长期保持康养功效。目前，针对森林康养的经营理论还十分匮乏，需要借鉴森林经营的相关经典理论，如森林多功能经营理论、近自然经营理论等。

### （一）森林多功能经营理论

森林多功能经营是指能够使森林持续实现效益最大化的多重功能的经营与管理，其具体要求是利用科学的经营理念和先进的经营技术，使森林既能够充分发挥主导功能又能够发挥其他功能，共同实现森林整体的最佳效益。森林多功能经营强调森林是一种多资源、多效益的综合体，体现了可持续经营的总体思想。有学者认为，国外对森林多功能经营的研究较早，在森林多功能经营研究领域形成了两个理论体系，一个是小块林地立木水平的多功能经营理论，另一个是区域水平森林总体的多功能经营理论。对比小块林地立木水平和区域水平森林总体这两个多功能森林经营体系，二者目标一致，都是以发挥森林多功能为目标，小片的多功能森林的加总就形成了区域的森林多功能。

研究人员指出，森林多功能经营理论可以延伸和拓宽森林康养经营的内涵。森林多功能经营的出发点是改善森林群落，优化林分结构，增加森林生态系统的多样性、稳定性和完整性。以康养为目标的森林经营不是在森林里建医院，而是发挥森林资源及环境优势，从森林的自身出发，顺应森林的发展规律，利用自然力量，结合人工辅助经营措施，建造以促进人体健康为导向的并发挥森林景观功能的近自然林。首先，森林康养必须是以建造近自然林为发展目标；其次，必须注重森林的稳定性、高价值、多样化和美景化等多重特征，充分发挥树种特性、森林结构和生态功能；最后，需以康复保健为主导功能，整个森林康养经营体系都不应涉及粗放作业的皆伐作业模式，应充分利用自然力来减少人力、物力和财力的投入，以符合与自然和谐发展的要求。

**(二)近自然经营理论**

近自然经营是以森林生态系统的稳定性、生物多样性以及系统多功能和缓冲能力分析为理论基础，以森林的整个生命周期为时间单元，以择伐和天然更新为主要技术特征，以多树种、多层次、异龄林为森林结构特征，以永久性的林分覆盖、多功能经营和多品质产品生产为目标的森林经营体系。近自然经营理论思想起源于欧洲国家。近自然经营理论的创始人嘎耶(Gayer)于1898年发表的文章指出"生产的奥秘在于在森林中一切起作用的力量的和谐""人类应尽可能地按照森林的自然规律来从事林业生产活动"。他强调尊重森林生态系统自身的规律，实现生产可持续和生态可持续的有机结合。随后，近自然经营理论逐渐发展，直到20世纪中后期才真正得到推广并得以广泛实践。1949年在德国成立了"适应自然林业协会"，系统地提出了"以适树、混交、异龄、择伐"等为特征的近自然经营的具体理论。至今，近自然经营理论已经成为森林经营的重要主导理论。

近自然经营理论对森林康养的建设具有重要的指导意义。森林康养产业对自然环境的开发首先应该尊重自然，与自然和谐共处，注重生态保护与生态功能的提升，将经济开发与生态保护相协调，这就需要森林康养遵循近自然经营开发的理念。有学者结合近自然经营理论的相关基本技术准则，从树种选择、森林结构、森林经营、森林环境和森林保护区五个方面论述了发展森林康养应当遵守的自然规律。

①森林康养树种的选择应当因地制宜，选择适合该地的乡土树种以及对人体健康有益的树种，对当地原有的原生树种进行选择性保留，将一些康养区内易造成过敏、中毒以及易招引蚊蝇等害虫的灌木丛和树种进行伐除，防止游客在户外运动中受伤。

②森林康养区应当保持生态平衡，运用近自然经营理论，打造异龄复层混交林，保持生物多样性，维持森林的近自然状态，有助于提高森林的可持续性和整体的协调性。

③森林康养区的经营应遵循近自然经营理论，运用森林自身调节机制，充分遵守并运用森林自然规律，要注重对生态环境的保护，树种的更新主要依靠自然调节与人工抚育相结合。

④对树木林冠进行整枝，充分运用疏伐或择伐等措施来调节森林环境，打造更加贴近自然环境的优美森林康养区。

⑤在不影响生态环境和保护对象的前提下，森林保护区可以与森林康养旅游产业相结合。全国各地的森林保护区都有其自身的特色和差异，依托得天独厚的自然资源和区域优势，建设依托于森林保护区的森林康养基地。

## 第三节　森林康养的经济学与社会学基础

森林康养是依托森林生态资源，开展森林游憩、度假、疗养、保健、养老等的活动。森林康养活动的开展对于丰富和完善森林康养理论，为森林多层次、宽领域实践积累经验，提高林业产业发展水平具有积极的重要的意义。本节将重点介绍森林康养的经济学和社会学理论基础。

### 一、经济学理论

森林康养是一系列活动的统称，从经济学角度来说更是一门方兴未艾的产业。经济学作为现代的一门独立学科，是关于经济发展规律的科学。从1776年亚当·斯密的《国富论》开始奠基，现代经济学经历了200多年的发展，已经有宏观经济学、微观经济学、政治经济学等众多专业方向，并应用于各垂直领域，指导人类积累与创造财富。

一提起森林康养，人们会很快联想到可持续发展的思想，这也是统领森林康养产业发展的指导性思想，给何为森林康养、为什么要发展森林康养以及如何发展森林康养等问题从理论层面奠定了基础。可持续发展思想不仅在宏观层面影响了森林资源在一、二、三产业之间的分配，也在微观层面影响了森林康养产业供需两端的变化。由此可见，森林康养发展的经济学理论基础也包括产业发展理论、资源禀赋理论以及区域经济学理论等。森林康养产业离不开森林资源，森林永续利用理论则是森林经营的理论基础。具体内容如下。

### (一)森林永续利用理论

森林永续利用是指在一定经营范围内能不间断地生产经济建设和人民生活所需要的木材和林副产品，持续地发挥森林的生态效益、经济效益和社会效益，并在提高森林生产力的基础上，扩大森林利用量。森林永续利用理论始于 17 世纪中叶。1669 年，法国率先颁布了《森林与水法令》，明确规定森林经营原则是既要满足木材生产，又不得影响自然更新。德国是森林永续利用理论的鼻祖，该理论是当时各国传统林业的理论基础。1713 年，德国森林永续利用理论的创始人汉里希·冯·卡洛维茨(Carlowitz)首先提出了森林永续利用原则，提出了人工造林思想。1795 年，德国林学家 G. L. 哈尔蒂希(G. L. Hartig)的理论中提出的森林永续经营思想，一直被后人高度评价。

森林永续利用理论的最大贡献就是让人们认识到森林资源并非取之不尽、用之不竭的。只有在培育的基础上进行适度开发利用，才能使森林持久地为人们的发展服务。实现森林资源的永续利用是林业发展的最终目标。森林永续利用理论成为欧美国家 100 多年来实施经营同龄林和追求森林资源永续利用的理想森林结构模式，对各国林业的发展产生了巨大的影响。森林康养产业的发展依托森林资源，森林资源的数量和质量是森林康养产业发展的前提和基础。但是，永续利用强调单一商品或价值的生产，以单一的木材生产和木材产品的最大产出为中心，把森林生态系统的其他产品和服务放在从属的位置。这一理论主要考虑的是森林蓄积量的永续利用，以木材经营为中心，忽视了森林的其他功能、森林的稳定性和真正的可持续经营。该理论为森林康养产业发展在资源层面做出了铺垫，但森林康养产业真正的经济学理论核心在于更加全面的可持续发展理论。

### (二)可持续发展理论

可持续发展理论是指既满足当代人的需要，又不对后代人满足其需要的能力构成危害的发展，以公平性、持续性、共同性为三大基本原则。可持续发展理论的最终目的是达到共同、协调、公平、高效、多维的发展。

1972 年，在斯德哥尔摩举行的联合国人类环境研讨会议，深入探讨了环境的重要性问题。这次研讨会云集了全球的工业化和发展中国家的代表，共同界定人类在缔造一个健康和富有生机的环境上所享有的权利。1980 年，由世界自然保护联盟(IUCN)、联合国环境规划署(UNEP)、野生动物基金会(WWF)共同发表的《世界自然保护大纲》首次明确提出了可持续发展的概念："必须研究自然的、社会的、生态的、经济的以及利用自然资源过程中的基本关系，以确保全球的可持续发展。"1987 年，在挪威首相格罗·哈莱姆·布伦特兰(Gro Harlem Brundtland)的领导下，世界环境与发展委员会向联合国提交《我们共同的未来》报告，提出环境保护与经济发展相结合的发展模式，正式提出可持续发展概念，并对可持续发展做出了明确定义：既能满足当代人的需要，又不对后代人满足其需要的能力构成危害的发展。1992 年 6 月，联合国在里约热内卢召开的环境与发展大会，通过了以可持续发展为核心的《里约环境与发展宣言》《21 世纪议程》等文件(柯水发，2013)。

在可持续发展理论指导下，联合国粮食及农业组织(FAO)进一步提出了林业可持续发展理论。林业可持续是可持续发展理论在林业中的应用，包括森林资源、森林物产、森林环境产出、森林社会功能的可持续性等。森林可持续经营是林业可持续发展的核心，没有可持续发展的森林就不可能有可持续发展的林业。

可持续发展理论是森林康养研究的核心与基础，森林康养产业的发展应当是经济、政治、文化、社会、生态的全面和谐发展。森林康养产业作为新兴产业，其本质就是在不对自然资源造成破坏的基础上，以森林资源利用为主要发展平台的绿色可持续产业，是一种最终实现自然资源的利用与人的需求得到满足的双向获利发展关系。

在可持续发展理论的指导下，一方面，整体的社会经济结构发生变化。传统的发展模式给我们人类造成了各种困境和危机，包括资源短缺、环境污染、生态破坏等，它们已开始危及人类的生存。人们意识到西方近代工业文明的"先破坏，后保护"发展模式和道路是不可持续的，高污染、高耗能的经济增长方式应当向绿色发展方式转变。森林康养产业依托自然资源，不仅涉及森林资源的经营抚育，也包括林木资源的深加工创造，还包括关联的旅游业、服务业等产业发展，是实现一、二、三产业融合的新兴可持续发展产业，能吸引资金、人才等产业发展要素汇聚，调整整体社会经济结构，促进经济优化升级。另一方面，林业产业内结构也在发生变化。传统林业以采掘性实物产品为主，发展原木贸易、森林工业、林产化工等。在可持续发展理论提出之后，人们开始重视非采掘性的实物产品和服务价值，即不从森林中获取实物而实现的价值，如森林的生态服务价值。由于人们越来越希望获得干净的空气、优美的环境、可持续发展的明天，对于生态提出了更高层次的要求。综合来说，可持续发展思想使得林业在供给侧和需求侧同时发生变化，满足产业结构优化升级的发展需求，推动林业产业结构性改革进程的加快，满足人的发展需求，改善生态环境，提升人们的生活品质。

### (三)产业发展理论

产业发展理论就是研究产业发展过程中的发展规律、发展周期、影响因素、产业转移、资源配置、发展政策等问题。产业发展规律主要是指一个产业的诞生、成长、进化过程、衰退淘汰的各个发展阶段需要具备一些怎样的条件和环境，从而应该采取怎样的措施。其中，产业进化过程的核心就是产业结构的变化过程。产业发展理论认为每个产业都有自己的产生、发展、成熟、衰退的过程，都具有一定的生命周期。这样的生命周期大致可以被划分为四个阶段，即投入期、成长期、成熟期和衰退期。当前市场上出现的新兴产业其实可以被视为处在成长期阶段的产业，这些产业往往对产业结构的优化具有巨大的作用力。新兴产业之所以能够具有如此大的影响与作用，其实正是因为其创造并满足了新的社会需求，新兴产业的出现就是产业结构不断演变的结果，也是产业优化升级的必然选择。

借鉴该理论，目前森林康养产业在我国国内发展还并不成熟，没有形成完整的系统产业结构体系，处在投入成长阶段。如上文所言，可持续发展思想影响社会方方面面：从需求角度来说，人们越来越注重生态产品、环境安全，提出了诸如森林康养、森林旅游等新兴需求；从供给角度来说，森林康养产业发展符合社会趋势，能满足人民日益增长的美好生活需要。同时，森林康养产业作为林业的分支，也是林业产业结构优化的必然选择，从广义上来说森林康养产业的发展是林业产业走向成熟的标志性事件。研究森林康养产业离不开对与它相似或相关产业的研究方法、发展模式等方面的借鉴。所以，只有深入研究产业发展规律才能增强森林康养产业发展的竞争能力，才能更好地促进森林康养产业的发展，进而推动林业结构优化升级，促进整个国民经济的发展。

### (四)区域经济学理论

区域经济学是研究经济活动在一定自然区域或行政区域中变化或运动规律及其作用、机制的科学，就是研究一定区域内的人类经济活动。区域指一定的地理空间，区域内的自然资源状况、人口分布状况、交通状况、教育水平、技术水平、工农业发展水平、消费水平、政治制度等对该区域的社会经济活动和生产过程影响极大。区域经济学的形成和发展最早源于1826 年德国经济学家杜能提出的农业区位论，至今已有近 200 年的历史。

资源禀赋理论是区域经济学的重要组成部分。资源禀赋是指生产中各种要素的构成和比例。生产要素主要包括土地、劳动力和资本。这些生产要素对于经济活动有着至关重要的作用。各个国家或是区域之间的资源禀赋具有一定的差异性，差异性是比较优势产生的根源所在。也就是说，各森林康养基地在自然资源、人文环境等各方面存在这样那样的差异，如何在比较之下利用差异、发挥优势、避免短板，进行森林康养实践活动，就是区域经济学研究的重点。

森林康养在上文已强调，离不开森林资源。森林在一定的区域内发展，区域的自然地理条件如地形地貌、气候水文、植被类型等是影响森林经营的重要因素；区域的人文社会条件如经济状况、交通条件、政府政策等，又进一步影响森林康养产业的发展。所以，区域经济学不仅在地理学层面涵盖了培育什么样的森林、如何培育森林的问题，也从经济学角度阐述了如何吸引资源向森林康养产业集聚，如何发挥各项生产要素效益的观点，是森林康养重要的经济学基础之一。

吉林森工仙人桥森林温泉康养基地坐落于吉林省白山市，周围多山川和丘陵，也有小片河谷和平原，属于温带大陆性山地气候，具有典型完整的山地森林生态系统。该基地以温泉休闲为主体功能，集温泉养生、医疗保健为一体，为游客提供旅游观光、休闲度假、康复疗养等全方位服务。重庆永川区茶山竹海森林康养基地属于亚热带湿润气候区，植被类型为中亚热带常绿阔叶林，主要为竹木和茶树。该基地主打农业体验、避暑休闲、自然教育、科普修学等项目，发挥区域要素效益。把这两个森林康养基地做对比，它们的自然资源和人文环境不尽相同，基地在森林培育、管护方面，在资源打造、建设方面，在服务提供、宣传方面都有很大差异。这便是森林康养基地根据区位资源优势，结合区域经济学理论，发挥自身特点的典型。

千岛湖龙川湾森林康养基地，大小岛屿环绕错落，港汊曲折迂回，具有互为掩映的原生态自然景观。该基地依托湿地资源，主打森林体验、科普研学、垂钓休闲等森林康养活动，突出独特的"湖间有岛、岛间有湖"的区域优势；同时以知青文化等资源为开发素材，使各种有形和无形的、物质和非物质的存量资源和增量资源转化为现实的经济优势。永嘉书院森林康养基地，除了美丽的自然风光外，还以浓厚的历史文化底蕴为特色，营造了一个涵盖永嘉本地特色的耕读小院，一个人文乡村将自然和人文紧密结合在一起。该基地提供观光旅游、传统文化研究与教学、永嘉学派研究、工艺美术与书画创作等配套服务，形成了具有本土特点的森林康养品牌。这两个森林康养基地同属于亚热带季风气候，具有类似的森林植被类型，其社会经济条件也相差不大，但在森林康养建设上却各有侧重，分别利用景区内的湿地资源优势和历史人文背景，塑造起了独特的森林康养基地招牌，很好地体现出区域优势。

总的来说，要运用区域经济学理论指导森林康养实践，不能仅仅将其他森林康养基地的成功模板照搬，而是要根据区域内的各种条件，实行差别化的森林经营、有特色的品牌建设。

## 二、社会学理论

### (一)社会群体效应

20世纪60年代，美国学者埃弗雷特·M. 罗杰斯(Everett M. Rogers)提出创新扩散理论，认为受到个体因素、社会系统因素或者新事物本身的影响，社会个体并不能全部都接受创新。同时社会个体在是否采纳一项新事物的过程中需要经历一系列分析和判断。于是新事物在所有个体的分析判断过程中在个体间的传播流通中逐渐扩散，最终形成社会共识。所以，影响消费者采纳新事物的影响因素从宏观上来说，也是影响新事物在社会系统中扩散的因素。

回到微观层面，创新扩散可以从多个个体相互影响、相互作用的机制方面来进行分析。在现实生活中，森林康养产业作为一项新兴的绿色产业，社会个体在进行森林康养活动或者消费森林康养产品之前，通常需要经过对相关信息的获取，从而更多地形成对森林康养的了解和感知。而个体存在各自的偏好，为了降低不确定性带来的风险，他们往往从已经历过的人身上获得相关的信息或反馈。这就是社会群体的学习效应。

除此之外，从众效应也是影响社会个体接纳新事物的重要因素。从众效应是指当个体受到群体的影响(引导或施加的压力)，会怀疑并改变自己的观点、判断和行为，朝着与群体大多数人一致的方向变化。进行森林康养活动带来的效果和收益是可见的、可衡量的，当社会上的权威人物或者多数人选择参与森林康养时，个体就会在或真实或臆想的社会压力下，努力向其靠拢，保持一致。最后越来越多的人都会参与到森林康养的活动中。例如，1983年，日本发起了"入森林，浴精气、锻炼身心"活动。在日本作家村上春树于1987年所著的小说《挪威的森林》中，主人公直子住进与世隔绝的深山疗养院"阿美寮"，在宁静翠绿的森林里进行疗养，修复悲伤的心情。其中"阿美寮"正是日本大规模兴起的森林疗养院雏形。兴起的森林康养活动通过文学作品得到了反映，同时也说明了从众效应的作用。

### (二)马斯洛需求层次理论

马斯洛需求层次理论是由美国心理学家亚伯拉罕·H.马斯洛(Abraham H. Maslow)于 1943 年在《人类激励理论》论文中所提出。他将人类需求像阶梯一样从低到高按层次分为五种，分别是：生理需求、安全需求、社交需求、尊重需求和自我实现需求。生理和安全需求是人们最基础的需求，只有满足基本需求，才能去追求更高层次的需求，即社交、尊重和自我实现需求。这是符合个人发展规律和社会发展规律的。在我国全面脱贫和提倡生态文明建设的现实背景下，越来越多的消费者选择绿色安全、养生休闲、轻松娱乐的森林康养活动。

消费者对森林康养的行为态度，可以依据马斯洛需求层次理论进行梳理与总结。首先，安全、绿色的森林康养产品及服务能满足消费者基本的安全和生理需求，为他们提供锻炼休闲的机会。其次，绿色经济的森林康养体验活动，能进一步提升消费者的社交感受。不管是在选择森林康养的决策过程中，还是在进行森林康养的活动过程中，消费者都能更多地与他人交流，与社会接触，获得更多的社交可能。最后，对于提倡高质量发展、绿色发展的我国来说，森林康养一系列活动内容，不仅能在一定程度上满足消费者追求绿色、低碳的生活需求，也能够为其带来社会参与的荣誉感，满足其较高层次的尊敬和自我实现需求。同时，这方面的需求也能通过森林康养产业的发展带动当地贫穷农民脱贫致富而实现。因此，将马斯洛需求层次理论应用于研究消费者对于森林康养消费需求的影响机制中，是研究绿色经济、低碳行为的重要社会学理论基础。

# 第三章

# 森林康养资源与经营

## 第一节　森林康养资源构成

### 一、自然资源

#### （一）有形自然资源

1. 森林资源

森林资源包括森林、林木、林地以及依托森林、林木、林地生存的野生动物、植物和微生物及其他自然环境因子等资源。森林以乔木林和竹林为主，林木包括树木和竹子，林地包括乔木林地、疏林地、灌木林地、采伐迹地、火烧迹地、未成林造林地、苗圃地和国家规划宜林地。森林康养依托于健全的森林生态系统和丰富的森林生态景观，其基础在于优质的森林资源。健全的森林生态系统具有丰富的生物多样性和复杂的生态结构，能稳定持续地提供涵养水源、防风固沙、调节气候、固碳释氧、防沙滞尘等良好的生态功能，营造富氧的环境、洁净的空气、较高的空气负离子含量以及舒适的森林小气候，为人体提供具有调养减压、康体保健的康养环境，是人们游憩、休闲、保健、疗养的优良场所。丰富的森林生态景观具有多姿多彩、四时变化的美学观赏价值，而且能发挥森林的特有功能，如调节小气候、净化大气、疗养保健，蕴含了疗养、登山、野营、森林浴等多种休息、康复、娱乐等价值。

优质的森林资源需满足以下条件：第一，具有一定规模的集中连片森林，有完整的空间立体结构分层，有乔木、灌木、草等，还有地下生态系统。第二，景观优美，并具有丰富的森林产品、完善的森林设施和浓郁的森林生态文化。森林风景质量等级应达到《中国森林公园风景资源质量等级评定》(GB/T 18005—1999)中规定的二级以上，附近没有工业、矿山等污染源。第三，具有充足的"两气一离子"，即氧气、植物精气和空气负离子。

2. 草地资源

草地资源指生长草本或木本植物，有相应的动物、微生物生存的生态系统及其景观，可用于人类生产和生活的陆地部分。植物生态学或植物地理学上的草地通常指以草本植物占优势的植物群落。草地包含天然的和栽培的具有草地生产特性的土地，以及与此有关的气候、土地、水源、位点特性及所承载的生物。草地蕴藏着丰富的种质资源和水热资源，草地生态系统为人类提供了包括碳蓄积与碳汇、调节气候、涵养水源、水土保持和防风固沙、改良土壤、生物多样性等在内的多种生态功能。各种草地植物通过光合作用吸收大气中的二氧化碳等温室气体并释放氧气，能有效调节空气中的碳氧浓度；由于草地群落结构、组成及覆被状况的不同，可保护土壤不受阳光直射，提供较高的地表净辐射，降低地表温度；地表植被的蒸腾作用能够增加区域内的相对湿度，进而能够在一定程度上增加区域的降水量，最终有效改变局部生态环境、调节小气候，为人类提供高空气保健指数与高人体舒适度的康养环境。另外，草地生态系统为人类提供了包括休闲旅游、文化传承和景观美学等在内的生活功能，其特殊的地理要素和草地自然地带性等构成的自然景观与草地畜牧民族的民俗、风情、历史遗迹等构成的人文景观共同组成了独特的草地景观资源，为人们提供观赏、游览、休憩、娱乐、旅游、狩猎价值或具有特殊文化教育、探险、科学研究、科学考察等价值。

3. 水文资源

水文资源是指地球上江河、湖泊、冰川、地下水和海洋等各种水资源，包括液态水、固态水以及水蒸气，这些资源在地球上的各种形式中起着至关重要的作用，为人类社会和生态系统提供了必需的水供应。地球上超过71%的面积为水域，它们并非全都是水文旅游资源。水文旅游资源是指那些能吸引旅游者，并由此而产生经济和社会效益的水体以及水文现象。水文旅游资源以海洋、湖泊、河流、瀑布、涌泉、冰川、云雾、雨、积雪等不同形式存在于大自然之中，构成了不同的美学特征。

水文旅游资源若和其他旅游资源结合，则可产生更大的旅游吸引力并且组成胜景。水文旅游资源是存在形式最广泛的一种旅游资源。其形态丰富，富于动感，可满足不同类型、不同层次人们的审美需求。水文旅游资源在风景组织中的作用明显，单独的水景固然美丽，但是水的构景功能最佳表现在水山、水生物、水气候、水建筑等相互结合体上。水文旅游资源既适合开展度假避暑或休闲疗养事业，同时又可利用广阔水面或急流险滩开发多种旅游或其他康乐活动，如水上赛艇、划船、舢板、垂钓、狩猎、游泳、潜水、漂流等。还可以利用水面农业、水产养殖，开展水上农业观光、捕鱼尝鲜、采摘莲藕等农作参与性旅游活动。因此，可以结合当地水文资源开展森林游憩、康养建设，形成山水林人和谐共存的美好愿景。

4. 野生动物资源

野生动物资源是指一切可利用的野生动物，包括食用性资源、工业性资源、生态保护性资源。它不仅为人类提供许多生产和生活资料，提供科学研究的依据和培育新品种的种源，还是维持生态平衡的重要组成部分。

（1）野生动物特点

①可更新性。即野生动物在被利用了一部分后，能通过自我繁殖增长和更新而得以恢复，从而可被人类反复利用。

②多样性。主要是指生境、物种和基因的多样性。

③对环境的依赖性。即长期的进化适应，使野生动物对环境产生了很强的依赖性，并与环境相互作用而达到一种平衡。

④分布的地域性。由于野生动物对环境的依赖性，造成不同的环境分布着与其相适应的、不同的野生动物种群，形成了种群多样性。

⑤资源的可利用性和用途的广泛性。野生动物资源自古以来就与人类的生存、生活息息相关，被人类作为食用、药用、工业、科学实验、基因种源和环境监测等资源。

⑥进化适应的限制性。野生动物在长期的进化过程中，从形态结构、生理及行为上产生了对复杂环境的适应性。

（2）野生动物价值

①生态价值。野生动物是重要的森林资源，对维持生态系统的平衡有着非常重要的作用。

②食用价值。人类的祖先在很早以前就开始依靠猎捕野生动物来补充人体所需的蛋白质。即便在今天，动物的这种食用价值仍然是存在的，如牛、驴、猪、狗、羊等的肉依然在我们生活中被食用。

③药用价值。有些动物身上的一部分或几部分可做药用，中国的传统医学就是在研究和利用野生动植物的基础上发展起来的。据调查，可入药的野生动物达千种以上，哺乳动物中能入药的动物产品就有69种之多，如

羚羊角、麝香、虎骨等，都是名贵的药材。

④观赏价值。野生动物具有很高的观赏价值，想象一下，一幅鹰击长空、鱼翔浅底的画，可给我们带来多少无尽的遐想。山野中鸣唱的小鸟，浅草中潜行的爬虫，森林中奔驰的猛兽，它们的姿态、声音、色彩是最完美的自然杰作，少了它们，我们的世界将变得苍白和乏味。

因此，根据野生动物的特点，在进行森林游憩、森林康养建设时要考虑地区环境特点及经营目标，尽可能保证在进行建设的过程中不破坏野生动物生活环境，同时提高生物多样性，建设有林有鸟、有山有水、人与自然和谐共生的森林康养区。

**(二)无形自然资源**

1. 自然美学资源

森林不仅是自然物质资源，还是自然美学资源。根据森林植物景观的多样性、树种组成、林分年龄、林分密度、环境特征、季节、人类干预程度、地理位置、海拔等不同条件形成了具有不同美感的森林植物自然美。森林植物自然美具有大众可感性，良好的森林环境能调节人的中枢神经，降低血压及脉搏，减轻心血管负担。森林的美景和开阔的垂直空间结构能拓展观光视野，丰富的植物景观和林分类型能提供不同的感官刺激，结合适宜的温度及合理郁闭度，能有效调节康养人群的心理状态。此外，森林通常具有很高的绿视率，即绿色面积占视域面积的百分比，绿视率达到25%以上时能对眼睛起到较好的保护作用。色彩的物理光刺激具有直接性心理效应，长期的绿色环境可安抚紧张的神经，降低皮肤温度，明显减少脉搏次数，减慢血流，使人体的紧张情绪得到稳定，呼吸均匀，有利于减轻心脏病和心脑血管病的危害，减轻心脏负担，使人安逸舒适、身心愉悦。

德国黑森林(Black Forest)是森林康养实践的经典代表。黑森林位于德国西南部的巴登-符腾堡州，占地面积约为 $11\ 400\ km^2$，因山上林区森林密布，加之这里是德国最大的山脉，从远处望去显得黑压压的一片，因此有了"黑森林"的称号。黑森林向南通往莱茵河，向北有丰富的浓密森林，因其独特的地理优势和丰富的自然景观，这里被开发为德国著名的旅游景区。黑森林大部分都被松树和杉树覆盖，树木茂密，在景观方面，参天笔直的杉树、壮丽的山峰、迷人的山谷，都显得深邃而神秘；在疗养方面，松树所散发出的芬多精，能杀菌、抗霉、驱虫，对身体的循环系统、内分泌系统，有一定的协助作用。尤其对久居城市的人，来到黑森林北部，看着浓密的原始森林，深吸一口气，会释放所有压力和负能量，精神和心情都会有很大改善。

中国的桐庐白云间森林康养基地位于浙江省桐庐县横村镇白云村，该村地处分水江一级支流大坑溪源头，下辖石青桥、郑城、大会山、峰坞四个自然村，区域面积 14.96 km²，为横村镇面积最大的行政村。白云村距县城 18 km，距离杭州市城区 85 km，与全国著名旅游胜地瑶琳仙境只相隔 15 km，地处桐庐至淳安千岛湖、安徽黄山等旅游线路上，交通方便，地理位置优越。白云村境内空气清新、四季分明，具有良好的生态环境以及丰富的旅游资源，自古以来就是山清水秀的风水宝地，响山、神仙洞异石等风景更是别具特色。村内拥有山林面积超 1.8 万亩①，森林覆盖率 88%，林木郁闭度 0.88。该村将森林康养与自然生态完美结合，紧紧围绕"环境优良、服务优质、管理完善、特色鲜明、效益明显"的要求，打造了集民宿经营、休闲古道、竹笋采挖基地、露营基地、竹主题公园于一体的白云间森林康养基地。

2. 环境资源

森林康养以林为基，以养为要，注重人与自然的融合，提倡以回归自然的方式进行养生。森林不仅能提供有形自然资源和森林景观，还能提供具有康养功能的"两气一离子"，即氧气、植物精气和空气负离子。

（1）氧气及空气负离子

森林环境中空气的含氧量相对较高，一般情况下 10 m² 的阔叶林就可以满足一个人的用氧需求。森林游憩活动可以显著提高人体的血氧含量和心肺负荷水平，具体体现在血氧饱和度升高、通气量降低、手指温度升高、心率降低。血氧饱合度升高可以使人精神振奋，更有活力；手指温度升高，表明手指血流量增大，手指平滑肌松弛，人体情绪渐趋平稳和放松；每分钟通气量、心率降低则能在一定程度上说明呼吸效率增强，心脏跳动渐趋平稳，从而改善心肺功能，提高人体的生理健康状态。

（2）植物精气

植物精气具有健身强体、医疗保健的功效。如槲树的木材及叶片的精气中含有较多萜类物质及其含氧衍生物，这些物质具有杀虫灭菌、镇咳平喘、消炎解热、镇痛镇静、降血压等保健功效；茉莉花和薰衣草香气能使大脑皮层前部和左中部的随伴性阴性脑电波变化明显增加和显著下降，对

---

① 1 亩 ≈ 666.67 m²。

人体有兴奋和镇静作用；柠檬香味能降低心率；玫瑰香气能加快心率等。目前有很多关于植物释放气态有机物机理的假说，如抗氧化假说、抗热胁迫假说、促氮同化假说等，仍无法科学解释植物精气的形成机理。但许多研究表明，植物精气中的芳香分子含有多种对人体健康有益的物质，具有止咳、平喘、利尿等多种生理功效，对咳嗽、哮喘、慢性气管炎、肺结核、神经官能症、心律不齐、冠心病、高血压、水肿、体癣、烫伤等疾病，尤其是呼吸道疾病具有显著的治疗效果。

（3）森林小气候及低噪环境

森林小气候和低噪环境对人体生理健康具有明显的促进作用。森林小气候指在森林植被影响下形成的特殊小气候，是森林中水、气、热等各种气象要素综合作用的结果。复层林冠截留并吸收太阳辐射、拦截并吸附雨水、通过削弱近地面空气交换降低水平风速，有效改善了林内空气湿温度，从而改善人体舒适度，主要表现为林内冬暖夏凉、夜暖昼凉、日温差较小、湿度大、风速小、辐射低等特点。森林小气候受到地形地势、树种组成、树木生长状况、林分郁闭度、气象因素等的影响，一般来讲，覆盖率高、郁闭度大、树种叶面积大、长势好、林地层次结构明显的森林能更明显地改善小气候效应，有效降低紫外线对人体皮肤的伤害，减少皮肤中因直射光而产生的色素沉积，对荨麻疹、丘疹、水疱等过敏反应也具有良好的预防效果。此外，森林树木的存在能消除自然环境中的一些有碍人类健康的噪声，绿色植物对于噪声的反射与吸收有着明显的功效，最多可以降低1/4的音量。低噪环境下人体能有效得到休息和疗养，心理上得到放松和调整。例如，广州石门国家森林公园是林业部批准的第一家国际森林浴场，于2019年被国家林业和草原局列为100家森林体验和森林养生国家重点建设基地之一。该公园位于广东省广州市从化区，占地总面积2626.67 $hm^2$，有世界有名的南亚热带常绿阔叶林森林群落，森林覆盖率达到95%以上。公园以广阔的天然次生林和优美的水体景观为主要背景，拥有多种自然景观，中南亚热带阔叶林景观、天然蚂蚱花群落保存得极好，禾雀花群落是全国的典型代表，此外，还拥有广东最大的天然分布的红花荷森林群落。石门国家森林公园拥有极其丰富的自然资源，如森林和自然景观，这些都是选择森林休闲基地的灵感来源。森林康养基地应该具有地形起伏、植被高度混合和自然资源丰富的特点。种植多样性富含氧气和空气负离子的林木以打造生态保健林，形成独特的森林小气候。

（4）海拔

海拔是影响人体健康的重要因素。据国际上生理卫生实验研究发现，长期生活在平原地区的人一般只能适应氧分气压 20% 的减少，超过此值就会引起明显的不适。这是因为，海拔 500 m 以下的地方气压较高，空气密度较大，比较湿热，对人体机能有较重的负担；而高于 2500 m 的高原地区，则又因大气压力较低，空气中氧含量减少，使人呼吸困难而出现高山反应。对人类健康最有益的海拔是 1200~1500 m。医学研究同样表明，从睡眠、肺功能、造血功能等多项生理指标发现，海拔 1500 m 有利于人的大脑健康和机体长寿，世界上著名长寿区大多位于海拔 1500 m 处。

（5）自然磁场资源

地球是一个磁场，人类无时无刻不受地球磁场的作用与影响，地球磁场和空气、水、阳光一样是人类赖以生存不可缺少的要素之一。人在磁场作用下，相应形成了人体自身的磁场，据测定，人体心、肺、大脑、肌肉和神经等都有不同程度的微磁场。磁场可以促进血液循环、改善微循环；调节血压，降低血黏度；消炎消肿；镇痛、镇静；对于良性肿瘤均有一定影响，可使良性肿瘤如纤维瘤、脂肪瘤、淋巴瘤、毛细血管瘤、腱鞘囊肿等缩小或消失；提高机体免疫力，延缓衰老；调节神经系统的功能，消除疲劳；促进血液循环，加速体内毒素的运转和排泄，保持体内环境的洁净。地磁是广西壮族自治区巴马瑶族自治县长寿村（以下简称巴马长寿村）特有的自然资源，高地磁是巴马长寿村人们长寿的秘诀之一。地磁对应金，是五行之首、万物之源。为什么巴马长寿村地磁比其他地方高呢？这是因为巴马有一条断裂带，直接切过地球地幔层，导致该地区地磁增强。这条断裂带就在盘阳河地下，断裂带把巴马一分为二（即西山、凤凰、东山三个乡为石山地区，其余七个乡镇是土坡丘陵地区）。地球的一般地区地磁约在 0.25 高斯，而巴马长寿村的地磁高达 0.58 高斯，是一般地区的一倍多。有科学考证：人们生活在恰当的地磁场环境中，身体发育好，血清清洁且循环好，心脑血管发病率低，身体免疫力高，能协调脑电磁波，提高人的睡眠质量。外地人来巴马长寿村旅居，会感觉到睡眠很好，这就是高地磁作用的原因。此外，由于地磁高，使巴马长寿村成为雷区，一年有雷击时间为 85 天，最长连续时间为 27 h，闪电雷鸣导致该地区空气负离子高出其他地区。

## 二、文化资源

文化资源是人们从事文化生活和生产所必需的前提准备。文化资源从对人们的贡献力量来看，有广义和狭义之分。广义上的文化资源泛指人们从事一切与文化活动有关的生产和生活内容的总称，它以精神状态为主要存在形式；狭义上的文化资源是指对人们能够产生直接和间接经济利益的精神文化内容。从形式上，文化资源分为物质性和非物质性。将文化资源与森林康养产业相融合，将为森林康养产业注入强大的动力，促进其差异化与独特化发展。

### (一)物质文化

#### 1. 建筑文化

建筑文化是人类社会历史实践过程中所创造的建筑物质财富和建筑精神财富的总和。建筑文化是社会总体文化的组成部分，建筑物是建筑文化的载体，它装载着人类、社会、自然与建筑之间相互运动的信息，这些信息的综合就是建筑文化。建筑文化本身是广义文化中的一个分支，同时建筑也是其他文化的容器，是其他文化的综合反映。文化的多元性、地域性、时代性和层次性不可避免地会对建筑的发展产生深刻的影响。建筑文化既是社会总体文化在建筑活动中的体现，也是建筑活动对社会文化的反馈，两者是相互促动、同时发生的。建筑文化是人类文化的重要组成部分。

木结构建筑以其节能环保、集约利用土地、利于身心健康等优点，在森林康养中发挥了更加重要的作用。具体作用如下：一是生态文化资源。或许对于长期生活在林区的本地人来说，木屋是一种时代的产物，设施完善的高楼洋房才是代表其生活品质得到有效提升的一种表现，但是对于长期生活在都市环境中的人而言，能够如此近距离地接触大自然，完全是一种全新的体验。二是森林养生中心。在深度开发木屋旅游项目的过程中，经营者通过对游客的综合分析发现，其中最主要的游客消费群体不仅仅是年轻人，越来越多的中老年人也开始热衷于这种木屋体验，在商业化经营中这完全是一种极为特殊的表现，因为从目标群体的定位上，年轻消费群体与中老年消费群体的消费目标基本上不会产生交集。之所以这两个消费群体能够在以木屋为主题的旅游项目中产生交集，主要原因还是这两个群体对于木屋环境的定位需求之间存在差异所致。年轻游客在木屋中获取的是一种新奇感觉，而中老年游客则热衷于在木屋以及整个木结构建筑群中体会休闲养生的效果。

安徽省宣城市恩龙世界木屋村森林康养基地中，70幢古朴典雅的木屋别墅群是世界木屋村一道靓丽的风景线。苍松翠竹掩映下的一幢幢小木屋，更可呼吸到空气负离子含量极高的新鲜空气，有"天然氧吧"之称。

2. 服饰文化

中国56个民族都创造了辉煌的民族服饰文化。由于每个民族的生活环境、风俗习惯、宗教信仰、民族性格和审美情趣的差异，形成了各具特色的民族服饰文化。例如，壮族妇女穿藏青色或深蓝色矮领、右衽上衣，衣领、袖口、襟边都绣有彩色的花边，下着黑色宽肥的裤子。扎布贴、刺绣的围腰，戴绣有花纹图案的黑色头巾。壮族服饰一般都用自织的土布制成。满族妇女一年四季都穿袍服，其中最具特色的是旗袍。领、襟、袖的边缘镶上宽边作为装饰。满族把深绛色看作福色，还崇尚白色。回族妇女习惯戴披肩盖头，只把脸露在外面，根据年龄的不同，选用的颜色有所不同，姑娘用绿色的，中年妇女用青色的，老年妇女用白色的。维吾尔族女子普遍穿连衣裙，外罩坎肩或上衣。妇女和姑娘都喜欢用天然的乌斯曼草汁画眉，染指甲，戴耳环、手镯、戒指、项链等。妇女外出时，要戴头巾或蒙面纱。彝族妇女着百褶裙、戴头帕，生育后可戴帽或缠帕，喜佩耳饰、手饰、戴银领牌。传统衣料以自织自染的毛麻织品为主，传统色彩为黑、红、黄三色。蒙古族妇女爱穿长袍并系腰带，蒙古族靴子分皮靴和布靴两种，蒙古靴做工精细。戴翻檐尖顶帽，配玛瑙、翡翠、珊瑚、珍珠、白银等珍贵原料。中国少数民族服饰资源纷繁复杂、多姿多彩，有着丰富的文化内涵与文化价值，作为森林康养的补充要素之一，颇具开发潜质。

3. 文化遗址

文化遗址是古代人类的建筑废墟以及在对自然环境改造利用后遗留下来的痕迹，如民居、村落、都城、宫殿、官署、寺庙、作坊等。由于自然和人为的因素，这些遗迹大都湮没埋藏在地下，在地面上残存少数高台殿基或残垣断壁，有的则沦为废墟。文化遗产是我们祖先智慧的结晶，它直观地反映了人类社会发展的这一重要过程，具体有历史、社会、科技、经济和审美价值，是社会发展不可或缺的物证。同时，中国文化遗产蕴含着中华民族特有的精神价值、思维方式、想象力，体现中华民族的生命力和创造力，是整个民族智慧的结晶，也是全人类文明的瑰宝。

从森林康养的角度来看，文化遗址最本质的意义是带给人感觉，触动生理感官的情感。文化遗产让人感到生命的有限和情感的无限。齐美尔曾说，站在遗址和废墟上，人们可以意识到，无论人类的文化和精神强大到什么程度，时间和自然的力量终究是不可抗拒的。与永恒的时间和空间相比，人类不过是沧海一粟，渺小之极。文化遗址承载着家乡认同、民族认同、祖国认同，它往往成为一种身份象征和情感归属的对象，给人心理安慰，让人感到安静妥帖。如我国的世界遗产名录之一神农架风景区，是世界地质公园、国家5A级旅游景区、国家地质公园、国家森林公园、国家湿地公园、国家自然保护区、中国最美十大森林公园，入选世界生物圈保护网。神农架是位于湖北省西部一片群峰耸立的高大山地，横亘于长江、汉水之间，方圆3250 km²，相传因上古的神农氏在此搭架上山采药而得名。景区山峰均在海拔3010 m以上，堪称"华中屋脊"。神农架风景区是以秀绿的亚高山自然风光、多样的动植物种类、人与自然和谐共存为主题的森林生态旅游区。独特的自然环境、人文历史，造就了极其丰富、珍贵的自然和人文景观，也孕育了景色宜人、钟灵毓秀的旅游环境，有"神农天园"之称。

4. 饮食文化

森林食品是指同森林环境密切相关，遵循森林可持续经营原则，以良好的森林生态环境为前提，按照特定的生产标准组织生产，经专门机构认证，允许使用"森林食品"标志，符合人类自然、环保、清洁生产技术要求，生态、优质、营养的食用林产品及其加工产品。森林食品包括森林蔬菜、果品、木本粮油、藻类、菌类等12类产品。森林食品是一种原生态、纯天然、无公害、无污染的食品，具有较高营养价值。

森林康养产业应密切结合地区特色，在森林食品发展中，区别于将传统的康养食品定位于旅游产品、休闲伴手礼等，结合地方特色精准定位于具有功能活性和特色的绿色食品、有机食品、保健食品等，尽快实现产业发展规模化。在发展过程中，可以种植、养殖、采摘森林食品原料为第一阶段特色项目；对森林食品进行深加工，特别是结合森林康养特色的精深加工项目为第二阶段特色项目；在前两阶段的全面发展下，积极开展森林特色餐饮、森林食品云服务、森林康养特色饮食文化交流等第三阶段特色项目，特色鲜明、合理布局，实现森林康养产业中森林食品的全方位发展。

**（二）非物质文化**

1. 中医养生文化

中医养生是指通过各种方法颐养生命、增强体质、预防疾病，从而达到延年益寿的一种医事活动。生，就是生命、生存、生长之意；养，即保养、调养、补养之意。总之，养生就是保养生命的意思。以传统中医理论为指导，遵循阴阳五行生化收藏之变化规律，对人体进行科学调养，保持生命健康活力。精神养生是指通过怡养心神、调摄情志、调剂生活等方法，从而达到保养身体、减少疾病、增进健康、延年益寿的目的。

中医养生是中国传统文化的瑰宝，养生是以培养生机、预防疾病、争取健康长寿为目的。中医养生有食养、药养、针灸、按摩、气功等丰富多样的养生技术。古人认为养生之法莫如养性，养性之法莫如养精；精充可以化气，气盛可以全神；神全则阴阳平和、脏腑协调、气血畅达，从而保证身体的健康和强壮。所以，精、气、神的保养是最重要的内容，为人体养生之根本。中医学把人身最重要的物质与功能活动概括为精、气、神，认为这是生命之根本，是维持人体整个生命活动的三大要素。早在两三千年前，《周易》《黄帝内经》《老子》里面已经有很完整的养生原理，就像一个永远挖不完的宝库，值得我们再三探索。中医的养生观包括天人合一、阴阳平衡、身心合一三大法宝。

（1）药食同源

"药食同源"中的"药"是指中药，是我们祖先在漫长的生产实践活动中不断发现、逐渐积累并且沿用至今可以预防和治疗疾病的武器；而"食"是指食物，是具有药用价值的食物，包括药膳、食疗和食养。古人通过实践不断发现一些食物具有一定的药用价值，一些药物也可以作为食物使用，它们之间并无明显的界限，古人把这样的现象称为"药食同源"。正因如此，中医药学包括了防治疾病的重要内容——食疗，即用食物的偏性来调整人体的平衡，使人恢复健康，并且强调应以食疗为先，食疗不愈，再用药疗。

（2）中医针灸

中医针灸是针法和灸法的合称。2010 年，中医针灸被列入联合国非物质文化遗产名录。这一具有鲜明的中国民族文化与地域特征的医学手法，越来越受到国内外学界和大众的关注，正在成为中国文化走向世界的"名片"和"使者"。针对亚健康的病因来说，针灸可扶助脏腑受损之正气，并祛除导致亚健康的郁、痰、瘀等病理产物。扶正祛邪不仅可达到治病的作用，还能维持机体动态平衡的自稳状态，达到防病治病的目的。针灸、拔罐、耳穴、刮痧等中医外治法对亚健康状态的干预和调整有一定作用。随着药源性疾病不断增多，药价日增，历史久远的针灸疗法作为一种回归自然的绿色疗法、原生态疗法，既安全又有效，正被世界各国越来越多的人所接受。

（3）中医艾灸

中医艾灸文化作为中华文明的一朵奇葩历经漫长岁月，去伪存真，在千年过后的今天依旧盛久不衰。艾灸是中医针灸疗法中的灸法，以点燃用艾叶制成的艾炷、艾条为主，熏烤人体的穴位以达到保健治病的一种自然疗法。此种灸法是用艾叶制成的艾灸材料产生的艾热刺激体表穴位或特定部位，通过激发经气的活动来调整人体紊乱的生理生化功能，从而达到防病治病目的的一种治疗方法。艾灸具有经络调节、温经散寒、行气通络、扶阳固脱、升阳举陷、拔毒泄热、防病保健、延年益寿等功效。

2. 少数民族中医药

我国是多民族国家，在历史的长河中，各民族拥有光辉灿烂的文化品牌。在丰富多彩的中华文化中，同人的生命休戚相关、为人类健康长寿贡献卓著的医药事业，底蕴浑厚，奇妙无比。其中，少数民族中医药以苗医苗药、藏医藏药为代表。

（1）苗医苗药

根植于苗族特定地域和特定形式的苗医苗药，形成发展出其独特的文化内涵，逐渐成为中华民族医药的重要组成部分，是我国优秀的民族文化遗产。苗药品名繁多，含植物、动物、矿物等几类，以植物类居多。贵州省是中国著名的四大药材产地之一，"云贵川广，地道药材"，贵州省所记载的药用植物有2810种（约占全国药用植物的57%），其中苗药有1000多种。苗药与其他民间药物基本相同，因其命名、来源、加工和用法等带有浓厚的苗族特色，而成为独特的药物体系。

苗医诊断病情不同于民间草医，也和中医有所区别。如苗医诊病主要有看、嗅、问、拿（即望、号、问、摸"四诊"，与中医的望、闻、问、切和西医的望、触、听、叩相似）。苗医"四诊"的口诀如下："一主神态，二主色，三视女男当有别，四望年龄看四季，五取腕部细号脉，六细问再触摸，百病疑难有窍诀。"从实践中总结出来的苗医诊断口诀，成了苗医诊断学的理论基础，为现代临床医学提供了宝贵经验。苗医在医学形式上也别具一格，有自己的六大特点，即医武结合、医巫结合、医药结合、医护结合、医商结合、医防结合。

苗族医药历史悠久、内容丰富、品格独特、基础雄厚。其医学体系既包括苗医的辩证诊断和防疫卫生的观点，也包括苗药的临床立方和加工炮制以及医疗方法。苗族医药对多发病和疑难杂症（如癌症、乙肝和艾滋病等）的医治有独到之处，因而以独特的医药体系著称于世。苗族医药对中医的发展有不可磨灭的贡献，对苗族的生存、繁衍和壮大有巨大的作用。苗族医药是中华文化宝库的瑰丽珍珠，是我国医药学的重要组成部分。

（2）藏医藏药

藏医药学属于中华民族医药宝库中的一个重要组成部分，也被称为"甘露宝瓶"。藏医药学的起源可以追溯到很久之前，人类发现的最早关于藏医的文物距今已有 3900 多年，可见其历史之久。

在对疾病进行诊断时，藏医所使用的诊断方法为"望、触、闻"。"望"主要是通过患者的舌苔颜色或尿液颜色来对患者的疾病进行诊断；"触"主要是通过手指触摸患者的脉搏对患者的疾病进行诊断；"闻"主要是对患者的病因和患者感受到的病症进行询问，通过询问结果对患者的疾病进行诊断。在对患者的疾病进行治疗时，所使用到的治疗方法和手段主要有四种：通过对患者的饮食控制进行治疗；通过日常行为控制对患者的疾病进行治疗；通过使用药物对患者的疾病进行治疗；通过使用外用器械对患者进行辅助治疗等。藏医药学中所使用的药物主要为自然中生产的天然药物，药物本身对人体造成的伤害很小，如麝香、牛黄、藏木香等，更使藏医药学在中华民族的医学宝库中的地位得到巩固。

3. 茶文化

中国是茶的故乡，也是茶文化的发源地。中国茶的发现和利用已有四五千年历史，且长盛不衰，传遍全球。茶是中华民族的举国之饮，发于神农，闻于鲁周公，兴于唐代，盛于宋代，普及于明清之时。中国茶文化糅合佛、儒、道诸派思想，独成一体。同时，中国茶区辽阔，茶区划分采取三个级别，即一级茶区（以西南、江南地区为代表）、二级茶区（以西北、江北地区为代表）、三级茶区（以华南地区为代表）。

中国是一个多民族的国家，56 个民族都有自己多姿多彩的茶俗。蒙古族的咸奶茶、维吾尔族的奶茶和香茶、藏族的酥油茶、苗族和侗族的油茶、佤族的盐茶，主要是用茶作食，重在茶食相融；傣族的竹筒香茶、回族的罐罐茶等，主要追求的是精神享受，重在饮茶情趣。从区域性来说，"千里不同风，百里不同俗"。中国地广人多，由于受历史文化、生活环境、社会风情以至地理气候、物质资源、经济条件、生活水平等多方面影响，呈现出明显的区域性特点。如对茶叶的需求，在一定区域内是相对一致的，南方人喜饮绿茶，北方人崇尚花茶。这些都是茶文化区域性的表现。

4. 民间工艺

中国传统工艺是历代中国人为满足自身物质需要和精神需要，采用各种物质材料和手工技艺所创造的手工艺品以及相应活动的总称。作为中华艺术的重要组成部分，中国传统工艺既体现了工艺美术的一般特征，又显示了民族文化的鲜明个性。

木雕是传统民间建筑装饰的一种重要表现形式，它历史悠久，技艺精进，具有很高的艺术性、实用性和装饰性。由于我国幅员辽阔，在地理气候、经济发展和文化风俗等方面都有很大的差异，发展出不同的建筑木雕流派，不同的流派在使用的材料、方法、表现内容上都有一定的区别。木雕与建筑结构和空间的有机结合，不仅加强了建筑空间的艺术性，更使传统木雕的生命力延续至今。

《唐六典》记载："凡染大抵以草木而成，有以花叶、有以茎实、有以根皮，出有方土，采以时月。"植物染就是利用天然植物中的色素为纺织服装染色的一种传统工艺，具有天然、环保以及可循环利用的特性。因工艺的独特性以及具有中国传统文化的传承性，"传统植物染料及染色"被列入中国非物质文化遗产名录。经植物染色工艺加工而成的纺织品种类众多，如扎染、蜡染等。植物染是在人类认识自然并与自然和谐相处的过程中形成的，在长期的生产实践中，人们掌握了各类染料的采集和萃取工艺，生产创造出各色各样的纺织臻品，此过程体现了我国古代劳动人民顺应自然和保护自然的责任和能力。随着纺织行业的发展，植物染色技艺也跟着水涨船高，普通布料经植物染色工艺加工后，会展现出不同的图案肌理效果，被人们熟知的有扎染、蜡染、蓝印花布等，这些都是现代纺织服装行业流行的图案设计来源。

将民间工艺与森林康养相结合，有利于传承工艺文化与工艺精神；有利于满足广大人民群众的审美文化需求；有利于感受独特的思想文化魅力。

## 第二节　森林康养资源培育与经营

### 一、森林康养自然资源培育与经营

森林康养资源是森林康养功能的载体，其质量的好坏直接影响到康养的效果。因此，有必要围绕森林康养功能提升这一目标，对森林康养资源进行统一规划，并在此基础上进行培育与经营。森林康养资源建设主要以树种组成调整、林下花海建设、森林冥想区建设、森林漫步区建设、森林狩猎场建设和负离子理疗区建设等为主，其中涉及彩叶树种的培育、芳香植物的培育等。

### （一）树种组成调整

树种组成调整简单来说就是对现有的林分增加或减少树种，通过这种方式逐步调整各树种的合理比重，同时调整林分结构，丰富树种多样性，提升森林景观充分发挥森林的多功能效益。根据不同的林分情况采取的调整措施各不相同，主要以补植和抚育间伐为主，伐除老弱枯死木、病虫侵害木，为健康木提供更多的生存空间，促进林分内空气流通，减少病虫害传播。针对尚未郁闭或树种组成单一的林分，在林窗或林冠下采取补植措施，提高生物多样性，增加林分美景度，提高森林游憩效益。

### （二）芳香植物培育

芳香植物指在根、茎、叶、花、果、种子中有芳香成分的各类植物。芳香植物可进一步分为香草植物、香花植物、香树植物、香果植物和芳香蔬菜。其中，最为大众所知的是香草植物薰衣草，香树植物桂花和樟树。芳香植物兼具观赏价值和保健功效，常用作健康景观的植物材料。同时，芳香植物对污水、尾水还起到一定的净化作用，并具有一定祛除蚊虫效果。芳香植物除了绿化、美化环境，发挥生态、环保效益，还可用以分离、利用其独特的功效成分，如精油、黄酮、绿原酸等可应用于食品、美容护肤、医药，进一步提高它们的经济价值。针对不同区域、不同场景，选择的芳香植物也有所不同，依据光照、温度、通风等条件和植物的生物类型合理挑选，不仅要让植物健康生长，还要建立一个优美、舒服的生活环境。芳香植物的培育与其他植物的培育相似，通过选种进行播种或扦插、嫁接、压条等方式进行繁殖，结合经营地块的立地条件选取不同的培育手段。

### （三）林下花海建设

随着花海产业的发展，国内外兴起了众多优秀的花海休闲产业。随着花海产业的推广和人们审美要求的提高，花海景观越来越多地受到重视，它的发展也从侧面体现了人类思想的转变和生活水平的提高。近年来，林下花海作为全国各地森林游憩的主要建设内容，深受游客喜爱，每年提供了极大的游憩体验和经济价值。

在建设林下花海时要考虑地方经济、文化、社会、生态文明建设的特点，结合当地特点及经营方向选择合适的花卉及建设规模，在种植前要先进行立地调查，挑选适宜立地条件的景观花卉。当前适合在林下种植的花卉品种有虞美人、大花耧斗菜、天人菊、紫花地丁、黑心菊、柳叶马鞭草、芍药、玉簪等。林下花海的建设，一方面，提高森林游憩景观美景度，吸引游客，提高当地经济水平，推动绿色经济发展；另一方面，通过种植蜜源性植物，吸引昆虫、鸟类等野生动物，提高生物多样性。例如，北京市集体林场林下花海选择种植玉簪、芍药，既提升了林下的美景度，又实现了林下经济的建设。

**(四)森林冥想区建设**

冥想是一种自我控制的心理调整方法，通过身心的自我调节建立一种特殊的注意机制，最终影响情绪和行为，并产生生理效应。森林康养是大自然的医院，是自然的空间，对其进行冥想空间的建设，这样就有机地结合了自然界与人工冥想空间。冥想最好能另觅静室，有空气流通，不宜久处有风之地。冥想是传统文化的复兴，冥想空间以不同的视角出现在生活当中，森林幽静的环境、赏心悦目的美景是冥想开展的绝佳场所。森林康养景观在给人们带来健康的同时，也是冥想亲生物和亲地形的最适空间。因此，可以选择林区内较为幽静、安全、气候适宜的地块作为森林冥想区，可建设林中木屋为冥想提供空间。如北京八达岭国家森林公园作为国内第一家体验互动的森林环境教育馆，建有森林冥想区，为游客提供禅修、冥想的场所。

**(五)森林漫步区建设**

随着公众森林旅游需求的日趋多样化，对于漫步在大自然并切身体会自然景色的需求快速增长。为推动我国国家步道体系建设，更好地满足公众日益增长的自然体验需求，国家林业和草原局决定以大山系、大林区为基础，推动一批国家森林步道建设，联合多方力量，逐步提高国家森林步道建设管理水平和经营服务水平。

森林漫步区的建设意在穿越生态系统完整性、原真性较好的自然区域，串联一系列重要的自然和文化点，为人们提供丰富的自然体验机会。森林漫步区建设可以促进生态教育、遗产保护、文化传承、休闲服务、经济增长，是自然与文化的综合体。森林漫步区规划过程中要遵循以下原则：一是生态保护原则，即要以生态为前提，尽量保护原有植被、山形地貌，使破坏程度最小化；二是以人为本原则，即步道的规划最大限度地满足游客的游览心理和期望，真正做到让游客乘兴而来、流连忘返；三是突出主题和审美原则，即步道中的景物既与主题密切相关，又与各部分紧密相连，构成一个完整、系统的步道。

国家森林步道是自然精华聚集地，穿越众多名山大川和典型森林，形成了最具特色的森林美景集群，并在自然教育、自然休憩、文化传承、改善民生等方面发挥着积极作用。阿巴拉契亚国家步道（the Appalachian Trail、Appalachian National Scenic Trail）又称阿巴拉契亚小径，是美国最长的徒步旅行步道之一，全长约 3505 km。该步道是美国阿巴拉契亚山脉的一条小路，从缅因州的卡塔丁山一直延续到佐治亚州的施普林格山（Springer Mountain），共经过 14 个州、8 座国家森林和 2 处国家公园。罗霄山国家森林步道穿越湖南、江西两省，全长约 1400 km，途经 10 处国家森林公园、2 处国家级自然保护区和 2 处国家级风景名胜区。罗霄山脉是湖南、江西两省的天然分界线，也是湘江和赣江的分水岭。步道沿线群山巍峨、层峦叠嶂，千年鸟道也从此经过。"茶盐古道"是湘赣边界的著名古道，建于 300 年前，是清代遗留的保存完好的"商业通道"。林美石磐步道是一处位于台湾省的森林步道，现已成为热门的景点。此步道以呈现低海拔森林生态系统及"四棱砂岩"石磐景观为主，步道平缓，路线不长，蕨类植物丰富多样，沿途还有溪流瀑布等景致，吸引不少游客前来踏青。

### （六）森林狩猎场建设

狩猎场是在适于狩猎动物生活栖息的地区，划出一定范围，采取一系列经营措施，进行狩猎生产活动的场所。根据景观类型的不同，狩猎场可分为森林、草原、荒漠、湿地、水域（湖泊、海域）或混合型等狩猎场。其中，森林狩猎场需要具备的条件为：绝大多数的狩猎动物栖居在森林里；狩猎鸟类与兽类是森林的组成部分；动物和植物之间存在着多方面的、密切的关系；森林为动物提供了食物、掩蔽地，创造了良好的营巢和繁殖条件。

狩猎场规划原则主要包括：一是野生种群数量保持的原则。按照资源消耗量小于资源增长量的原则，对狩猎物种实行年度猎捕量限额管理。同时建立野生动物驯养繁殖场，定期将繁殖的子代放归自然供游客狩猎，避免造成狩猎物种野生资源的过度消耗，保证其种群数量的相对稳定，实现永续利用。二是可持续发展的原则。合理利用森林狩猎场内特有的森林资源、景观资源，挖掘当地民风民俗，扶持并带动农民增收，改善生产生活条件，促进森林狩猎场域内环境、资源、人口、社会相互协调的可持续发展。三是安全第一的原则。在开展狩猎活动中，必须坚持安全第一的原则，做好枪支弹药管理，配备培训上岗的导猎员，划定安全狩猎线路，落实防火措施，确保狩猎区域内参加狩猎活动的狩猎者和所有人员的人身安全。

吉林省露水河林业局打造的长白山脉独特全域森林康养旅游精品中最具特色的游乐项目之一便是森林狩猎。露水河长白山狩猎场内繁衍驯养了梅花鹿、狍子、野兔、山鸡等动物，配置了标准的飞碟射击靶场、专业的导猎员，是东北地区最具规模的狩猎基地。秀美的自然风光、独特的森林资源、和谐的人文环境，使之成为东北边陲最具规模、最有生机，集避暑观光、休闲度假、狩猎娱乐为一身的天作人和之地。该狩猎场先后被命名为"中国森林氧吧""全国森林康养基地试点建设单位""森林体验国家重点建设基地"等，显北国之神韵，融森林之大观，在浩瀚的长白林海标注出一个醒目的绿色坐标。

## 二、森林康养文化资源的挖掘

发展森林康养文化产业，需要传承和挖掘具有地域特征、民族特色的森林文化、历史文化，充分发挥文化资源对森林康养的提升作用，开发森林康养与文学、音乐、传统文化等结合的康养产品。同时，可以注入乡土情结和地标特色元素，开展传统文化研修，弘扬森林生态文化，推广森林康养理念，加强竹编、木雕、根雕、插花、榨油等地方传统手工艺文化的保护和传承。

### (一)民族服饰资源的挖掘

民族服饰是民族文化的载体，它渗透了特定民族人们的心理情感、观念意识、社会习俗、宗教信仰、价值取向等，在长期发展演变的过程中，形成了各自鲜明的特色，积淀了各民族的历史、习俗、宗教等丰富的文化内涵。从森林康养需求角度分析，我国少数民族服饰资源具有观赏、体验、文化传播等多方面的价值。要制订科学合理的民族服饰开发途径，探索与森林康养相得益彰的具体、现实的开发途径。我国少数民族服饰资源的挖掘应遵循以下原则。

1. 因地制宜原则

必须坚持因地制宜原则。在民族服饰资源禀赋条件好的少数民族区域，选择一些特色鲜明、品种多、品质高的民族服饰类型进行重点开发。在民族服饰资源禀赋条件相对较差的少数民族区域，是否进行民族服饰开发以及开发的深广程度，要审慎处理，不但要看市场需求，更要从自身的经济实力出发，量入为出。

2. 保护性原则

作为森林康养开发的一个补充要素，我国少数民族服饰资源的根本价值在于它的原汁原味。因此，在开发过程中必须尊重资源自身所固有的特征，保证不变形不走样，不做迎合时尚的拔高工作。

3. 适度性原则

适度性原则是在开发的深度和广度上要保持恰当的分寸。在深度上，要深入研究、准确把握我国少数民族服饰资源的文化意蕴和审美追求。在广度上，品种和项目的选择宜"少而精"，实施范围宜"小而专"，切不可一哄而上，遍地开花。

## (二) 饮食文化资源的挖掘

我国少数民族大多生活在山区林地，其饮食的原材料大都来自大自然，纯天然、无污染。森林是食物的最重要取材地，森林中有着众多食材和药材，如龙眼、八角、桂皮、罗汉果等，以及药膳中的民族医药资源，在森林中都能寻到。深入挖掘森林潜质，在森林康养产业中融入民族饮食文化，可以提升森林康养体验的品质，促进森林康养项目的吸引力。

在森林康养产业中融入民族饮食文化，从饮食有益于消费者的健康方面，拓展森林康养项目的范围，提高森林康养产业的效益。一是在森林康养园区推出不同种类的民族特色养生食品，如火麻仁汤、五色糯米饭、油茶、特色粉类、特色凉茶等，把食品的具体功效进行详细说明，还可以与森林疗养结合，针对不同体质的消费者推荐相应的食品用于调理身体。二是开发与民族饮食文化相关的互动体验项目，如带领消费者参与到民族饮食的制作中，如打油茶、做糍粑、做五色糯米饭等，让消费者不仅能品尝美食，还能在体验中愉悦身心。三是发展森林康养产业中的森林食品，必须要提高企业创新能力，不断增加森林食品的附加值，注重产品的品质化、差异化、特色化。开发具有文化特色的新型康养食品，为消费者带来全新的康养体验，提高产品的知名度、美誉度和影响力，形成具有地方特色的品牌产品。四是摸清森林康养中森林食品的品种、数量、利用价值和地理条件，掌握不同品种的生长规律和利用途径。在森林康养基地选择特色鲜明、市场前景好、具有观赏和采摘价值、品质优良的植物品种进行选育、栽培、推广工作，在森林康养基地及周边适生区建立森林食品种植、采摘、加工生产基地。将天然资源与人工开发基地相结合，更好地保护及利用资源，实现森林康养的生态化。建立健全权责利协调制度，规范产供销一体化经营，切实加强森林资源的可持续发展利用。将生态环境、规范化种植、养殖与标准化生产相结合，从而实现"从源头到餐桌"的全过程质量管理，保障森林康养产业中森林食品的质量安全。

**（三）中医药资源的挖掘**

康养和医养是两个部分。康养是对健康人群的养生保健。健康人群在森林里面进行康养和疗养后更健康。医养是对患病人群的康复疗养。患病人群到好的环境，到青山绿水好空气的地方，可能对疾病的恢复、对整个疗养有好的作用。充分利用现有的森林资源，从传统医学的健康理念出发，进行中医药森林康养。从中医药角度来说，森林康养主要是通过五大途径达到康养目的的，分别是目视（森林绿色生态）、耳闻（山风声、松涛声）、鼻嗅（植物芳香精油、花香等）、口吸（空气负离子、新鲜空气等）、肤触（凉爽、温润的空气），共同对人体健康产生影响。

在此基础上，可以应用中医药相关保健治疗技术来进一步增加森林康养效果。例如，对于健康、亚健康人群可以采取在森林步道及森林康养环境下，运用八段锦、太极拳、吐纳呼吸为主的导引术等中医方法，让其尽量多地吸取森林生态的植物康养精华，改善呼吸和睡眠，缓解精神压力。由于森林康养皆是通过森林自然生态要素对人体五官及皮肤的影响来进行的，考虑到皮肤病患者和痰湿、气滞血瘀等受试对象的相关因素会影响森林康养环境对人体五脏六腑及气血阴阳平衡的作用效果，可以使用中医的灸疗、拔罐、刮痧以及以中草药传统煮茶为主的茶疗调理等传统医学手段。

此外，可以将药用植物与森林康养相融合。药用植物不仅具有药用价值、观赏价值，其释放的精气还具有治疗疾病和养生的作用，所以将药用植物应用于森林康养中有增加疗养效果的作用。一是将药用植物融入森林康养的植物配置中，可增加景观的观赏性和植物的多样性，通过运用不同颜色、不同外形、不同季相特征的药用植物，可产生不同的景观效果。二是在植物配置过程中，将中医理论的五行学说、阴阳学说应用其中可配置出具有疗养型的植物群落，可使游客在观赏的同时具有治疗疾病的作用。三是将森林康养基地作为中草药的种植基地，将中草药大片种植于森林康养基地中，不仅具有观赏价值，也有科普教育的作用，让"三产"带动"一产"发展，在吸引游客的同时带动产业的经济发展。

**（四）茶文化的挖掘**

我国拥有悠长的茶文化历史，"茶+康养+旅游"的产业发展新模式贴合了人们对文化的价值追求。在康养旅游产业中要积极探索茶文化的开发途径，将茶文化与森林康养相融合。在茶文化的挖掘中需要遵循以下几个方面。

1. 开发具有当地特色的旅游产品，建立茶旅体验与康养旅游融合的产品品牌

基于茶旅体验建设康养旅游产业，是站在当地发展与游客需求的角度设定的旅游产业发展新目标。要从根本上推进该目标的实现，提升当地经济效益，发展当地特色茶文化与旅游文化，相关旅游管理部门必须加强旅游产品的开发与创新，建立具有当地特色的产品品牌，打造具有绝对优势的旅游产品经济。

2. 坚持走集群化建设路线，打造"健康+养生"的茶旅体验康养旅游产业聚集区

以茶旅体验为基础建设康养旅游产业，是根据当地茶文化特色，结合现代人们对健康养生的休闲娱乐旅游追求而制订的发展新模式。要使该模式适应旅游市场发展，为当地文化建设与经济建设做出卓越贡献，相关旅游管理部门必须坚持走集群化建设路线，打造特色旅游产业区。

3. 不断提升以茶旅体验为基础的康养旅游产业服务水平

随着国民经济水平的提升，旅游已经成了大多数人生活中不可缺少的元素，导致了旅游产业的激烈竞争。服务质量是旅游产业竞争中的重要元素之一，要推动以茶旅体验为基础的康养旅游产业获得良好发展，必须关注服务质量的提升。

4. 完善以茶旅体验为基础的康养旅游产业基础设施建设

完善基础设施建设，推进服务设施现代化，是提升服务质量、推动基于茶旅体验的康养旅游产业得到更好发展的重要动力。

六安市抹茶村森林康养基地就是依托茶文化发展而来。抹茶村位于安徽省六安市独山镇，规划占地面积4167亩，是六安茶谷的重要节点项目。依托原六安瓜片茶主题公园、国营茶场以及废弃窑厂，打造集茶叶基地、抹茶加工、生态休闲、茶文化特色民俗等为一体的三产融合文旅项目。规划建设标准厂房、办公区、仓储区、抹茶酒店、抹茶文化商业街、抹茶体验工坊、中国抹茶研究院、瓜片亲子乐园、电商线下体验馆、民宿等，形成抹茶生活体验区、RG文化休闲区、户外运动休闲区、花沐星空区、原

生态茶园保护区五大功能区域。目前的抹茶村已初具规模，郁郁葱葱的茶园、别具风格的民宿、300亩四季花海、茶道小火车及部分民宿餐饮已对外营业。

**（五）民族体育文化的挖掘**

各少数民族在生产生活中创造和发展了形式多样的民族体育活动项目，形成了多姿多彩的民族体育文化。许多民族体育活动都是集健身、娱乐、观赏等于一体，极具文化价值和发展潜力。

民族体育活动能够有效促进人们的身心健康，与森林康养有异曲同工之效。民族体育活动发源于少数民族的日常生活，不仅具有鲜明的民族特色，也具有广泛的接纳性和传播性。森林康养以森林体验、森林健体、森林疗养为主要活动类型，追求身体、心理健康，这与民族体育活动的特点契合度很高，在森林康养产业中引进民族体育文化，可拓展森林康养产业的健体项目，使森林康养产业更多元化和特色化。

民族体育活动带着浓郁的民族特色，具有很强的参与性和观赏性，与康养结合紧密。传统森林康养健体项目多为森林浴、森林瑜伽、森林冥想等，森林康养产业可以引进民族体育文化，打破传统森林康养项目的限制，在森林康养活动中融入投绣球、背篓球、射弩等体验型的项目，加入春牛舞、跳芦笙、舞草龙等观赏性的项目，开发、开展有差异性和独特性的康养项目。让消费者在森林中欣赏及参与民族体育活动，增强体质、提高自信心、获得愉悦感，全面促进身体及心理的健康发展。除此之外，气功、太极拳、五禽戏等具有我国民族特色的传统保健养生功法在森林康养中也应得到重视和应用。

尤溪县侠天下运动森林康养基地以武侠文化为特色，开展森林武术、太极拳、八段锦等民族传统体育培训，主推"武侠文化+深呼吸康养"产品等。该基地位于福建省三明市尤溪县汤川乡胡厝村，立足优势生态资源，突出"森林+康养、修炼、森林旅游"主题，拓展道家养生、武学修炼、团队拓展、森林旅游、刺激挑战、湖畔休闲、森林徒步、森林游憩、果园乐趣等康养体验项目，打造集康养、休闲、拓展、自然体验为一体的森林康养基地。

**（六）民族工艺文化的挖掘**

民族工艺文化是各民族在日常生活、生产中创造、发展、传承而来的。民族工艺的原料很多都来自森林，与森林有着密不可分的联系，如毛南族的木雕，在森林中便可以发现民族工艺之美。康养包括身体层面的康养，也包括精神层面的康养。民族工艺文化根植于各民族人民的日常生活，是实践的提炼和升华，给人带来美的感受、精神的寄托。森林康养产业与民族工艺文化相融合，可以提升森林康养的产业品质，促进森林康养项目的纵深发展。

把森林康养与民族工艺文化融合起来，在森林中呈现独有的民族风情，有山、有树、有建筑、有艺术，使民族工艺文化与森林融为一体。一方面，森林康养项目展示民族工艺文化，对民族工艺的传播、推广、传承有帮助，可进一步促进民族文化的发展；另一方面，在康养产业中专门开发民族工艺相关的体验项目，如织壮锦、塑陶器、观傩舞等，让消费者在绿色森林的康养生活中，欣赏和感受到更丰富的文化和艺术，强健身体、愉悦心情、增添乐趣。例如，日本京都奥多摩町的森林疗愈基地就积极开创许多动手操作的手工体验活动。荞麦面制作体验除了可以学习自然食材运用及古法制作外，还能现场食用料理；陶艺体验可以制作出自己独一无二的杯子或盘子；木工体验可以深刻触摸木材纹理，细心感受木材香味，更可珍藏自己的木工作品。另外，还有植物染及手工艺制作体验，可以利用当地特有的植物染料印染手帕或围巾，也可利用植物种子串成项链或手环。

# 第四章

## 森林康养疗法与方案订制要素

### 第一节  自然疗法

自然疗法起源于西方的替代医学。自然疗法是应用与人类生活有直接关系的物质与方法，如食物、空气、水、阳光、体操、睡眠、休息以及有益于健康的精神因素(如希望、信仰等)，来保持和恢复健康的一种科学艺术。自然疗法以人体健康为核心，重点强调维持身体健康及预防疾病。自然疗法种类繁多，常见的有森林疗法、气候疗法、温泉疗法、芳香疗法、茶疗法、中医药疗法、园艺疗法、作业疗法、饮食疗法、运动疗法等。

#### 一、森林疗法

**(一)起源与发展**

森林疗法起源于德国，后被引进到日本、韩国和中国台湾等国家和地区。在德国和日本，它被称为"森林疗法"，在韩国被称为"森林休养"，在中国台湾被称为"森林调养"。这些都是利用经过认证的森林环境和林产品，在森林中开展森林安息、散步等活动，实现增进身心健康、预防和治疗疾病目标的替代疗法，其预防疾病和促进健康的效果已成为公众关注焦点。

近几年，我国一直致力于推进生态文明建设和绿色发展，森林公园、林场等生态旅游产品受到了广泛欢迎，市场需求不断增长。随着森林疗法引入我国，部分具备开展森林疗法要求的森林公园、林场陆续在全国开发了多个森林疗养、森林康养、生态旅游项目，积累了一定的实践经验，在森林疗法的基础研究和产业化方面取得了显著的成果。

**(二)定义和内涵**

森林疗法通过触觉、味觉、嗅觉、听觉和视觉这五感去发挥作用。日本森林疗法协会将森林疗法定义为：已经得到医学证明（证据）的森林浴效果，是通过森林环境来维持和增进人体健康、预防疾病的方式。森林疗法的核心技术是围绕森林环境展开的，通过评估森林（包括色彩、形态、声音、气味、质地、味道、触感等）对人体感官刺激，达到对健康的促进作用等。森林疗法形式较多，如森林漫步、森林冥想、大地艺术等。

森林资源是人类赖以生存的基础，对维护和改善人们的身心健康、激发人们的精神文化追求有着重要的作用。目前，也有学者认为植物释放的挥发物参与了大气反应过程，可能对全球气候变化和人类健康存在潜在的负面影响。但森林环境促进人的健康基本是学者的共识。森林疗法的作用主要体现在以下几个方面。

1. 促进身体健康

森林是天然的空气净化器，既能吸收二氧化碳释放氧气，又能吸附和过滤空气中的有害物质，对环境净化起到很大的作用。氧气是维系生命活动的基础，当空气中氧气浓度低于 2% 时，人就会出现头晕、血压升高、精神不振等症状。森林枝繁叶茂，对空气中的灰尘有一定的阻挡、过滤和吸附作用。森林空气中氧气浓度高、细菌含量比较低，能够改善支气管炎、咽炎、肺炎、神经衰弱患者的病情。

森林中具有较高的空气负离子浓度，对调节人体机能、维持健康起着重要作用，尤其对呼吸系统、消化系统和感官系统的部分疾病具有很好的防治效果。目前一般认为，空气负离子发挥保健作用的主要途径是经呼吸道进入人体：一方面是刺激神经，通过一系列神经反射引起相应系统、器官的生理变化；另一方面是直接进入体液，影响细胞的电代谢。有研究表明，人体吸入空气负离子 30 min 后，肺部吸收氧气量可增加 20%，排出二氧化碳量约增加 14.5%；室内空气负离子还可以增加脑电波的 α 波，对改善神经系统相关症状效果明显。还有临床实践证实，多数患者吸入空气负离子后哮喘症状减轻，肺部哮鸣音减少，呼吸及心率变慢，肺通气功能明显改善。

森林植物能不断地释放植物精气，这些植物精气具有杀灭多种病菌的作用，对降血压、祛痰和镇静也有一定的功效。当植物精气进入人体肺部以后，可杀死百日咳、白喉、痢疾、肺炎、结核等病原微生物，起到消炎、利尿、加快气管纤毛运动等作用。另外，多数绿色植物可释放出防癌抗病的芳香气体，如白皮松、柳杉、悬铃木、紫薇、地榆、稠李、冷杉、桧类、松类、柏类、柑橘、景天等释放的植物杀菌素具有较强的杀菌能力。

2. 调节心理情绪，缓解压力和疲劳

森林对心理情绪具有良好的舒缓和镇静功能。人们在森林中活动能够减少负面情绪，收获平静的心情。通过对比森林疗法前后人的血压、脑电波、肌肉紧张度等数据，可证实森林疗法能减轻压力。日本开展了"森林生态系统环境要素对人体生理影响的研究"，该项目发现，森林疗法可以减少交感神经的活动、增加副交感神经的活动，通过减少唾液中皮质醇、尿液中肾上腺素和去甲肾上腺素的分泌水平，能够稳定植物性神经活动。森林疗法可以降低前额叶脑活动、降低血压，产生放松的作用。此外，有研究表明，在精神疲乏的状态下参观或游览自然环境比参观或游览城市环境更能使人心情放松，使人更快地从精神疲乏中恢复过来。森林缓解压力和疲劳效应的依据主要源于环境心理学的注意力恢复理论和生物喜好理论。注意力恢复理论认为森林可以带给人一种逃离现实的感觉，暂时远离城市环境的喧嚣，对于儿童、老人、低收入人群和女性，森林的作用更为突出。大面积的森林比小面积的森林更容易使人找到回归自然的感觉，从而具有更好的缓解压力和疲劳的效果；地域开阔、林下灌木较少的森林视线通透，能够提高安全感，进而使人放松心情、缓解压力和疲劳。生物喜好理论认为，人类有基于生理和内在的需求去和生物或者与生物相关的过程建立联系，自然环境是人类感觉幸福以及获得生理和心理健康的一个重要源泉。

3. 提高机体免疫力

东京医科大学李卿等对比城市观光和森林疗法后发现，森林疗法可以提高人体自然抗体活性和抗癌蛋白数量，并认为森林疗法提高自然杀伤细胞活性和增加抗癌蛋白的作用可以保持 7 天以上，甚至 30 天之久。这表明，如果市民每月接受一次森林疗法，身体就能够保持更高水平的自然杀伤细胞活性，这对促进健康和预防疾病是非常重要的。

总之，森林疗法主要针对与精神压力有关的疾病，利用森林和林产品来缓解人们生理或心理上的紧张。一般来讲，森林疗法治愈机理可能与下列因素有关：一是通过森林环境中释放的有益物质如氧气、空气负离子、植物精气等对健康起着重要调节作用；二是通过减少人体交感神经系统的活性降低应激激素的产生，增强副交感神经活动缓解心理紧张，增加人的活力，调节人的心理情绪；三是通过降低大脑前额叶活动，起到降低血压、减慢心率和脉搏的作用；四是通过提高自然杀伤细胞活性和增加抗癌蛋白的分泌等，提高机体的免疫力。

（三）形式和应用

1. 森林漫步

根据森林的地形特点修建的行人步道，可以使行人沿着步道漫步在森林中，享受森林浴给身体带来的各种好处。根据步道构成材质的不同，森林步道可分为土质步道、木质步道、水泥步道和砖石步道等；根据步道行走的难易程度，森林步道可分为平地步道、坡度步道和障碍步道等。一般而言，木质和土质步道给人带来的感觉最亲切宜人（图4-1）。

2. 森林冥想

从森林疗养角度出发，一般认为"冥想"是一种自我控制的心理调整方法，通过身心的自我调节，建立一种特殊的注意机制，最终影响情绪和行为，并产生心理效应。森林冥想具有平静思绪和放松身体的效应，临床实践证实，森林冥想有助于治疗慢性疼痛、焦虑、抑郁症复发、失眠、酒精依赖和饮食障碍等身心疾病。森林冥想大致分为放松身体、调节呼吸和注意聚焦三个阶段。在森林冥想中，要综合考虑光照强度、五感体验和个人喜好等因素，选择适宜的环境，利用舒适的冥想姿势（可以仰卧也可以静坐），取掉有影响的配饰，脱掉束身物，有意识地让身体各个部位紧张的肌肉松弛，平缓地吸气、呼气，调整呼吸多次后，再把注意力集中在特定的对象上（图4-2）。

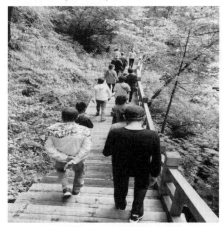

图4-1 森林漫步

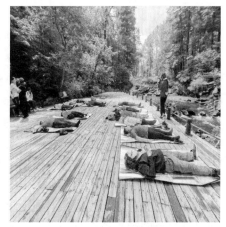

图4-2 森林冥想

3. 大地艺术

大地艺术是指运用自然资源和艺术理念创设特定的情景、人物，具有强烈的视觉效应，能给公众极大的震撼。大地艺术关注度与日俱增。合理利用大地艺术作品可以引起公众对保护自然环境的重视，反思自身行为，致力于实现人与自然的和谐共生。艺术家用精湛的技艺创造的大地艺术作品，不仅给人美的自然享受，还可使公众对生态环境污染等问题进行深刻反思，这就是大地艺术作品的价值所在。总体来说，大地艺术的特征包括以下几点：一是大地艺术创作素材是多样的。自然界万物具有较强的可塑性，选取特定地点和元素创作大地艺术作品，使本来被大众视为废弃物的物品成为作品中的一抹亮色，化腐朽为神奇。二是大地艺术创作对象是唯一的。自然界中绝对找不到相同的两朵花、两棵树，运用独特的素材有利于唤醒公众对环境的思索，为了保存心中的美好事物而加强对生态环境的保护。三是大地艺术作品具有动态变化性。虽然创作者基本上不会在完成作品后进行调整，可是当气候、光线、观赏角度发生变化时，展现在公众面前的可能是截然不同的景观，突出了大地艺术作品的多元化特征。

4. 树木疗法

人体是一个开放系统，不断地与外界进行物质、能量和信息交换，从而维持生命运动的动态平衡。树木疗法就是通过入静，使人体和树木之间形成生物共振，以矫正、补充、增强对应的人体系统的生物场，达到恢复身体健康或促进健康的目的。入静一般指人凝神定志、排除杂念，最终使精神意识不执着任何事物的一种状态。印度瑜伽术认为，树木可以把从宇宙中得到的物质传给人，不同的树种所带的能量不同，有的帮助恢复精力、有的消炎、有的预防疾病。如橡树和白桦可增强人的免疫功能，具有抗关节炎、调整血压、纠正植物神经系统紊乱等效应；松树、椴树、苹果树和白蜡树等能提高人体的紧张度、消除疲劳，并具有抗病能力。

5. 心怡植物

不同的植物会带给人完全不同的感受，丰富的植物色彩、季相变化可以营造良好的视觉效果。暖色调的植物可以带来温暖的感觉，产生积极向上的情绪；冷色调的植物可以使内心烦躁的人逐渐冷静下来。在特定的地方点缀一些暖色调的植物，如海棠、紫薇花和红枫等，可以营造舒适、热情的交流氛围；在半私密的休憩区则可以种植冷色调的常绿乔木和灌木，通过划分空间来营造安静的氛围。观花、观果植物的种植，如海棠花、山桃、金银木、海州常山、石榴、山楂等，不仅能够增加季相变化，营造春华秋实、硕果累累的喜悦气氛，还能吸引鸟类和一些小型哺乳动物，使人类的活动空间变得生机勃勃，使其从心理上得到放松，有益于身心健康。

**(四)注意事项**

森林为人们制造绿色，使地球变得五彩缤纷；森林可以净化空气、美化环境；森林可以涵养水源，防止水土流失；森林为人类制造氧气；森林还为动物提供美好的家园。但在森林疗养过程中需注意以下有害因素。

1. 花粉的致敏性

森林中有一部分植物的花粉具有致敏性，对人类健康会产生危害，主要表现为花粉过敏。花粉过敏具有明显的地域性和季节性，我国大部分地区一年中花粉飘散有两个高峰期：一个是春季，以木本植物杨属、松属、柳属、构属、悬铃木属为主要致敏源；另一个是夏秋季，以草本植物蒿属为主要致敏源，以藜科、葎草、禾本科等植物为次要过敏源。花粉过敏的典型症状包括上呼吸道过敏、下呼吸道过敏及其他过敏症状。上呼吸道过敏症状主要表现为过敏性鼻炎症状，如鼻痒、鼻塞、流涕，可伴有眼睛、耳朵和上颚部瘙痒，喷嚏次数增多等；下呼吸道过敏症状主要有咳嗽、喘息、胸闷、咳痰甚至呼吸困难；其他过敏症状主要表现为过敏性结膜炎症状，如眼痒、流泪、眼结膜和眼睑红肿、有灼热感及畏光等。

2. 生物性有害因素

森林疗养应注意某些生物性有害因素：一是森林蜱虫叮咬可引起森林脑炎，出现高热、头痛、意识障碍、脑膜刺激征以及瘫痪等症状，病死率较高；二是接触松毛虫体的毒毛后可引起急性皮炎，临床表现为皮炎、关节炎、囊肿三种类型，伴有发热、头痛、全身不适及病损附近浅表淋巴结肿大等症状；三是森林活动中也可能感染鼠疫、兔热病、乙型脑炎、狂犬病、钩端螺旋体病等。

3. 其他有害因素

森林中的大型野生动物、有毒物(如毒蘑菇)、对人体有伤害的昆虫和植物等也可造成严重危害。

## 二、气候疗法

**(一)起源与发展**

1. 气候疗法的历史与现状

气候疗法(climato therapy)作为一种重要的自然疗法起源于欧洲。早在2500多年前，西方医学之父、古希腊医生希波克拉底在其《关于空气、水和地方》的著作中，就指出了天气和气候对于健康的影响。他在古希腊的科斯岛建立了世界上第一个自然疗法医院，利用阳光、空气、海水、泉水和泥土等来治疗疾患。因此，一般认为，希波克拉底是气候疗法的鼻祖。

古罗马人利用日光浴来治疗痛风、瘫痪、膀胱、肾脏疾病、身体衰弱、风湿病和支气管炎；10世纪，著名的阿拉伯医生阿维金纳大力推广日光浴疗法；系统的气候疗法是在18世纪中叶随着英国第一批海滨度假胜地的出现而发展起来的；到19世纪，气候疗法在欧美达到鼎盛时期；20世纪初，随着现代医学的崛起，气候疗法的重要性逐渐降低；20世纪80年代以来，气候疗法在西方又开始"复兴"；20世纪90年代以来，在意大利和法国召开了多次气候医学专题会议，国家级别的会议至今已经召开了8次。

20世纪50年代以来，以欧洲为代表的自然疗法体系出现了融合发展的趋势，气候疗法和温泉疗法逐渐结合，发展为一种联合疗法。成立于1921年的国际水疗法和气候疗法医学会（ISMH）和成立于1937年的世界温泉与气候养生联合会（FEMTEC，以下简称世温联）等国际组织一直致力于温泉疗法和气候疗法理论研究、临床实践及整合发展。

德国、法国、意大利、奥地利、瑞士等国均建立了气候疗法研究所或海拔研究中心，专门研究气候与人体健康的关系。

世界卫生组织在《世卫组织传统医学战略（2014—2023年）》中，认可温泉疗法和气候疗法对人类健康的积极作用，将世温联作为首先推荐的自然疗法国际组织。

2. 气候疗法与中医养生

虽然中国没有发明"气候疗法"这个词，但实际上中国人运用气候要素来疗愈身心的历史至少已经有2000年了。早在2000多年前，古人就形成了以"天人相应"和"天人合一"为核心思想的利用气候要素来防病治病的朴素思想。我国在先秦时期形成的《易经》《道德经》和《黄帝内经》等经典著作都提到了宇宙天地、气候、四季、节气、物候乃至一天中的子午流注、十二经络和时辰等对于人的健康甚至人生的影响和作用。在此基础上，道医和中医都发展出比较系统和完整的气候养生方法和具体疗法。《备急千金要方》里描述过运用晒太阳防治佝偻病的具体方法。如今，以中医养生为基础，以四季养生和二十四节气养生为特色的中国式"气候疗法"早已深入中国人的日常生活中，成为众多国人的健康常识和生活方式。中医有关气候养生的论著和医案不胜枚举，是构建中国特色的气候疗法的丰富宝藏和不竭泉源。

### 3. 气候疗法在中国的发展

我国从 20 世纪 30 年代就经由欧洲和日本引进了气候疗法的概念、理论和方法，与气候疗法同时引进的还有温泉疗法。但是，由于 1949 年之前的连年动荡和战乱，气候疗法没有找到落地生根的土壤。直到 20 世纪 50 年代初期，我国才从苏联和东欧社会主义国家引进了系统性的气候疗法，并在全国各地建立各种类型和特色的疗养院，包括滨海疗养院、名胜疗养院、温泉疗养院和气候疗养院等。这些疗养院的选址非常重视基地的气候和环境条件。到 20 世纪 60 年代中期，我国已经建立起上千个各种类型的疗养院。与此相适应，我国也引进、消化和吸收了苏联、东欧社会主义国家的疗养经验，建立了以苏式(也就是欧式)疗养院为基础、中西医结合的中国式疗养院体系，疗养学科发展日臻成熟和完善。到 20 世纪 80 年代初，我国的疗养院体系基本成熟，达到了一个历史的高峰。疗养院体制本质上是一种计划经济和福利经济体制，没有国家财政的支持，纯粹的市场经济环境中是很难生存的。20 世纪 90 年代之后，随着改革开放和市场化的快速推进，疗养院体系迅速衰落，纷纷关闭或转型，目前绝大部分已经难以为继。近年来，随着《"健康中国 2030"规划纲要》的实施，国家和许多地方开始重新重视和开展职工疗休养制度，疗养院的复兴时代已经悄然来临。

欧洲国家的气候疗法之所以得以持续发展，最重要的原因之一就是德国等国政府将气候疗养纳入了国家医疗保健和健康保险体系。德国于 1990 年将气候疗法纳入医疗保险，作为其社会保障体系的重要组成部分。由此，德国成为全球最早将气候疗法纳入医疗保险的国家。拥有德国医疗保险的人可以每三年申请一次为期三周的气候疗养，费用完全由医疗保险负担。我国迄今还没有明确将气候疗法纳入医保的相关政策和措施。

欧洲和日本气候疗法体系之所以得到较好的发展，还有一个重要原因，就是有一套关于气候疗法的研究、临床实践和气候治疗师的培训与认证体系。自 2009 年世界卫生组织官方认可的联系机构——世温联与中国建立了正式官方关系之后，我国开始逐步学习、引进和消化世界上最前沿的气候疗法理论和技术。2018 年 10 月，在重庆市人民政府、世温联和中国旅游协会温泉旅游分会(以下简称中温协)的联合主办下，中国首届国际温泉与气候养生旅游研讨会在重庆北碚召开，20 余位国内外最权威的温泉与气候养生专家集聚一堂，正式宣示中国的温泉与气候养生理论研究与落地实践即将启航。会议期间，还成立了世温联亚太(重庆)代表处和亚太(重庆)温泉与气候养生旅游研究院。到目前为止，已经成功举办了四届国际温泉与气候养生旅游研讨会。

可以预期的是，不久的将来，气候疗法将连同温泉疗法、森林疗法等与中医有机结合，发展为中国大健康产业的一支新兴的生力军。

**(二)定义和内涵**

1. 气候疗法的定义

气候疗法是一种在规避气候不利的一面的同时，积极利用气候有利的一面(包括各种气象要素、天气、当地气候特点及物产)来维护、保养和激活人体机能，从而达到增进健康、预防疾病和治疗康复目的的自然疗法。气候疗法的一个重要特点是，要有意识地从日常生活空间转移到另外一个有利于健康、有着特定地理气候环境的"非日常空间"中进行调理、疗养和康复。这种为了健康的目的从甲地转移至乙地而产生的健康效果被称为气候疗法的"转地效应"。

气候疗法的核心要素是对人体有益的气候条件。除了好的气候条件，还必须有善于利用这些气候条件来疗愈人们身心疾患的气候治疗师和气候疗养者。

日本温泉与气候疗法权威专家大塚吉则教授认为，转移到与常住地气候环境不同的地方，进行疾病治疗及身体方面的修复保养的自然疗法叫作气候疗法。气候疗法与水疗法(主要是温泉疗法)往往是密不可分的，二者共同构成了近现代西方自然医学体系的核心。

2. 气候类型

环境和气候对于人体的影响，每个人会有不同程度的体验。从某种程度上说，人体之外的环境本质上主要是一种气候环境。气候对人的健康既有有利的一面，也有不利的一面。不利的一面可能导致气象病等与气候有关的疾病和不适，有利的一面则可以预防疾病、辅助治疗和促进某些疾病的康复。

从气候疗法角度，根据一年中气候对人体的影响和刺激程度，气候类型可以划分为以下三种。

(1)保养性气候

保养性气候的特点是气温、气压、湿度等变化平稳，一天内的变化差值较小，空气清新、植被丰富、景色优美。这种类型的气候能够令人舒适爽快，对人体起到镇静和保护作用，有利于病后康复和缓解压力，是保养、疗养、康复的理想气候，适用于一般人群，尤其是高龄者和体弱者。

（2）刺激性气候

刺激性气候是指温度、湿度等在一天内、一年内的变化和反差较大的气候，如昼夜温差很大的气候、气压过高和过低的气候以及强风气候等。强烈的日照、大剂量的紫外线、过高的气压、过低的气压和低氧含量的空气等会对身体产生不同程度的刺激作用。总体而言，刺激性气候有利的一面是能够锻炼人体的抵抗力和忍耐力，增强人体的心肺功能，提升人体的免疫力；不利的一面是会增加人体的压力和负担，部分人群会产生不适感，对体弱者和某些疾病患者会构成一定的危险。

（3）负荷性气候

负荷性气候是指闷热、雾气、湿冷、被污染的空气、日照不足等长期持续的气候。这种气候不适合一般人长期停留和居住，也不适合开展气候疗法和建立气候保养地。

3. 气候要素及其对人体健康的影响

气候是由多种气候要素组成的，其对人体健康的影响是立体的和多维的。最主要的气候要素包括温度、湿度、气压、阳光、空气质量、地磁场和宇宙射线等。

（1）气温对人体健康的影响

气温是气候疗法中最直观和最显著的一个气候要素。以气候为核心吸引物的旅游地，主要强调的就是气温的舒适度。人是恒温动物，人体的温度必须恒定在36.5℃左右才能维持正常的代谢和运转。人体的产热和散热意味着人体要同时运作和协调好自身内部环境的平衡以及与外部环境影响的平衡，一旦失衡就可能发生身体不适、功能减退、生病等问题，严重的甚至危及生命。

此外，气温对人体关节、消化系统、内分泌系统以及情绪等方面都会产生不同程度的影响。

（2）湿度对人体健康的影响

湿度可以划分为绝对湿度和相对湿度。相对湿度变化通常与气温变化呈现相反关系。相对湿度对人体的影响总是和气温有关系。气温异常时，相对湿度对人体的热平衡和温热感有较大的影响；气温适中时，这种影响则不大。

一般而言，人体的气候舒适感主要是指气温和湿度达到比较理想化的一个平衡状态。当气温在15.5~27℃时，相对湿度对人体的舒适感影响不大；当气温在27.1~32℃时，无风状态下，相对湿度大于70%，人体就会感觉湿热难受；当气温在 32.1~35℃时，无风或微风状态下，相对湿度大于 60%，人体就会感觉闷热；当气温达到 38℃及以上时，人体就会感觉酷热难耐。低温高湿的环境下，人体就会感觉阴冷难受。

(3)气压对人体健康的影响

气压也是一个影响人体舒适度的气候因素。气压是指大气对地球表面的一种压强。一般而言，气压与空气密度和海拔高度紧密相关。气压与海拔两者间呈现负相关，即海拔越高，空气密度越小，气压就越低；反之，海拔越低，空气密度越大，气压就越高。人体最舒适的气压值是标准大气压，即 101.325 kPa。据测定，在海拔 3000 m 以内，每升高 12 m，大气压会减少 133 hPa。影响气压的因素除了海拔之外，还有季节、天候、温度、纬度等。

人体通常能够适应气压的缓慢变化，但若是气压在短时间内出现剧烈波动，就会对人体产生较大的影响。这种影响的严重程度因人而异。低气压对人体的影响主要是会导致体内氧气的供应量减少。

在低压环流形势下，大多为阴雨天气；而在高压环流形势下，多为晴天，天气比较稳定。日本的气象医学家经过数年的研究发现，大多数肺结核患者咳血、血痰加重的程度与低压环流天气有密切的关系；而在高压环流形势下，支气管炎、小儿气喘病较容易发作。

气压的变化还会影响人的心理，如低气压容易使人产生压抑、郁闷的情绪。低气压下的雨雪天气，尤其是在夏季雷雨前的高温高湿天气下，心肺功能不好的人会异常难受，正常人也会有一种抑郁不适之感。有学者对每月气压最低时段与死亡高峰做了对比研究，结果发现 89%的死亡高峰都出现在最低气压的时段内。海拔对人体健康的影响见表 4-1。

**表 4-1 海拔对人体健康的影响**

| 海拔(m) | 气压(kPa) | 平均气温(℃) | 相对空气密度 | 对人体健康影响 |
|---|---|---|---|---|
| ≤1500 | 101~84 | 25~17.5 | 1~0.82 | 没有显著影响 |
| 1500~3000 | 84~68 | 17.5~10 | 0.82~0.73 | 机体将会产生系列的生理变化，但一般还能适应 |
| 3000~5000 | 68~52 | 10~0 | 0.73~0.58 | 一般人出现高原反应，只有当地居民能正常生活 |
| 5000~8500 | 52~33 | 0~-17.5 | 0.58~0.39 | 人体很难适应 |
| ≥8500 | ≤33 | ≤17.5 | ≤0.39 | 生命禁区 |

（4）阳光对人体健康的影响

太阳辐射是一种电磁辐射，是地球万物主要能源供给的源泉，也是影响地球气候的主要原因。太阳辐射的绝大多数能量集中在红外线、紫外线和可见光之间，占总能量的99.9%。其中，可见光约占太阳辐射总能量的50%、红外线约占43%、紫外线约占7%。

人体对阳光首先会产生光化学效应。光化学效应会影响人的感受和情绪。例如，红光使人精神振作、紫光令人安静、绿光使人舒适。适度的光线可以振作精神、防止视疲劳，还能影响机体代谢和内分泌等。

紫外线（UVR）对人体健康有很大影响。紫外线分为长波紫外线（UVA），波长320~400 nm，约占紫外线的97%；中波紫外线（UVB），波长275~320 nm，约占紫外线的3%；短波紫外线（UVC），波长230~275 nm，三种不同波长的子类型。UVA能够引起色素沉着；UVB能够抗佝偻病和引发皮肤红斑；UVC具有杀菌功能，但对人体细胞也有很强的刺激作用。UVC在大气层中被臭氧层全部吸收，几乎照射不到地表。

紫外线对人体健康的一个重要作用就是可以将一些人体内的化学物质转化为维生素 D，如果人体缺乏维生素 D 就会得软骨病等疾病。此外，紫外线还能促进人体某些激素的分泌，增强机体的免疫力和自愈力。但是，过多的紫外线也会对人体造成伤害，例如，紫外线辐射会对眼睛、头发和皮肤等造成损伤，甚至会引发皮肤癌。

（5）空气负离子对人体健康的影响

空气负离子是一种带负电的微粒，具有极佳的生物效应，被誉为"空气维生素"和"长寿素"。空气负离子能够杀菌、清洁空气、镇静、助眠、调节机能、降低血压、提高基础代谢率、提高免疫力、促进代谢，同时，还能够辅助治疗哮喘病、慢性支气管炎、萎缩性鼻炎、神经性皮炎、溃疡症等。空气中空气负离子含量小于 20 个/$cm^3$ 时，人会感觉到困乏和头昏；含量在1000~1500 个/$cm^3$ 时，人会感觉空气清新宜人；当含量超过 10 000 个/$cm^3$ 时，人会感觉神清气爽；当含量达到 100 000 个/$cm^3$ 时，空气则具有较好的医疗保健效果，对于高血压、支气管疾病、哮喘、神经衰弱、萎缩性鼻炎、上呼吸道感染等疾病有一定疗效。

气候要素对生物体的作用见表4-2。

表 4-2　气候要素对生物体的作用

| 气候要素 | 作用 |
| --- | --- |
| 温热要素(如气温、水蒸气、日照、红外线、风的变化) | 对体温、体循环、呼吸系统调节非常重要,也作用于新陈代谢 |
| 湿度(绝对及相对湿度) | 对体温、体循环、呼吸系统调节非常重要,也作用于新陈代谢 |
| 机械、力学要素(如气压、风速) | 特别是高气压及低气压时对循环系统、呼吸系统、造血系统、自律神经系统等有作用,对血液中气体成分也有影响 |
| 化学性要素(如氧气、臭氧、碳酸气体、萜烯类、天然及人工的有害污染物) | 对呼吸系统、循环系统、血液成分有影响 |
| 光线要素(如可见光、紫外线) | 紫外线对红斑形成、色素沉着、合成维生素D、杀菌有影响 |
| 电磁要素(如空气负离子、电磁波等) | 对自律神经系统、血清素分泌有作用 |
| 行动生理性要素(如光) | 对生物体节奏及行动有作用 |

4. 适宜开展气候疗法的地域分类

开展气候疗法需要依托特定的地域和与之相应的气候特征。以气候疗法盛行的欧洲地区为例,多以海拔为基准进行气候疗养地分类,此外,还有根据海岸、低地、沙漠和森林等独特的气候环境进行分类的。

(1)海岸性气候

海岸自古以来就是人们用于治疗哮喘病的理想环境。海边的空气浴能够促进新陈代谢,加大人体对氧气的消耗,并使自律神经系统趋于平衡和稳定。一般来说,根据季节的不同,中低纬度地区的海岸气候多属于保护性气候,高纬度地区的海岸气候则多为刺激性气候。德国有许多专门治疗哮喘和特异性皮炎的海洋疗法医院。在法国的大西洋沿岸和地中海沿岸,分布着数百个海洋疗法中心。

海洋疗法(thalassotherapy)起源于 18 世纪的英国,后于 19 世纪中叶兴起于法国,至今仍然是重要的自然疗法分支。近年来,海洋疗法在地中海和大西洋地区成为以女性为主要市场,以美容美体为目的的自然疗法。亚洲地区的日本和印度尼西亚也引进了海洋疗法。海洋疗法是一种利用海洋性气候、阳光、海岸线 1000 m 范围内的新鲜湿润的空气中所含的气溶胶(含钠、碘、钙、镁、溴等矿物离子)、空气负离子、海洋食品、海藻、海盐、海沙、海泥等自然疗法因子来刺激和促进人体健康的自然疗法。海洋疗法通过泡浴洁净的海水、游泳、在海水中运动、利用海藻和海盐及泥沙进行美容护理、开展海边散步和体育锻炼等活动以及食用海洋食品等来增进身心健康。

（2）低地与平原气候

海拔 300 m 以下的地方，多属于保养性气候。在这种地方的气候条件下，人体容易处于副交感神经占优势的镇静状态，适合于想要清静休养的人群以及有睡眠障碍和高血压的人群。

（3）山地气候

海拔 300~1000 m 的绵延起伏的丘陵和高山环境，也属于保养性气候，适宜开展针对各种症状的气候疗法，没有特别的禁忌症。但森林多的环境可能不适合有花粉症等过敏性疾病的患者。

（4）高山气候

海拔 1000~2500 m 的山地环境，属于刺激性气候。从海拔 1000 m 开始，随着海拔的升高，人体逐渐受到低气压、低氧、高日照和强紫外线的刺激，人体的心肺功能压力逐步增加，会因人而异地逐渐出现呼吸与心跳加快、红细胞增多等反应。有研究认为，在 1500 m 左右的高山气候环境下，刺激性不大，而且清凉干爽、日照充分，是最为舒适宜人的海拔。从运动医学的角度看，海拔 1500 m 是一个隔值，从这个高度到海拔 3000 m 之间为亚高原气候，海拔对人体的刺激逐步增加。对于普通人来说，超过 2500 m 就不再适合进行旅游和康养活动了。但对于需要训练的运动员和身体强健的人而言，依然可以在 2500~3000 m 的高度进行活动。除了高原常驻居民、举办特殊体育运动及运动员训练之外，海拔 3000 m 以上就属于需要避开的超高负荷性气候了。

（5）森林气候

传统上，在不同海拔和地理环境中的森林气候里进行森林浴也被视为气候疗法的一种类型。由于本书另有专章阐述，此处不再赘述。

（6）死海气候

位于以色列和约旦之间的死海有着独特的气候现象。死海除了高饱和度的盐水和盐泥之外，独特的气候也是其非常重要的疗养因子。死海周围是山地环境，最高峰达到 1200 m，而死海则比海平面还低 400 m，除了气压高于周围地区，氧含量还高出地中海沿岸 10%。这里一年中约有 330 天的晴天，年平均气温在 20~30℃，气温没有低于 10℃ 的情况。死海不断蒸发，加上气压高于地表，所以形成一个空气保护层，紫外线很低，尤其适合开展日光浴。自古以来，死海就是结合了盐疗、水疗和气候疗法的经典气候疗养胜地。我国新疆维吾尔自治区的吐鲁番盆地的湖面最低点为 -154 m，应该也适合开展特殊的气候疗法。

(7) 洞穴、室内和人工微气候环境

在一个相对封闭的空间中，恒温恒湿又充满有利于健康的矿物质气溶胶，很容易形成稳定的空气或微气候环境。著名的世界文化遗产地、波兰名城克拉科夫近郊的维利切卡（Wieliczka）是一个从 13 世纪到 1996 年连续开采了大约 600 年的盐矿。在长期的开采过程中，人们发现盐矿工人几乎没有患肺结核和呼吸道疾病的情况，而这种疾病是其他非盐矿矿区的矿工普遍患有的职业病。于是，医疗人员对矿洞及矿工进行了研究，确定盐矿矿洞中富含钠离子、碘离子、溴离子等矿物质，会以气溶胶的形式充满洞内空间，不仅可以杀灭洞内的各种细菌和病毒，还可以消除炎症，对防治哮喘和呼吸道过敏有特效。1958 年，波兰政府在大约 300 m 深的维利切卡盐矿内设立了盐疗医院，专门治疗呼吸道疾病。1978 年，联合国教育、科学及文化组织将维利切卡列为世界文化遗产。1996 年，盐矿完全停止生产，而盐矿遗址则开发为国际级的观光旅游和盐疗康养旅游胜地。

人类盐疗的历史非常悠久，通过盐矿石、盐离子发生器、负氧离子发生器、高仿日光灯、空调系统、远红外治疗仪等材料和设施设备，模仿真实盐洞的环境和空间感觉，以人工建造可调节的室内微气候环境来进行"人工气候疗法"，已经在波兰和美国等国家成功实现。现在，"盐疗房"或者盐疗+热疗的所谓"能量房"已经发展成为一种风靡全球的新型康养业态，近年来也已进入中国市场。

5. 国民健康保养地——一种综合性的气候疗法度假模式

在德国和奥地利等欧洲国家，气候疗法通常是在具有气候优势的国民健康保养地库尔特（Kurort）进行，并与森林疗法、地形疗法和温泉疗法/水疗法紧密结合，以取得更好的协同效应。在德国国民健康保养地的授牌评价体系中，通常要求申请者须具备以下主要条件：有利于健康的气候条件；有别于日常空间的优美宜人的自然环境，尤其是森林环境；清新而纯净的空气；清洁的水源、优美的水系；具备医疗、疗养、运动、游泳、水疗（最好是温泉）、住宿、餐饮、文化等综合性配套设施；良好规范的步道系统，尤其是适合开展森林浴和地形疗法的步道；地方特色文化；友善好客的人文环境。

除了在国民健康保养地开展气候疗法，德国也有专业的气候疗养基地，并制定了专门的基地认定标准。据统计，德国迄今共建有51个气候疗养基地，其中有16个被认证为高级疗养基地。德国气候疗养基地认证的主要内容有：一是提供自动气候监测系统为期两年的测量数据，以确定是否符合开展气候疗法；二是提供基地至少在三个位置的空气质量年度测量数据；三是通过气候分析评估和生态气候评估；四是提供整个基地为期一年的空气质量控制测量数据；五是安装用于监控气候局部治疗效果的自动气候控制系统连续测量装置；六是每五年进行定期审查；七是进行实地考察，评估空气卫生条件。

**(三) 疗愈机理**

气候疗法是一种历久弥新的自然疗法，其疗愈机理是有目的地利用特定环境中的气候要素及其他保健养生方法，对人体进行有效刺激和积极的干预，以提升人体的免疫力和激活人体的自愈力，从而达到预防和治疗疾病、增强康复效果的目的。

有效施行气候疗法的一个前提条件是选址。要选择一处合适的气候疗养地，并能够有效地利用该地的气候疗养因子来刺激人体，激发和提升人体的免疫力、自我调节能力和平衡能力，以产生自我疗愈效果。研究和临床实践表明，科学地利用气候疗法，可以达到改善大脑机能、促进全身性反应正常化、促使人体的温度调节机制趋于合理化、调整自律神经系统以及增强免疫力等功效。

1. 气候疗法对人体进行刺激干预的方法和类型

(1) 湿热刺激

湿热刺激主要源于温度、空气湿度、风速、太阳射线等。湿热刺激影响人体的热量管理、体温调节过程，是感觉舒服或不舒服的气候要素。

(2) 光化学刺激

光化学刺激主要源于太阳能的紫外线辐射，紫外线会穿透皮肤表层，刺激和开启许多重要的代谢过程。

(3) 光刺激

光刺激源于太阳能辐射，能够引发和激活某些生理反应，主导人体的生物钟与昼夜同步，同时能够影响人的自律神经系统活动。

(4) 化学刺激

化学刺激是空气以及空气中气溶胶携带的各种化学元素对人体的刺激。例如，森林环境中植物芬多精的刺激，滨海环境中海洋性气候和空气、盐湖和盐洞环境对人体的积极干预作用是非常明显的。

（5）机械刺激

在气候疗养地开展的各种活动都会对人产生机械刺激作用。

（6）神经刺激

通过五感体验、接触当地人文环境、冥想和其他身心训练等可以刺激神经系统趋于好转。

（7）水刺激

利用海水、温泉和山泉等自然洁净水体，通过踏水、游泳、泡浴和水中运动等，对人体产生积极的刺激和干预。气候疗法与温泉疗法相配合，可以产生协同效应、产生倍增效果。

2. "转地效应"和"非日常空间"刺激

旅游和度假具有疗愈作用，主要是人们可以从日常生活的乏味和压力之下暂时解脱，到一个风景、人文、风物、饮食、气候甚至空气中的味道和气息都不一样的地方或"非日常空间"中去"换个地方、换个活法"，那是一种自然而然的解脱和放松。当接受气候疗法的患者按照医生和专业人员的气候疗养处方，到一个有利于自身健康状况的气候疗养地进行康复和疗养的时候，就是在积极地利用"转地效应"来对人体进行积极干预。

3. 其他干预手段

在一个典型的欧洲气候疗养地，除了利用气候要素和"转地效应"之外，还可以利用酒店服务、餐饮服务、文化娱乐活动、健身房、瑜伽冥想、户外运动、健康步道、森林浴步道、心理咨询、物理治疗、健康管理、保健按摩、芳香疗法、水疗 SPA 护理、博物馆和周边观光旅游等多种多样的康养方法和生活配套设施。气候疗法医师和专业人员可以根据这些健康要素，针对患者的具体情况开具定制化和个性化气候疗养处方，以适应短期和中期的疗休养需求，甚至是长期的旅居需求。

**(四)气候疗养处方的开具及应用**

1. 气候疗养处方的开具方法

气候疗养处方可以分为两类，一类是以预防、保健和休养为主要内容的处方，旨在"治未病"和缓解亚健康症状，开具这类处方需要有经验的受过专业培训的气候疗法咨询师。气候疗法咨询师不一定具备医生资质，经营场所也不一定要求具备医疗资质。另一类则是以缓解、辅助治疗慢性病和医疗性康复为主要内容的处方，开具这类处方的气候疗法咨询师则需要具备医生资质，经营场所也需要具备医疗资质。

在开具气候疗养处方之前，第一，要对有需求的顾客(康养度假者和/

或患者)进行严格的体检和问诊，做出明确的诊断，以确定是否适合开展气候疗法；第二，要根据顾客的具体情况制订个性化的疗养处方和生活安排计划；第三，要根据顾客的具体情况选择匹配的疗养地，并综合考虑疗养地的各种疗养因子、人员服务和设施设备条件来确定处方的具体内容；第四，要结合温泉疗法、森林疗法、艺术疗法、营养学、运动、心理咨询等开展气候疗养，以期起到协同效应和复合效果；第五，要在开展气候疗养的过程中根据情况及时做好方案调整，在确保患者安全的前提下取得最佳疗效；第六，处方中要明确疗养期的疗程时长(通常是 7~28 天)，以及疗养期间每一天的治疗活动、疗养活动、活动量和生活安排时间表；第七，处方中要明确禁忌症和禁忌行为规定；第八，处方中要明确疗养过程中遇到不良反应和好转反应时应采取的应对措施。

2. 有关气候疗法实际运用的案例分析

(1)瑞士阿尔卑斯山中等海拔环境下开展气候疗法对代谢综合征与心脏病的干预研究

在瑞士阿尔卑斯山海拔 1700 m 的气候疗养环境中，对代谢综合征与心脏病的患者进行为期 3 周的气候疗法干预，结果显示：进行气候疗法干预后，心血管系统功能有所改善；刺激新陈代谢；体脂减少；红细胞数量增加，血液中氧气增多；自由基减少；幸福感增强；日照补充了维生素 D；温泉水疗和高山环境中的纯净空气有助于排毒和改善睡眠。

(2)意大利阿尔卑斯山中的儿童呼吸道疾病康复中心

目前，欧洲儿童哮喘患病率正在增加，成为急救服务中儿童住院的主要原因，也是导致儿童缺课的第一大慢性疾病。据统计，每 10 个孩子中就有 1 个孩子患有此病；约 5%的患者患有严重的慢性哮喘。在海拔 1780 m处，意大利多洛米蒂山脉的中心地带有一个唯一的欧洲高海拔地区儿童哮喘的诊断、治疗和康复中心，即阿克密苏里纳(贝卢诺)儿童呼吸紊乱、治疗和研究实验室。在这种海拔的高山上，风不断净化着空气，空气也更加干燥，阻止了尘螨在室内的扩散，甚至霉菌也很难存活，此外，这个高度地带，花粉期更短，大部分树种和植物也不会引起过敏。这个中心的临床实践和相关研究课题表明：高山气候环境可以有效改善严重难治性哮喘，包括过敏性哮喘和非过敏性哮喘。

(3)重庆金佛山助眠康养度假活动

2021 年 5 月，国际山地旅游联盟(IMTA)委托亚太(重庆)温泉与气候养生旅游研究院联合重庆医科大学和西南大学在重庆金佛山开展了一项为期 8 天 7 夜的针对睡眠障碍人群的研究性主题康养度假活动。此项活动名为"金佛山助眠之旅"，是以康养助眠营的团队形式进行的，旨在通过气候疗法、温泉疗法和森林疗法"三合一处方"的方式，来改善患者的睡眠障碍和其他亚健康症状。这个活动的组织和执行团队不仅有温泉与气候疗法方面的专家，还有来自西南大学心理学部和重庆医科大学公共卫生与管理学院的医生和科研人员参与。活动面向全国招募了 30 名有不同程度睡眠障碍和亚健康症状的志愿者，以金佛山下、海拔 591 m 的天星温泉小镇为基地，以海拔 2238 m 的金佛山为立体气候背景开展康养度假活动。

金佛山是国家 5A 级旅游景区，2014 年被列入"世界自然遗产名录"，拥有丰富的森林资源和典型的喀斯特地貌，还有丰富的温泉资源和典型的立体气候条件，森林覆盖率超过 95%，年平均气温 16.6℃，空气清新，大部分区域空气负离子超过 20 000 个/cm³，空气富氧、土壤富硒、水源富锶，具有得天独厚的生态康养条件。

参加助眠营的营员在活动开始的第一天就在当地的一家三甲医院做了一次全面体检，最后一天在同一家三甲医院又做了一次体检，活动期间全程穿戴睡眠质量检测仪。通过连续 8 天 7 夜的康养活动与科学严谨的数据分析，结果证明：在有益于健康的山地和森林环境中，通过"气候疗法+温泉疗法+森林疗法"三合一的系统康养活动，加上森林有氧运动、水中运动、健康教育、正念冥想、中医与道家养生功法、瑜伽、芳香疗法、健康饮食以及社交活动等方法的协同效应与复合作用，可以达到缓解压力、改善睡眠质量的目的。同时，营员的体重指数、腰围、甘油三酯、血糖等指标有明显改善，营员的自我健康管理意识也有显著增强，还初步养成了积极主动的健康生活方式。尽管这次活动是团队活动，但还是尽可能地照顾到了营员的个人差异，提供了若干个性化的指导和帮助。

**（五）注意事项**

1. 气候疗法的适应症

最适合施行气候疗法的适应症是气象病或季节病。典型的气象病患者通常患有风湿病和关节炎等，根据天气不同，其症状也会发生变化。气象病患者往往也患有天冷时易犯的脑出血、心肌梗死、急性心坏死、重感冒和呼吸系统疾病等，还患有容易发生在夏季的消化系统疾病、花粉症等。另外，高山气候的适应症主要有低血压、处于恢复期的支气管炎、哮喘、疲劳症等。

**2. 气候疗法的禁忌症**

气候疗法的禁忌症包括各种急性疾病、抵抗力低下的重症等。患有这些疾病的病人尤其要避免暴露在刺激性气候和负荷性气候中。另外，患有失眠、疼痛、自律神经失调症、重症高血压、对温度变化敏感的风湿病患者，应该避开海拔过高的高山性气候。

气候疗法的适应症和禁忌症见表4-3。

**表 4-3　气候疗法的适应症和禁忌症**

| | |
|---|---|
| 适应症 | 慢性呼吸系统疾病，如过敏性鼻炎、慢性支气管炎、肺气肿、肺结核；<br>心脏病的康复治疗、高血压、机能性循环障碍；<br>自律神经失调症、抑郁症；<br>慢性皮肤病，如湿疹、干癣、神经皮肤炎；<br>糖尿病、甲状腺机能亢奋症、慢性风湿性疾病；<br>继发性贫血；<br>儿童营养性疾病，如佝偻病、营养不良、贫血等 |
| 禁忌症 | 新发的心肌梗死、脑出血、心力衰竭、肾衰竭、呼吸衰竭、心肌炎、重度冠状硬化；<br>急性传染病；<br>重症疾病，如白血病、恶性贫血；<br>重症内分泌疾病，如黏液性水肿、阿狄森氏病 |

## 三、温泉疗法

温泉是一种遍布全球的自然资源，它既是水资源，也属于矿产资源。

据全球康养研究院(GWI)统计，世界上有127个国家和地区拥有温泉资源，全球范围内已发现的温泉资源点达25 000多处。截至2020年，全球在营的有一定规模的温泉项目达34 099家，其中，欧洲6188家、拉丁美洲1128家、北美洲337家、中东-北非432家、撒哈拉以南非洲62家。全球温泉市场规模最大的市场板块是亚太地区，该区域内在营且有一定规模的温泉项目多达25 952家，占全球总数的2/3。这些温泉项目主要分布在中国、日本、韩国、印度、东南亚以及澳大利亚等国家和地区。2019年，全球温泉产业的总销售额达到639亿美元，其中中国的销售额达到210亿美元。由此可见，温泉是一个方兴未艾的全球性产业。

**(一)起源与发展**

温泉业是人类文明史上最古老的行业之一。人类从原始社会向奴隶制社会和封建社会过度的漫长过程中，温泉逐渐成为最早的沐浴介质和传统治疗手段。早在 2000 多年前，古埃及、古希腊和古罗马人就已经利用温泉来洁净身体、休养疗伤、防病治病，也把温泉作为一种社交和休闲娱乐场所。与此同时，在东方的中国、印度以及后来的日本等古老文明也在利用温泉的沐浴和医疗价值。

经历了 2000 多年的历史发展，温泉产业的核心价值一直是健康，而健康、沐浴、快乐和社交四大功能的有机结合，是温泉这个古老行业经久不衰的秘密所在。然而，直至 19 世纪中期以后，人类才得以在欧洲大陆将温泉的疗愈与保健作用发展到医学和科学高度。温泉因其符合人性最根本的需求，必将随人类历史的发展而历久弥新、永续经营。

1. 中国的温泉疗法简介

尽管中国的地理记载、地方志、中医典籍以及有关温泉的诗词歌赋中有很多关于温泉的疗愈、养生、保健和治疗作用的描述和记载，但是始终没有发展出一套成熟的温泉医疗体系。真正意义上的温泉医学是在民国初期才从日本、德国等国家传入中国的。由于民国时期局势动乱和战争等原因，中国没有来得及建立真正意义上的温泉医学机构和运营设施。温泉医学得以在中国扎根发展，得益于 1949 年之后党和政府高度重视人民的健康与福祉。自 1950 年开始，中国逐步引进了苏联和东欧社会主义国家成熟的职工疗养体系，温泉疗养是其中的佼佼者。到 20 世纪 60 年代初期，中国温泉医学的理论水准和设施条件是紧随欧洲和日本之后的。

中国疗养院的医疗工作者和研究人员结合中医和西方温泉医学各自的优势，强调以预防为主的中医养生与温泉医学的结合，在 20 世纪 80 年代初步形成中国特色的温泉疗养理论基础，为当下正在发展完善的中国温泉养生文化体系打下了良好的基础。

2. 日本的温泉疗法简介

日本在江户时代（1603—1868 年）由汉方医生（日本化的中医）以中医为基础，结合日本的特殊地理环境和生活状况，发展出一套比较完整的叫作"汤治"的温泉医疗与疗养方法，并延续至今。"汤治"可以说就是中医养生与温泉实际相结合的产物。

从 19 世纪后半叶的明治维新时期开始，日本逐步系统地引进了欧洲尤其是德国的温泉医学和温泉保养体系，至今仍在发展完善中。日本将传统的"汤治"文化与欧洲的温泉疗法/水疗法、气候疗法与水乐文化有机结合，创造性地发展出了现代日式温泉文化，其基本特征就是疗养、保养和休养三位一体的多元丰富的温泉文化体系。其中，疗养是核心，是温泉的核心价值，即治疗康复价值；保养是主体，即保健养生、预防疾病和"治未病"；休养是基础，是一种具有净化、放松、休闲、娱乐、社交功能的生活方式。

### 3. 欧洲的温泉疗法简介

水疗法是温泉疗法的核心内容。因此，在温泉疗法的发展历程中，水疗法的起源和发展是一条基本的主线。虽然温泉疗法和水疗法的起源可以追溯到更加久远的年代，如古巴比伦时代和古埃及时代，但作为一个西方医学史上的里程碑事件，西方的学术界和产业界都是把"西方医学之父"希波克拉底（约公元前 460 年—前 370 年）于 2400 多年前在古希腊的科斯岛（Kos）上建立的医院，视为水疗法和气候疗法的肇始。希波克拉底主张和践行自然疗愈，利用空气、水、阳光和泥土来治疗疾病。他提出一种假设，即所有疾病的原因都源于体液的不平衡，为了恢复失去的平衡，就应改变习惯和环境，开展包括洗澡、排汗、散步和按摩等积极活动。这个理念主张的活动与近现代温泉疗养院的主要活动并无根本差异。希波克拉底提倡使用盐水浴，他会定期将患者浸泡于海水中治疗肌肉酸痛和关节炎等疾病。

温泉疗法/水疗法作为一种自然疗法最早起源于古希腊和古罗马，经过中世纪的停滞，到文艺复兴后期开始了科学化发展。到 19 世纪中期，温泉疗法/水疗法基本成形，并得到欧洲各国政府的认可和支持，成为近代欧洲医疗保健体系的一部分。经典的温泉疗法源于欧洲，然后由欧洲逐渐向北美及世界其他地区传播扩散，并与欧洲以外其他国家和地区的传统医学及自然疗法融合发展，不断丰富着自身的内涵，迄今已经发展出以水疗法为核心的上百种不同的疗法组合。

经过 2000 多年的发展，全球温泉产业一方面呈现出四大温泉文化主导的市场格局，另一方面也开始出现了全球温泉产业和温泉文化加速交流、全球温泉市场交融发展的大趋势。

### （二）定义与内涵

#### 1. 温泉的定义

温泉的定义有广义和狭义之分。狭义的温泉是指从地下自然涌出或人工钻井取得且水温大于等于 25℃，并含有一种以上对人体有益的矿物质的矿水。广义的温泉除了温泉水本身之外，还包括以温泉泉眼为中心的有一定边界的地理空间范围，是一个包括温泉地、温泉地气候、温泉地生态环境与人文环境为一体的自然与人文空间，这个特定的空间也被称为"温泉地"。另外，从地下自然涌出或人工钻井取得且水温小于25℃，并含有一种以上达到规定量的对人体有益的矿物质的矿水则被称为冷泉。

2. 温泉疗法的物质基础

温泉的物质基础包括四个方面：一是有一定温度的温泉水；二是温泉水中所含的矿物质；三是温泉泉眼周边特定范围的土地，以及与温泉地密不可分的自然环境、气候条件及生长在那里的植物和动物；四是人文物质基础，即生活在温泉地的人群和社区，以及由此而产生的历史、文化和生活方式。因此，温泉一词既可以指温泉水本身，也可以指有温泉的地方。

温泉水因为水的物理性质、水中含有的化学物质和能量(温度)而具有健康疗愈价值；温泉地的地理、地形、生态和气候环境也是温泉疗养的要素，这些要素与温泉水一道可以统称为温泉的自然"健康因子"。

人工的物质基础主要指人们在温泉地建造的接待设施、相关产品以及文化体验设施。温泉地最基本的设施是温泉和酒店接待设施。

3. 温泉疗法的定义

温泉疗法是以温泉水资源和温泉地的优良环境和气候条件为基础而发展出来的一套综合性的自然疗法或自然医学体系。"日本温泉医学第一人"大塚吉则教授对温泉疗法的定义最为权威，可以直接采用。他认为："温泉疗法是通过将温泉泡浴产生的温热刺激、温泉水中所含成分的效果以及温泉地的自然气候对人体的刺激相结合，引起人体的自律神经系统、免疫系统、荷尔蒙系统等产生反应，从而激活能够使人体各项机能趋于正常化的自然治愈力。"温泉疗法除利用地下涌出的天然温泉水、天然气体及泥状物质外，还利用温泉地的气候要素等。这个定义的关键词包括温热刺激、气候刺激、激活人体机能、自愈力。简而言之，温泉疗法就是发挥温泉水和温泉地的各种疗养因子的协同作用，激活和提升人体免疫力和自愈力的一种自然疗法。

**(三)疗愈机理**

如前所述，温泉疗法的关键机理就是科学合理地利用温泉水的物理、化学属性和温泉地的其他"疗养因子"(包括自然与人文的疗养因子)，来激活人体的免疫力和自愈力。从温泉水的理化作用角度来说，温泉疗法的疗愈机理包括以下几个方面。

1. 温泉水的化学作用

温泉水是含有一定量的对人体有益的矿物质和气体且温度大于25℃的地下水。大部分温泉水中溶解的矿物质成分的总量即溶解性总固体(total dissolved solids，TDS）的含量在 1000 mg/L 以上，有的温泉水的溶解性总固体含量高达 50 000 mg/L 以上，其中含有的矿物质种类大多在 20 种以上，有的多达 40 种以上。因此，温泉水就是一种温度较高的富含矿物质的特殊地下水。温泉水对人体的化学作用取决于水质中所含的化学成分，如碳酸根、硫酸根、钠、钾、钙、镁、氯、铁、锂、锶、碘、溴、偏硅酸和偏硼酸等矿物质元素以及对人体健康有益的二氧化碳、放射性氡和硫化氢等气体成分。

根据中国旅游协会温泉旅游分会起草、国家旅游局颁布实施的《温泉旅游泉质等级划分》（LB/T 070—2017），温泉中所含矿物元素及命名标准见表 4-4、表 4-5。

表 4-4　温泉泉质等级划分表　　　　　　　　　　　mg/L

| 成分 | 医疗价值浓度 | 矿水浓度 | 命名矿水浓度 | 矿水名称 |
|---|---|---|---|---|
| 二氧化碳 | 250 | 250 | 1000 | 碳酸水 |
| 总硫化氢 | 1 | 1 | 2 | 硫化氢水 |
| 氟 | 1 | 2 | 2 | 氟水 |
| 溴 | 5 | 5 | 25 | 溴水 |
| 碘 | 1 | 1 | 5 | 碘水 |
| 锶 | 10 | 10 | 10 | 锶水 |
| 铁 | 10 | 10 | 10 | 铁水 |
| 锂 | 1 | 1 | 5 | 锂水 |
| 钡 | 5 | 5 | 5 | 钡水 |
| 偏硼酸 | 1.2 | 5 | 50 | 硼水 |
| 偏硅酸 | 25 | 25 | 50 | 硅水 |
| 氡 Bq/L | 37 | 47.14 | 129.5 | 氡水 |

表 4-5　中国医疗矿泉分类修订方案（2017 年）

| 序号 | 名称 | 矿化度 | 主要成分 | | 特殊性质 |
|---|---|---|---|---|---|
| | | | 阴离子 | 阳离子 | |
| 1 | 氡泉 | | | | Rn>111 Bq/L |
| 2 | 碳酸泉 | | | | $CO_2$>1 g/L |
| 3 | 硫化氢泉 | | | | 总硫量>2 mg/L |

（续）

| 序号 | 名称 | 矿化度 | 主要成分 | | 特殊性质 |
| --- | --- | --- | --- | --- | --- |
| | | | 阴离子 | 阳离子 | |
| 4 | 铁泉 | | | | $Fe^{2+}+Fe^{3+}>10$ mg/L |
| 5 | 氟泉 | | | | $F^->2$ mg/L |
| 6 | 碘泉 | | | | $I^->5$ mg/L |
| 7 | 溴泉 | | | | $Br^->25$ mg/L |
| 8 | 砷泉 | | | | $As^+>0.7$ mg/L |
| 9 | 锂泉 | | | | $Li^+>1$ mg/L |
| 10 | 锶泉 | | | | $Sr^{2+}>10$ mg/L |
| 11 | 硼酸泉 | | | | $H_3BO_3>35$ mg/L |
| 12 | 硅酸泉 | | | | $H_2SiO_3>50$ mg/L |
| 13 | 重碳酸盐泉 | >1 g/L | $HCO_3^-$ | $Na^+$、$Ca^{2+}$、$Mg^{2+}$ | |
| 14 | 硫酸盐泉 | >1 g/L | $SO_4^{2-}$ | $Na^+$、$Ca^{2+}$、$Mg^{2+}$ | |
| 15 | 氯化物泉 | >1 g/L | $Cl^-$ | $Na^+$、$Ca^{2+}$、$Mg^{2+}$ | |
| 16 | 淡泉 | <1 g/L | | | 温度>34℃ |

温泉水的化学作用是温泉水中含有的特定化学成分影响人体机能的结果。在温泉疗法实践中，温泉水的化学成分主要通过四种途径对人体产生作用：一是某些化学成分能够通过皮肤吸收进入人体内发挥作用；二是某些化学成分虽不能通过皮肤吸收，但却能附着于皮肤表面形成有保健疗养作用的"薄膜"而发挥作用，或者通过刺激皮肤感受器，反射性地对人体发生某些调节作用；三是有些气体成分和挥发性物质可经呼吸道黏膜吸收进入人体内发挥作用；四是通过饮泉方式（又称饮泉疗法）吸收进入人体内发挥作用。

在使用饮泉疗法时，温泉水所含化学成分的治疗作用有两种表现形式：一种表现为对胃肠道黏膜的刺激作用，另一种表现为经过消化道吸收进入体内而发挥作用。

大塚吉则（2012）在其科普著作《温泉疗法：通往康复之路》一书中引用和总结了日本的相关法规和标准，整理出一张《不同泉质的适应症与禁忌症表》，对于学习和理解日本关于温泉的泉质类型划分与疗效具有重要的参考价值。不同泉质的适应症见表4-6。

表 4-6 不同泉质的适应症

| 泉质 | 适应症 | |
|---|---|---|
| | 浴用 | 饮用 |
| 二氧化碳泉 | 高血压、动脉硬化、心脏病、刀伤、烧伤 | 慢性消化系统疾病、便秘 |
| 碳酸氢盐泉 | 刀伤、烧伤、慢性皮肤病、过敏性疾病、风湿 | 胃酸、慢性胃炎、痛风、肝病、尿结石、胆囊炎、糖尿病 |
| 氯化物泉 | 神经痛、寒冷症、肌肉痛、关节痛、慢性风湿性关节炎、跌打损伤、挫伤、不孕症、刀伤、烧伤、慢性皮肤病 | 促进胃液分泌及胃肠运动，慢性消化系统疾病、慢性便秘 |
| 硫黄泉 | 慢性皮肤病、刀伤、糖尿病、高血压、动脉硬化 | 糖尿病、痛风、便秘 |
| 硫酸盐泉（除铁铝泉） | 动脉硬化、高血压、脑出血、慢性风湿性关节炎、跌打损伤、挫伤、不孕症、刀伤、烧伤、慢性皮肤病、干癣、痤疮 | 胆囊炎、胆结石、便秘症、肥胖症、痛风、糖尿病、荨麻疹 |
| 酸性泉 | 皮肤病、脚气、滴虫性阴道炎 | 慢性消化系统疾病 |
| 放射泉 | 痛风、动脉硬化、高血压、胆囊炎、胆结石、慢性皮肤病、慢性妇科病、神经痛、慢性风湿性关节炎 | 痛风、慢性消化系统疾病、胆囊炎、胆结石、神经痛、肌肉痛、关节痛（呼吸吸入也有效） |
| 铁泉（含铜铁泉） | 月经不调、更年期综合征、风湿 | 缺铁性贫血 |
| 单纯泉 | 神经痛、寒冷症、肌肉痛、关节痛、慢性风湿性关节炎、跌打损伤、挫伤、脑血栓恢复期、骨折、伤后疗养、手术、病后恢复期疗养、健康增进 | 饮用后对胃黏膜有轻微刺激，适用于轻度胃炎，有利尿效果 |

　　1949 年以来，我国学术界和产业界借鉴欧洲和日本的理论和技术，对温泉进行了分类和功效研究，形成了一些分类和标准，其中最具影响力的是《地热资源地质勘查规范》（GB/T 11615—2010）中的"理疗热矿水质标准"和《中国医疗矿泉定义与分类方案专家共识（2017 年）》。

　　由于温泉水的化学成分组合极为复杂，不同化学成分的组合以及同一化学成分的不同含量，其对人体产生的作用和效果会有或大或小的差别。

　　2. 温泉水的物理作用

　　温泉水的物理作用包括温度作用和机械作用，机械作用可细分为浮力作用、压力作用和粘性阻力作用三个方面。含有不同化学成分的温泉水的物理作用基本相同。

（1）温度作用

热疗法是自然疗法中的重要分支。温泉疗法也是一种热疗法。温度是温泉水发生疗效的主要因素之一。温泉疗法利用不同温度的温泉，通过恒温浴、变温浴、冷热交替浴和饮泉疗法等方式对人体产生疗愈效果。温度的变化会引起人们不同的生理和心理反应，进而产生不同的疗愈效果。对于同一温度的温泉，人体所感受的刺激程度也会有个体差异，造成这种差异的原因与种族、性别、年龄、体质、工作环境以及生活习惯等多种因素有关。

在温泉疗法中的恒温浴或冷热交替浴中，温度主要是通过刺激皮肤神经末梢感受器传导至神经中枢而发生作用，从而影响全身各系统的机能；同时，皮肤受温热的刺激而产生某些化学物质如组织胺等，对血液循环、新陈代谢、肌肉活动和血液成分等都有良好的影响；另外，温度的变化也会直接影响到温泉水化学作用的发挥。孙丛艳等（2014）认为温泉水温度的刺激作用对机体引起变化的程度，取决于温泉水温度与人体不感温温度区（34~36℃）之间差异的大小，即两者相差越大，引起机体的变化越大。

目前，在国内外的温泉疗养体系或医疗矿泉保健体系中，对温泉泡浴的温度作用研究已经比较成熟，例如，低温浴可提高交感神经兴奋性，使皮肤血管收缩、血液循环时间延长等；微温浴或不感温浴能够降低神经兴奋性，有明显的镇静和催眠作用；中温浴可使皮肤发红、毛孔张开并少量出汗，末梢血管扩张，血压下降尤其是舒张压下降明显，以至于促使血流加快、血糖降低、新陈代谢旺盛；高温浴对机体的刺激性反应更加强烈，能使皮肤血管明显扩张，脉搏明显增速，促使大量出汗，加重心脏负担。研究证实，经常冷水浴可以提高机体对寒冷的应激适应能力，增加耐寒抗病能力和镇痛能力。关于冷水浴、低温浴、微温浴、中温浴、高温浴等类型的温度划分，国内和国外目前还没有形成统一的划分标准。为此，中国旅游协会温泉旅游分会在2019年主持起草的《国家温泉康养旅游项目类型划分与等级评定》（送审稿）中，将温度浴疗法的恒温浴划分成冷水浴（水温<25℃）、低温浴（25℃≤水温<34℃）、中温浴（34℃≤水温<38℃）、高温浴（38℃≤水温<43℃）和高热浴（水温≥43℃）五种类型。这个分类拟作为国家行业的标准内容，指导当前阶段中国温泉康养旅游行业的实践应用。

温泉疗法包括饮泉疗法。饮泉疗法能充分综合利用温泉各种理化特征并发挥温泉特性作用。在饮泉疗法应用中，温度起到至关重要的作用，饮用不同温度的温泉水，对人体产生的康养效果也不同。研究显示，人体的胃对于水的温度感觉相当于人的体温，其不感温带在 36~38℃。在温泉康养实践应用中，一般分为冷饮和热饮两种，低于人体胃的不感温称为冷饮，高于人体胃的不感温则称为热饮。冷饮宜在早晨空腹进行，具有清洗口腔、冲洗胃肠道、促进胃肠蠕动和分泌、提高消化道功能以及利尿排尿等作用。热饮时水温一般以 40~45℃为宜，超过 50℃时口感将变得灼热而难以接受。热饮主要具有清洗口腔、缓和胃肠刺激以及镇静安神等作用。在温泉康养活动中，对于特定的游客是否适合采用饮泉疗法，是采用冷饮或热饮形式，需要根据温泉水质的理化特征和游客身体的实际情况来决定。

近年来，有关泡温泉或泡热水澡可以提高体温，从而增强人体免疫力的观点被越来越多的人所接受。研究发现，泡温泉可以提高体温，体温提高可以使血液中的白细胞更加活跃，从而提高免疫力，体温上升 1℃免疫力会提高 5~6 倍，体温下降 1℃免疫力就会下降 30%；泡温泉还可以通过升高体温来增加人体细胞中的热休克蛋白（HSPs）的数量，从而增加自然杀伤细胞的活力、减轻疼痛、促进 $\beta$-内啡肽的分泌，提升人的免疫力。

（2）浮力作用

根据阿基米德原理，当人体泡浴在水中时，人体和所排出的同体积水之间的重量差，就是水对泡浴者所产生的浮力。相关研究证实，由于水的浮力作用，人体在淡水中泡浴时的重量约为体重的 1/10。相比而言，温泉水因为温度比较高，水中含有丰富的矿物质元素或气体成分，其比重比一般的淡水要高，所以人体在温泉水中所受的浮力自然比淡水大，即人体在温泉水中的重量比在淡水中的重量更轻。尤其是泡在特定浓度（3%左右）的盐泉（又称氯化钠泉）中的时候，人体所受的浮力会像在海水中一样大。在高饱和度的盐泉中，人体甚至可以自动漂浮起来。在温泉水中泡浴时，由于温泉水的浮力作用，人体运动器官的负担会减轻，肢体活动会变得容易方便，加上泡浴时所受温度作用的影响，肢体的血液循环会加快，肌肉紧张度会减低，于是可以减轻局部疼痛、缓解痉挛，促进关节和肢体功能恢复。在许多温泉康复中心或者温泉疗养院里，通常都设有水中康复池或水中运动池，主要目的就是利用温泉水的浮力作用对患者进行主动或被动的康复运动训练。这种训练对肌肉酸痛、关节疾病、运动障碍以及神经系统疾病等均有较好的效果。

（3）压力作用

温泉水的压力作用可分为静水压力作用和动水压力作用。

①静水压力作用。由于重力的作用，在相对静态的温泉泡池中的水对泡浴者在水面以下的部位所施加的压力即为静水压力。在温泉水中每增加1 m 的深度就会产生 0.1 个大气压的水压。温泉池中静水压力的大小，主要取决于温泉池的水体深度、人体部位泡入水中的深浅以及采用的温泉疗法类型。进入温泉水中的人体部位距离水面越远，静水压力就越大。也就是说，人体在温泉中由于各部位所处的深度不同，所承受的静水压力也是不同的。在温泉泡浴中，一般进入温泉水面以下的部位主要包括胸腹、背部、臀部和四肢等，均可感受到不同程度的静水压力，而人体柔软可压缩的部分受到的压力相对更大，如肥胖者的肚腩、臀部、腿部和腰部。

相比浮力作用而言，静水压力作用促使人体机能变化的效果更加明显。如胸部受压，胸围可缩小 1~3.5 cm；腹部受压，腹围可缩小 2.5~6.5 cm，而且可使腹肌上升 1 cm 左右，从而导致胸腔内压增高，吸气费力，呼气轻松；四肢受压，股周围可缩小 1~1.5 cm，可促进外周血液和淋巴液回流，使回心血量和外周围阻力增加，心脏负荷也相应增加。类似这些压力引起机体部位的变化，对机体的有关调节系统和功能能够起到积极的改善和促进作用。

②动水压力作用。相对静水压力而言，动水压力的水或水分子是运动的，即运动中的温泉水或水分子作用于人体所产生的压力为动水压力。一般而言，动水压力作用主要有以下三种形成方式。

一是由于温泉水的分子运动或者温泉水中溶解气体的不断逸出而形成。这种动水压力对人体末梢神经产生轻度抚摸或微粒摩擦作用，刺激性比较温和，能够产生良好的镇静和止痛效果，具有促使血管扩张和加速血液循环、调节皮肤的新陈代谢、改善呼吸系统疾病等作用。

二是人为利用机械方法促使温泉水体形成各种流动，主要目的是加强温泉水对人体的压力刺激或冲击按摩，以获得更好的康养效果。目前温泉旅游设施中常见的各种温泉水疗浴如穴位冲击浴、喷射按摩浴、波浪浴、旋涡浴等，均属于利用专业设备增加温泉水的动态压力的实例。这些经过人为设计的动态压力对人体进行局部或者全身的冲击或按摩，能够明显改善血液循环和淋巴回流，从而达到缓解疼痛、消炎止痒、改善局部神经营养、促进组织再生等目的，对各种神经痛、神经麻痹和软组织劳损等疾患具有良好的疗效。

三是自然或人为造成的高差形成温泉水的自由落体而形成，其目的和效果与第二种形式基本相似，但其冲击和按摩的力度相对较弱，精准度和舒适度也要差一些，温泉旅游设施中常见的实例有瀑布浴、拍打浴等。

(4)粘性阻力作用

粘性阻力作用是由温泉水的黏力和吸附力综合而成的一种功能特性，是温泉水中运动疗法应用中比较重要的考量因素。当人体在温泉水中开展各种运动时，可借助温泉水的粘性阻力作用产生摩擦阻力，增强和提升水中运动的效果。实践证明，当水中运动速度越快，相对温泉水的粘性阻力也就越高，通过控制手掌切水面积和运动速度可以调整粘性阻力作用，从而达到最佳的水中运动目的。在温泉旅游市场或者水中康复市场上常见的水中太极、水中体操、水中瑜伽、水中肌力训练、水中平衡训练等，都是有效利用温泉水的粘性阻力作用以达到健康增进和康复养生目的的实例。另外，温泉水的粘性阻力也会对身体产生紧密的包敷作用，起到稳定支撑身体的平衡效果，再结合温泉水的温度作用，可降低关节活动速率，减少关节发炎或受损的机会。

3. 到温泉地的"转地效应"与温泉地气候疗法

(1)温泉地和温泉空间

温泉地是指拥有温泉资源的社区及周边环境，是开展温泉康养旅游活动必要的环境载体。在有些语境下，温泉地与温泉的概念可以互换。温泉地还包含温泉保养地、温泉疗养地、温泉目的地等概念，是一个有关温泉的空间、场所和环境的地域组合概念。

我们可以用一个立体空间的概念来理解温泉地。温泉地的中心点和核心吸引物就是温泉泉源或温泉出水口。温泉地以温泉泉源为中心点，向四面八方延展，直到出现一定的自然或人工边界所构成的物质上的边界为止。在这边界内，就形成了一个特定的"温泉空间"。换句话说，这个边界内的地下、地表和大气层共同构成一个完整的温泉地或温泉空间。温泉地的空间尺度大小有很大的差异，有的仅有几十亩，有的可能有几十平方千米甚至更大。例如，我们可以把仅有几十亩大小的珠海御温泉视为一个温泉地；也可以把云南的保山市视为一个全域旅游语境下的温泉地，这个温泉地的总面积大约有 20 000 km²，包括 200 个以上的温泉资源点和上百家温泉旅游设施或次一级的温泉地及温泉乡镇。

　　具体而言,温泉地完整体系的主要构成要素包括:地下的温泉水、矿泉水、岩土、矿产资源以及看不见的地磁场等;地表的温泉泉眼、温泉设施和其他人工设施、水面、溪流、湖泊、森林、荒野、田畴、人文和历史文化资源以及非物质文化遗产等;由温泉地所处的地理坐标、海拔、空气、日照、风、气压、氧含量、湿度等构成的大气环境和微气候环境等。这些要素资源是否得到充分利用,直接关系到温泉康养旅游产品的长度与丰度、特色与卖点以及温泉康养活动的总体质量和效果。

　　(2)温泉地微气候

　　即便是同一种水化学类型的温泉,在不同的自然环境下,温泉疗法的效果也可能会有较大的差异,引起这种差异的决定性因素是温泉地气候。温泉地气候是指温泉所在地的主导性天气和自然环境因素的总和,包括气温、气压、湿度、温度、海拔、地形、降水、阳光日照、云和风等。温泉地气候往往是一种相对于大尺度气候而言的小尺度空间的微气候。微气候主要是指开展温泉疗法活动涉及的局部区域气候和气候疗养因子,对温泉疗法的影响起到决定性作用。微气候主要由微气候的宜人度和空气清洁度决定,对温泉疗法的效果和质量会产生积极影响或者造成消极的干扰。

　　(3)转地效应

　　从自己熟悉甚至厌倦以至于想要逃离的日常空间,转移到一个心往已久或精心挑选的温泉地,去体验完全不一样的"非日常空间",甚至在那里进行一次度假疗愈,会对人的身心产生一种全方位刺激,这钟刺激有的会产生良性反应,有的可能还会产生不良反应。这就是到温泉地的"转地效应"。如何利用温泉地的疗养因子或健康要素(health factors)来达到疗愈目的,是温泉疗法的一个非常重要的方面。

**(四)温泉疗法的体系**

1. 温泉疗法的分类

　　温泉疗法从最初的简单沐浴和浸泡发展为一个综合性的疗法体系,经历了上千年的漫长岁月,但无论如何发展,其核心一直还是用温泉水来疗愈。温泉疗法的体系划分首先是围绕着如何使用温泉水和温泉地气候等"疗养因子"来疗愈身心进行划分的。国内外的实践充分表明:温泉疗法作为一个体系,包含了几十种从属疗法和疗法组合。根据个体不同的症状和要求,采用不同的疗法,其作用和效果也会不一样。目前世界各国对温泉疗法的分类标准并不完全一致,许多矿泉医疗类书籍或专业论文在这方面的分类方法也不尽相同，我国也未出台有关方面的分类标准，这不利于温泉疗法的普及利用。为此，《国家温泉康养旅游项目类型划分与等级评定》(送审稿)第一次对温泉疗法的分类进行了体系化构建，在研究分析相关文献基础上，将世界各国主要的温泉疗法按照一定的分类标准进行归纳分类，以规范和引导温泉疗法的实践和应用。

该标准主要对狭义上的温泉疗法类型进行划分。狭义上的温泉疗法类型主要指以温泉水的不同利用方式为特征的疗法类型。

(1)温泉疗法分类原则

①依据温泉疗法不同的使用方法和不同的功能效果进行分类的原则。

②能够指导温泉实践应用的原则。

③按照同类适当合并的原则。

(2)温泉疗法分类对象

①经过数百年的实践并流传成为一种温泉文化现象的温泉使用方法。

②医疗作用机理已经被现代医学临床证明的温泉使用方法。

③在近现代国内外温泉市场得到广泛应用并受消费者认可和接受的温泉使用方法。

(3)温泉疗法分类

在上述三大分类原则和三种分类对象的基础上，标准将最常见的温泉疗法划分为三个层次，形成主类 9 类、亚类 23 类、基本类 62 类的分类体系(表 4-7)。

**表 4-7　温泉疗法分类表**

| 序号 | 分类依据 | 主类 | 亚类 | 基本类 | 名称举例 |
|---|---|---|---|---|---|
| 1 | 温泉水的静水压力和泉质化学成分是主要因子的疗法 | 原汤泡浴疗法 | 全身浴 | 卧式全身浴 | 卧式全身浴 |
| 2 | | | | 坐式全身浴 | 坐式全身浴 |
| 3 | | | | 立式全身浴 | 立式全身浴 |
| 4 | | | 局部浴 | 半身浴 | 半身浴 |
| 5 | | | | 寝浴 | 寝浴、睡眠浴等 |
| 6 | | | | 坐浴 | 臀部浴、妇科浴等 |
| 7 | | | | 上肢浴 | 手浴、手臂浴 |
| 8 | | | | 下肢浴 | 足浴、整体下肢浴 |

（续）

| 序号 | 分类依据 | 主类 | 亚类 | 基本类 | 名称举例 |
|---|---|---|---|---|---|
| 9 | 温泉水的水温是主要因子的疗法 | 温度浴疗法 | 恒温浴 | 冷水浴 | 温度区间：水温<25℃ |
| 10 | | | | 低温浴 | 温度区间：25℃≤水温<34℃ |
| 11 | | | | 中温浴 | 温度区间：34℃≤水温<38℃ |
| 12 | | | | 高温浴 | 温度区间：38℃≤水温<43℃ |
| 13 | | | | 高热浴 | 温度区间：水温≥43℃ |
| 14 | | | 变温浴 | 冷热交替浴 | 克奈圃浴、苏格兰浴等（冰水浴的温度区间：水温<18℃；冷水浴的温度区间：18℃≤水温<25℃） |
| 15 | | | | 持续变温浴 | 持续降温浴、持续升温浴 |
| 16 | 温泉水的浮力是主要因子的疗法 | 浮力浴疗法 | 悬浮疗法 | 悬浮疗法 | 重力浴（脊柱牵引浴）等 |
| 17 | | | 漂浮疗法 | 漂浮疗法 | 自行漂浮浴、辅助漂浮浴等 |
| 18 | 温泉水的热能（水蒸气）是主要因子的疗法 | 热能浴疗法 | 热气浴疗法 | 蒸汽疗法 | 蒸汽吸入法、全身蒸汽浴、局部蒸汽浴等 |
| 19 | | | | 熏蒸疗法 | 汽泉熏蒸法 |
| 20 | | | | 蒸汽拔罐疗法 | 蒸汽拔罐疗法 |
| 21 | | | 热能疗法 | 地热能疗法 | 矿沙热疗法、地热能疗法等 |
| 22 | 在温泉水中加入自然因子或物理因子并对人体产生医疗保健作用的综合类疗法 | 综合浴疗法 | 气水浴 | 气水浴 | 氧气浴、臭氧浴、碳酸浴、硫化氢浴、氡气浴等 |
| 23 | | | 盐疗法 | 盐水浴 | 死海漂浮浴、盐水混合浴等 |
| 24 | | | | 盐雾疗法 | 蒸气吸入法、全身盐雾浴、局部盐雾浴等 |
| 25 | | | 泥疗法 | 泥疗 | 全身泥疗、局部泥疗（背部、腰部、下肢等） |
| 26 | | | | 泥裹敷 | 全身泥裹敷、局部泥裹敷（脸部、手臂、背部等） |
| 27 | | | 物理能量浴疗法 | 电水浴 | 全身电水浴、两槽电水浴、四槽电水浴等 |
| 28 | | | | 超声波浴 | 全身超声波浴、局部超声波浴 |
| 29 | | | | 感官浴 | 气泡浴（纳米气泡浴）、光谱浴、声光浴、音乐浴等 |
| 30 | | | 加料浴疗法 | 加料浴疗法 | 药浴、精油浴、酒浴、醋浴、茶浴、牛奶浴、温泉粉浴等 |

（续）

| 序号 | 分类依据 | 主类 | 亚类 | 基本类 | 名称举例 |
|---|---|---|---|---|---|
| 31 | 通过专业设备设施将温泉水作用于人体内部并产生医疗保健作用的疗法 | 内用水疗法 | 吸入疗法 | 粗型雾状颗粒吸入法 | 鼻子吸入法、喉管吸入法、气管吸入法等（通过专业设备将温泉水雾化后喷射出的雾滴颗粒直径为 5～10 μm，下同） |
| 32 | | | | 细型雾状颗粒吸入法 | 支气管吸入法、细支气管吸入法等（雾滴颗粒直径为 2～5 μm） |
| 33 | | | | 微型雾状颗粒吸入法 | 肺气泡吸入法等（雾滴颗粒直径为 0.5～2 μm） |
| 34 | | | | 超微型雾状颗粒吸入法 | 呼吸道上皮细胞吸入法（雾滴颗粒直径 <0.2 μm） |
| 35 | | | 饮用疗法 | 基础饮用法 | 基础饮用法 |
| 36 | | | | 特殊饮用法 | 辅助饮用法、定期定量饮用法、利尿饮用法等 |
| 37 | | | 冲洗疗法 | 口腔清洗法 | 口腔清洗法（或含漱法） |
| 38 | | | | 妇科冲洗法 | 妇科冲洗法 |
| 39 | | | | 洗鼻法 | 洗鼻法 |
| 40 | | | | 肠道冲洗法 | 水下肠浴法、直肠灌洗法、十二指肠引流冲洗法等 |
| 41 | | | | 洗胃法 | 洗胃法 |
| 42 | 通过纺织品（海绵、毛巾等）将温泉水作用于人体外部并产生医疗保健作用的疗法 | 敷洗疗法 | 裹敷疗法 | 全身包裹 | 全身包裹 |
| 43 | | | | 局部包裹 | 局部包裹（上肢、下肢、膝关节、腰部等） |
| 44 | | | | 冷热敷疗法 | 冷敷、冰敷、热敷等 |
| 45 | | | 洗擦疗法 | 擦洗法 | 全身擦洗、局部擦洗 |
| 46 | | | | 洗涤法 | 全身洗涤、局部洗涤 |
| 47 | | | | 摩擦法 | 全身摩擦、局部摩擦 |
| 48 | 采用机械方法促使温泉水发生各种流动以增强温泉水对人体外部的机械刺激从而达到医疗保健效果的疗法 | 机械水疗法 | 淋浴疗法 | 全身淋浴法 | 变压淋浴（周围淋浴、扇形淋浴）、恒压淋浴（薇姿浴、瑞士浴）等 |
| 49 | | | | 局部淋浴法 | 四肢淋浴、背部淋浴、臀部淋浴等 |
| 50 | | | | 喷射淋浴法 | 常压喷射淋浴、加压喷射淋浴等 |
| 51 | | | 水压疗法 | 水中按摩法 | 自动喷射按摩浴、手动喷射按摩浴 |
| 52 | | | | 冲击拍打法 | 穴位冲击浴、全身冲击浴、局部冲击浴、局部拍打浴等 |

（续）

| 序号 | 分类依据 | 主类 | 亚类 | 基本类 | 名称举例 |
|---|---|---|---|---|---|
| 53 | 采用机械方法促使温泉水发生各种流动以增强温泉水对人体外部的机械刺激从而达到医疗保健效果的疗法 | 机械水疗法 | 水压疗法 | 动压水疗法 | 旋涡浴、波浪浴、顺行水流浴、逆行水流浴等 |
| 54 | | | 灌注疗法 | 全身灌注法 | 全身灌注法 |
| 55 | | | | 局部灌注法 | 膝部灌注法、脊柱灌注法、手部关节灌注法等 |
| 56 | 在温泉水池或专业水槽中进行各种水中运动的疗法 | 水中运动疗法 | 水池运动疗法 | 水中专项康复法 | 骨科类水中康复、神经科类水中康复、代谢紊乱类水中康复、心血管类水中康复等 |
| 57 | | | | 水中特殊运动技法 | 豪立威克法（halliwick）、巴德拉格斯法（badragaz）、水中太极法（Ai-Chi）、水中放松法（Aqua-T-Relax）、水中按摩法（Watsu）等 |
| 58 | | | | 水中肌肉骨骼训练法 | 水中平衡训练、水中力量训练、水中耐力训练、水中协调性训练等 |
| 59 | | | | 水中体适能训练法（水中有氧训练法） | 水中尊巴（Aqua Zumba）、水中器械运动、水上瑜伽、水中有氧运动等 |
| 60 | | | | 治疗性游泳法 | 打腿技术（仰卧俯卧体位、水中吐吸气、水中呼气管）、划手技术（徒手、划手掌）、配合技术（蛙泳、仰泳）等 |
| 61 | | | | 水中自由运动法 | 自由泳、潜水、步行、慢跑、健走等 |
| 62 | | | 水槽运动疗法 | 专项康复水槽 | 蝴蝶（哈伯德）康复水槽、可监测康复水槽、可升降康复水槽等 |

注：①在实际应用中如出现不在本分类表范围内的其他疗法，应按照上述分类办法进行分类并归入相应类型。

②上述各种类型名称因外文翻译或区域使用习惯等问题，部分名称可能与国内市场习惯使用的名称不完全一致，对于这种情况，在确保作用机理相同的前提下，本标准允许名称互换并同等对待。

③在实际应用中难免存在几种类型交叉使用的现象，为避免重复统计，规定每种产品只能评为一种类型。

④加料浴疗法在具体实践中，应根据温泉水质特征科学选择各种温泉料品，确保温泉水与温泉料品混合使用后对人体的健康真正起到医疗保健作用。

以上 62 类基本疗法在具体应用和实践中需要根据康养对象的实际情况做出非常具体的方案选择，即每个接受温泉康养的顾客都应该有一个个性化的"温泉康养处方"。

以下以温差浴疗法为例来说明其基本疗法的具体应用情况。

温差浴就是巧妙地利用温泉的不同温度段来对康养人群进行积极干预。导热性即温泉能向人体传导能量，这是温泉最突出的功效之一。不同的温度对人的身体有着明显的影响，有时候仅仅是 1℃ 的温差也会引起身体明显不同的反应。基于此，上述标准在《中国医疗矿泉定义与分类方案专家共识（2017 年）》对医疗矿泉温度分类的修订基础上，将温度浴疗法中的恒温浴划分成冷水浴、低温浴、中温浴、高温浴和高热浴五种类型。在其他的一些学术专著中关于温度的区间划分存在细微的差异，但专家们对不同温度产生不同效果的理解是一致的，大致的温度区间的基本原理和作用机制也基本相同。

一般情况下，人们主要在中温浴和高温浴的温度区间进行由低到高的循序渐进式的泡浴。但有一种极端的温差浴即冷热交替浴就比较特殊，通常也被称为克奈圃浴，它是起源于 19 世纪中叶欧洲的一种水疗法。一般方法是先在 38~41℃ 的中高温温泉中浸泡 10~20 min，待身体充分温暖之后再进入 12~20℃ 的冷泉中浸泡 1~3 min。根据个人身体的不同情况可以适当增减浸泡在温泉和冷泉中的时间，反复 2~3 轮。一般的流程为"热→冷→热→冷"，也就是先浸泡热泉，然后是冷泉，再回到热泉，然后进入冷泉后直接起身结束浸泡。但对于体弱者，最好是按照"冷→热→冷→热"的流程浸泡，以热泉结束浸泡。这种克奈圃浴也可以用于足部，也就是在不同温度的水深 20~30 cm 的温泉水槽之间来回踏水步行。

芬兰式桑拿浴和俄罗斯式桑拿浴也盛行冷热交替浴，其基本原理与克奈圃浴比较相似。这种浴法对身体的刺激性很强，对提高人体免疫力、锻炼心血管和治愈其他一些疾患有较好效果，但体弱者和某些疾病患者不宜尝试。一般人最好也要在有经验的医生的指导下进行。

除了上述的温泉疗法，广义上的温泉疗法体系还包括：泥疗、盐疗、沙疗、光疗、磁疗、电疗、蜡疗、气候疗法、地形疗法、森林疗法、音乐疗法、芳香疗法、心理治疗、太极、瑜伽、冥想和正念等。这些疗法虽然也可以独立成章，但当温泉疗法和这些疗法有机结合，形成温泉疗法处方之后，温泉疗法的效果可能不仅仅是倍增，而是形成乘数效应。我们可以把狭义上的温泉疗法看作是传统和经典的温泉疗法，而加上广义上的温泉疗法，就犹如"温泉+"，可以根据康养游客具体情况灵活组合，开出温泉疗法处方，取得更好的温泉康养效果(图4-3)。

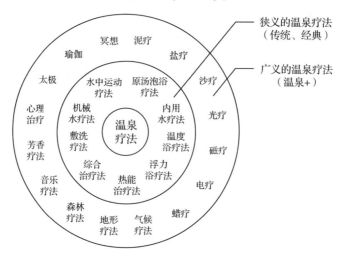

**图4-3　狭义与广义的温泉疗法关系**

　　鉴于世界先进的温泉疗法和相关的应用技术及设备发源于欧洲，且目前中国对于温泉疗法的理论研究与实践应用仍停留在20世纪80年代以前的水平，因此，利用中国独特的温泉资源与自然人文环境，通过国际交流与合作引进成熟的温泉疗法技术，同时利用先进的科学方法加强对温泉医疗作用的临床研究，不断加深人们对温泉医疗价值的认识和理解，不断与产业和市场实践相结合，才是发展中国特色的温泉疗法体系的可行路径。

　　2. 温泉疗法与中医

　　(1)我国温泉与中医结合的发展历程

　　近年来，以中医和印度阿育吠陀医学为代表的世界各国传统医学与温泉疗法的结合日益密切。在我国，广义上的温泉疗法理应包含传统医学的内容，但应该是以温泉为主、传统医学为辅。温泉疗法其实就是自然医学和传统医学的一部分，而中医也是自然医学和传统医学的重要组成部分。温泉疗法与中医都是异曲同工的一个自然疗法，完全可以互相补充、互相融合。

　　研究中医史我们会发现，温泉很少受到中医特别的重视。但是，中国人对温泉疗愈功效的认知和实践则已有2000年以上的历史。早在西周时期，就有西周王褒温汤碑记载到"地伏硫磺、神泉愈疾"。东汉著名的科学家张衡在其《温泉赋》中提出："六气淫错、有疾疠兮。温泉汩焉、以流秽兮。"唐太宗李世民在其手书的《温泉铭》中，更是对治好了他的风湿病的骊山汤（今华清池）大加赞誉。自汉朝以后，历代都有对温泉疗愈疾患和伤病的记载，但真正从中医本身来论述温泉的分类、功效和疗愈作用的医者是明代的李时珍。李时珍在《本草纲目》中第一次用中医的思维对温泉进行了分类，将温泉分为热泉、冷泉、甘泉、酸泉和苦泉五类，并分别阐述了它们的特性、治疗方法和适应症。他还特别指出，甘泉治疗时应结合自然条件，配合药物治疗和营养，方能取得最佳效果。这种综合治疗的思想与现代医学的观点完全吻合。可惜的是，李时珍对温泉的叙述非常的简单。

温泉疗法与中医的结合实践是在新中国成立之后。自1950年起，新中国陆续成立了两百多家温泉疗养院，在全面引进苏联及东欧社会主义国家的疗养体系和温泉疗法的同时，也积极探索了温泉与中医的结合。20世纪50年代和60年代，在有利的政策和需求背景下，疗养医学得到了快速发展。在温泉疗养医学中，中医成为必不可少的组成部分。几乎所有的温泉疗养院都设立了中医科或者针灸科，太极、气功、推拿、按摩等中医方法几乎成为温泉疗养院的"标配"。例如，我国最大的温泉疗养院——辽宁省鞍山市汤岗子温泉疗养院，至今中医科的针灸、按摩、推拿等项目依然是其一大特色，受到包括俄罗斯疗养院在内的广大疗养院的欢迎。

从20世纪90年代中期中国温泉旅游产业开始蓬勃兴起，温泉业界的企业家和经营者一直在探寻中医与温泉结合的道路和方法。最初的尝试是从温泉水加中药包或中药汤开始的，很快这种尝试就风行全国，几乎每个温泉都有几个"加料池"，其中大部分都是放入中草药包或者加入事先熬制好的中药汤。

在温泉中加入中药应该可以强化温泉的功效。但是，如果使用的方法不正确或者只是想做一个概念，那就根本不会产生效果，有的情况下甚至会适得其反，对顾客的身心健康产生不利影响。什么样泉质类型的温泉适合加什么样的中药、加入的剂量或浓度要多大、什么样的人适应浸泡什么样的温泉中药汤、什么样的人应该避免和禁忌、一个疗程需要多少天，这些都不是一般温泉管理者和服务人员可以决定的。因此，温泉企业应与专业机构和中医医生进行合作，结合自身的泉质情况和可利用的中医药资源，共同开发有针对性的"温泉+中医康养处方"，才有可能真正发挥康养的功效。如广东省广州市从化区的碧水湾温泉度假村通过与广州中医药大学合作，以中医"扶阳派"的理论和方法为依托，开发出了独特的康养度假产品，在市场上取得了较好的反响和效益。

近年来，越来越多的温泉企业开始注重温泉与中医的有机结合，逐步由低层次的中草药包泡浴，进入了医养结合的高层次疗法。如广东省广州市增城区的香江健康山谷和广东省中医院合作，在温泉区建立了温泉康复医院，并附设了体检中心和健康管理中心；辽宁省营口市的御景山温泉，直接在温泉里设立了中医院。这种将中医院直接与温泉结合的模式虽然还没有产生突出的经济效益，但也为中国温泉康养旅游的发展提供了宝贵的经验。

（2）温泉疗法与中医结合的理论层面问题

如果只是简单地在温泉里加入中草药开展温泉药浴，或是简单地在温泉里提供针刺、艾灸、拔罐、推拿、按摩，或是简单地在温泉里建一家中医院或中医诊所，而不能从系统上将温泉与中医进行整合与兼容，那么这样的结合是不会有大的吸引力和生命力的。

温泉疗法与中医的有机结合，首先要找到它们之间的理论结合点，再进行方法和疗法的融合与兼容。关于温泉疗法与中医在理论层面的结合点有以下三个方面。

①第一个结合点是中医的"天人相应"与"天人合一"理念与温泉疗法的核心思想统一与契合。温泉疗法的核心是利用温泉水与温泉环境的生态性和自然性来疗愈与康复，这与中医在本质上是一致的。体验温泉首先就是一种天人合一的境界，这对于减缓现代人的疲劳、调节紧张情绪和舒缓身心压力具有特别重要的意义，是一般医院无法提供的特殊疗愈体验。在这一点上，中医和本身就属于自然医学重要内容的温泉疗法就站到了同一个平台上。

②第二个结合点是中医的养生和"治未病"理念与温泉疗法中的预防医学理念高度统一。中医所擅长的正是过去西医乃至温泉疗法不重视或不太重视的"预防医学"和"治未病"。如今世界卫生组织和各国都高度重视建立以预防医学为引领的国民卫生健康体系，发展预防医学日益成为全球健康事业的大趋势。"健康中国2030"正是对这种趋势的有力响应。温泉疗法和中医对于增强人的体质、缓解压力、提升免疫力、预防疾病都有无可争议的功效，二者相加必然产生巨大的乘数效应。

中医"治未病"的理念主要基于"平衡与失衡"的概念。中医认为，人的健康状态是一种身心灵和机体各方面都处于一个相对平衡的状态，而饮食不节、起居无常、情志不遂、劳逸无度是导致健康状态失衡的主要原因。

人体从健康状态进入失衡状态但未到发病之间的过程就是"未病"状态，这与现代医学所说的亚健康症状是一致的。

慢性压力是亚健康的最大诱因之一。据统计，随着现代社会的高速发展，我国亚健康人群日益增加，已经占到全国总人口的70%左右，这些亚健康人群不仅有中老年群体，而且越来越呈现出年轻化趋势。

温泉疗法对于减缓人的压力、调节人的负面情绪和调理人的身心健康有突出的优势，将温泉疗法与中医有机结合来预防和改善我们这个时代最普遍的健康问题，即"亚健康"或"未病"，必将为温泉康养旅游创造一个难以估量的大市场。

③第三个结合点是温泉疗法的康复功能与中医的调理和慢病康复功能的协同性。中医在面对"已病"的患者时，会因人施治和辨证施治，会应用多种方法来治疗和调理病人。针对某些急性病患者，有的方法可以"药到病除"或"手到病除"；针对慢性病患者，则讲求内外相扶、药食并举，使病人经过一个或几个疗程逐渐康复。本质上，温泉疗法和中医的根本理念都是通过各种方法来激活和增强人体自身的自愈力，帮助病人主要依靠自我修复能力来实现康复。在这个康复过程中，温泉疗法和中医的各种疗法如果搭配得当，开出真正意义上的"温泉处方"，则疗效必会倍增。

（3）温泉疗法与中医结合的技术层面问题

中医与温泉疗法在技术层面的结合可以参考整合医学（integrative medicine）的思路来进行。具体来说，就是可以针对同一个健康问题或症状，将温泉疗法和中医中有效的方法和技术组合起来，形成协同效应和乘数效应。具体可以从以下几个方面入手。

①温泉疗法+药浴。药浴是中医经历了上千年的发展而延续至今的成熟疗法。早在春秋时期，楚国诗人屈原就有著名的诗句"浴兰汤兮沐芳华"；到清代时期，中医药浴发展到了成熟阶段。清代大医吴师机（1806—1886年）建立了"内治与外治同理"的理论，认为通过外敷、药浴和熏蒸等方法，可以很大一部分达到内服中药同样的效果，而且能解决一些内服无法解决的病痛。他将药浴分为熏、洗、沐、浴、浸、喷、浇、淋八种方法，成为中医发展史上对药浴的理论和方法贡献最大的医家。

药浴的作用机理是通过外用温泉或天然药物，以经皮给药和经皮吸收来实现物质、信息和能量的转移和转换。中药经皮肤吸收的途径有两个：一是药物经过皮肤黏膜吸收、角质转运（包括细胞内扩散、细胞间扩散）和表皮深层转运而被吸收；二是在外角质层经水合作用，药物可通过一种或多种途径进入血液循环。药物对皮肤局部的刺激，可使局部血管扩张，促进血液循环，改善周围组织营养，起到退肿作用；另外，通过药物作用于局部而引起的神经反射激发机体的自身调节作用，可提高机体的免疫功能。

在实际操作中，药浴要按照辨病辨证、一人一方的原则开具药浴处方。药浴处方包括药液的制备方法、药浴的温度控制、每次药浴的时间控制、疗程控制、不良反应和好转反应的处理措施等。

②温泉疗法+艾灸。温泉疗法和艾灸表面上都属于热疗法，但在理论层面上却有着本质的差异。艾灸依据的是中医理论（如阴阳五行、奇经八脉、经络穴位等），所以在具体实践中，两者的结合非常讲究，使用不当反而会有不好的效果甚至适得其反。近年来中国温泉旅游界流行"三伏艾灸"，但真正做到位还比较罕见。

③温泉疗法+针刺。针刺疗法在西方国家广受好评并在一部分国家被纳入医疗保健体系和医疗保险范围，因此，温泉疗法和针刺疗法的结合比较容易找到共同点。欧洲国家甚至模仿针刺的原理研发出了"水针"，即仿针刺水按摩设备，也有一定效果。由于针刺属于人体介入治疗，在温泉项目中开展需要严格遵照有关医疗卫生管理的规范进行。

④温泉疗法+推拿、按摩、拔罐等理疗方法。由于很多温泉里都开展了中医保健按摩和芳疗按摩等项目，所以这些理疗方法早已不同程度地融入了国内市场的温泉疗法体系之中。

⑤温泉疗法+中医传统运动疗法和导引术。太极、气功、八段锦、易筋经等这些中医常用的锻炼方法已不同程度地运用到了温泉疗法领域。中医源于道医，道医中的呼吸法、丹道和冥想等方法也是未来可以融入温泉疗法体系中的有效方法。

⑥温泉疗法+中医食疗。"医食同源"是中医的一大特色，这与西方温泉疗法中推崇的营养疗法和功能医学可以互相补充，强化温泉疗法体系的内涵。

⑦温泉疗法与中医音乐疗法。中医有悠久的音乐疗法历史。早在汉代出现的《黄帝内经》里就有五行、五脏、五志和五音的学说，提出"天有五音、人有五脏；天有六律、人有六腑"，形成了"五音疗法"的理论基础。五音疗法与西方发明的音乐疗法各有千秋、异曲同工。音乐疗法应用到温泉疗法体系中，必然会大放异彩、功效倍增。

⑧温泉疗法+中医"扶阳"。温泉疗法中的热疗法、日光浴、光疗法和

中医的"扶阳派"理论和方法也可以有机结合，两者都推崇利用大自然赐予的热能来增加体温、增进健康。利用内服阳性药物和食物、外借药浴和日光"扶阳"来提升人的阳气是中医的一大特色，这与温泉水疗推崇的温热疗法和日光浴等非常一致。

⑨温泉疗法+水中中医运动疗法。近年来，有些专家积极尝试将中医常用的传统运动健身方法与温泉结合，开发温泉运动疗法。在这方面，以北京体育大学王晓军教授和国际水中康复协会中国分会(IATA-CHINA)联合开发的"水中中医运动疗法"最具突破性和可操作性。该疗法将欧洲水中康复和水中运动技术与中国传统的太极、导引术、八段锦、易筋经等有机结合，形成一套非常具有中国特色的水中运动疗法。近年来，已经有专家开发了成熟、系统的水中中医运动疗法，效果非常独特，可望成为中国特色温泉疗法的一大亮点，与国际上其他四大水中康复运动疗法并驾齐驱。国际上其他四大水中康复运动疗法分别是源于英国的豪立威克(halliwick)疗法、源于瑞士的拉格斯环(BRRM)疗法、源于美国的水中按摩(Watsu)疗法以及源于日本的水中太极(Ai-Chi)疗法。

**(五)温泉疗法处方的开具和应用**

*1. 温泉疗法与温泉医学*

完整的现代医学体系包括三大板块，即预防、治疗和康复。温泉特有的属性和功效可以在这三个方面都发挥作用，但是温泉疗法最有效的作用是预防和康复。在治疗方面，温泉疗法主要在皮肤病、风湿病、疼痛和代谢性疾病等领域的功效比较突出，而且主要起到的是辅助治疗、替代治疗、提升免疫力和激发自愈力的作用。正因为温泉具有治疗和辅助治疗作用，所以温泉医学发展成了西方医学体系中的一个分支。但温泉疗法对于绝大多数急性病并不擅长。

*2. 温泉疗法处方的开具方法*

温泉疗法和其他医学分支一样，也是以诊断学为基础，并以疗程化处方为指导，辅以其他理疗、药物、护理，尤其是会利用温泉地的疗养因子和其他自然疗法来进行整合治疗，发挥协同作用。

温泉疗法的操作流程是：诊断→开具处方→治疗→观察和反馈→疗效评估→出院或进入新的康复环节。

温泉疗法经历了几百年的积累已经发展得比较成熟，对不同疾患的治疗方法也基本确定下来。温泉疗法的处方疗程一般是以21天为一个完整周期，有的情况下甚至要连续做几个疗程。

温泉疗法处方开具的依据首先是对病人的诊断结果。除了传统的问诊，现代的温泉疗养院或康复中心一般都拥有一些普通的检查设备，如 X 光机、彩超和量子检测仪等，有的还有核磁共振设备，但鲜有大型和超大型检测设备。

温泉疗法的医生根据诊断结果为患者开具处方时，首先会根据泉质的特点来考虑主要的适应症，并配合使用适合的温泉疗法亚种类。在温泉治疗过程中，有时会出现病情恶化的情况，这很可能是好转反应，确诊后停顿一段时间再继续治疗，病情可能会开始好转。如果诊断是恶化反应，则应该立即停止或改用其他治疗方案。

理论上，每一种温泉的泉质都有自己的物理和化学特性，因此，基于泉质的温泉医院也会根据泉质开发出特色的治疗科室。例如，在波兰就有专门的氡温泉医院，利用氡温泉的特性来治疗特定的疾病。

3. 温泉疗法在康复领域的应用

温泉疗法在康复领域的应用非常宽广。第二次世界大战之前，温泉疗法往往与物理医学的结合更加紧密；第二次世界大战之后，康复医学得到迅速发展。物理医疗是现代康复医疗的基础，而温泉疗法又是物理医疗的重要组成部分，因此，一方面，温泉疗法被大量用于康复治疗；另一方面，温泉疗法又积极吸收了康复医学的内容，使得温泉疗法在医疗机构的实际应用中越来越偏重于康复理疗。水中康复就是在这样的背景下得以迅猛发展。水中康复是利用温泉或人工热水的物理与化学特性，在水中进行一系列主动和被动的活动，从而更加有效地帮助患者康复的一门技术和方法体系。

4. 温泉疗法在预防医学领域的应用

在欧洲，预防医学与温泉疗法的结合由来已久。近年来，在世界卫生组织的大力推动下，以预防为主的思维在全球得到广泛推崇，很多国家配套相应的政策给予支持。全球温泉界也日益重视这个趋势，积极应对并取得了显著的进展。不过，温泉的预防医学这一功能在我国更加适合与大健康产业结合、与温泉康养结合。

温泉疗法最适合的角色首先是预防"治未病"，其次才是辅助性康复和后期康复。温泉疗法应用到预防领域时，不需要具备医疗设施、医疗资质和医技人员，而主要是以康养度假的形式来达到愉悦身心、放松身体、调节情绪、调理失衡、增进健康等目的。

### (六)注意事项

1. 开展温泉疗法的一般注意事项

①患有急性病、癌症中晚期、严重精神病、腹泻等疾病的患者要避免开展温泉疗法。

②有高血压、心脏病的患者需要在医生的指导下开展温泉疗法。

③酒后 2 h 内不要进入温泉。

④饭后 1 h 内不要进入温泉。

⑤睡前 2 h 内不要泡温度过高或过低的温泉。

⑥体弱体虚者或感到身体疲劳时不要泡温泉。

⑦泡温泉过程中感觉不适时要立即中断泡浴，起身休息、饮白水(矿泉水)并注意保暖。

⑧要避免一开始就进入温度在 40℃ 以上的温泉，应循序渐进，从较低温度的温泉池开始泡，如从 36℃ 开始，逐步提高温度。

⑨不要在温度过高的游泳池中游泳，以避免疲劳和头晕。

⑩泡温泉之前的卫生淋浴要从足部开始，足部淋浴热乎之后，逐步向上移动，经过小腿、大腿、腹部、胸部、颈部，最后冲淋头部，不可从头部开始淋浴；同理，进入温泉泡池之后也要遵循从脚部到肩部，渐次入水的原则。

⑪避免边泡温泉边看手机等电子产品。

⑫避免在泡完温泉后受空调冷气和冷风侵袭，以免受寒感冒。

⑬饮用温泉要选择符合饮用矿泉水标准的温泉水并在医生的指导下进行。

2. 不同泉质的禁忌症

①在腹泻时，不要饮用二氧化碳温泉。

②高血压、心脏病、肾病、浮肿等有必要控制盐摄入量者不要饮用氯化物温泉和碳酸氢钠温泉。

③有皮肤黏膜问题者、对光线过敏者、皮肤干燥者不要泡浴硫黄泉。

④腹泻时不要饮用硫黄泉。

## 四、中医药疗法

中医药疗法(traditional Chinese medicine therapy)，简单地说就是运用中医药学理论、采用辨证论治的方法预防及治疗疾病。中医药疗法历史悠久，疗效较显著，对人类健康具有明显的促进作用。

**（一）起源与发展**

中国传统医药学有数千年的历史，是中华民族优秀文化遗产的重要组成部分。2010年6月20日，习近平在澳大利亚墨尔本出席皇家墨尔本理工大学中医孔子学院授牌仪式时指出："中医药学凝聚着深邃的哲学智慧和中华民族几千年的健康养生理念及其实践经验，是中国古代科学的瑰宝，也是打开中华文明宝库的钥匙。"

中医药疗法产生在远古时代，祖先们在生产和生活实践中，逐渐发明了一些治病的方法，辨识了一些治病的药物，这是最原始的中医药疗法及传统医学的萌芽。随着人类的进化，人们开始有目的地寻找防治疾病的药物和方法，"神农尝百草""药食同源"就是当时的真实写照。唐代孙思邈发展古代隐居养生理论，提出："山林深远，固是佳境，独往则多阻，数人则喧杂，必在人野相近，心远地偏，背山临水，气候高爽，土地良沃，泉水清美，如此得十亩平坦处便可构居。"他主张养生环境的选择宜在人野相近、风景秀丽之处，而非归隐山林。明代医学家龚延贤在《寿世保元》中提出了"山林逸兴，可以延年"的概念。清代中期以来，特别是民国时期，随着西方医学的传入，一些学者开始探索中西医药学汇通、融合。在数千年的发展过程中，中医药疗法吸收和融合各个时期先进的科学技术和人文思想，不断创新发展，理论体系日趋完善，技术方法更加丰富，形成了鲜明的特点。新中国成立以来，中医药事业不断发展、壮大。

纵观中医药的发展过程，在漫长的古代，一直保持着相对独立的发展脉络，保持着自己独立完整的理论体系，虽与各少数民族的医药学有过交流与融合，但没有改变中医药独立发展的趋势，形成了独具特色的理论体系和诊疗方法，成为中国传统医学的主要代表和重要组成部分。

此外，中医药具有人文与科学的双重属性。中医药不仅是中国传统的医学科学，也是中国传统文化的重要组成部分和重要载体。中医药在长期的发展过程中形成的中医药文化，是中国人在利用中国传统文化核心理念、价值观念和思维模式指导中医学实践的过程中形成和发展起来的，是中国传统文化核心理念、价值观念和思维方式在中医学领域的集中体现，是构成中医学人文属性的内核。在其形成和发展的过程中，中医学不断汲取中国传统文化滋养，最终形成天人合一的整体观，尚中贵和的和合观，阴阳变易、五行生克的辩证观以及大医精诚、救世济民的医德修养观等。中国传统文化是中医药文化核心价值的基础和土壤。中国传统文化中的哲学、史学、文学，儒家、道家、佛家等都对中医药文化和价值的形成与发展起了不可替代的作用。

**（二）定义和内涵**

广义的中医学即中国传统医学，是指中华民族在长期的医疗、生活实践中，不断积累、反复总结而逐渐形成的具有独特理论风格的医学体系。中医学是中国各民族医学的统称，主要包括汉族医学、藏族医学、蒙古族医学、维吾尔族医学、朝鲜族医学、壮族医学、傣族医学、彝族医学等民族医药。显然，这里所提的中医学就是包括汉族医学和各少数民族医学在内的中国传统医学。狭义的中医学即中国汉族传统医学，因为在中国传统医学中，中医的历史最悠久、实践经验和理论认识最丰富。

中药古称本草，在中国有几千年的发展历史。中药一词出现较晚，自西方医学传入中国后，为了区分两种医药学，才有中医、中药之称。中药的概念也有狭义和广义之分。《中国大百科全书：中国传统医学》中认为，中药是中医传统用于预防、诊断和治疗疾病的药类物质。中药主要来源于天然药及其加工品，包括植物药、动物药、矿物药及部分化学、生物制品药。本草、草药、中草药统称为中药，中国各少数民族都有自己民族传统的医药，习惯统称为民族药。在这一概念中，将中药与民族药区别开来，可见其所界定的中药概念是狭义的，特指汉族传统医药，不包括少数民族医药。

**（三）疗愈机理**

中医药疗法的主要疗愈机理如下。

1. 重视整体

中医认为人与自然、人与社会是一个相互联系、不可分割的统一体，人体内部也是一个有机的整体。中医重视自然环境和社会环境对健康与疾病的影响，认为精神与形体密不可分，强调生理和心理的协同关系，重视生理与心理在健康与疾病中的相互影响。

2. 注重"平"与"和"

中医强调和谐对健康具有重要作用，认为人的健康在于各脏腑功能和谐协调，情志表达适度中和，并能顺应不同环境的变化，其根本在于阴阳的动态平衡。疾病的发生，其根本是在内、外因素作用下人的整体功能失去动态平衡。维护健康就是维护人的整体功能动态平衡，治疗疾病就是使失去动态平衡的整体功能恢复到协调与和谐状态。

3. 强调个体化

中医诊疗强调因人、因时、因地制宜，体现为辨证论治。辨证就是将四诊(望、闻、问、切)所采集的症状、体征等个体信息，通过分析、综合，判断为某种证候。论治就是根据辨证结果确定相应治疗方法。中医诊疗着眼于"病的人"而不仅是"人的病"，着眼于调整致病因子作用于人体后整体功能失调的状态。

4. 突出"治未病"

中医"治未病"核心体现在预防为主，重在"未病先防、既病防变、瘥后防复"。中医强调生活方式和健康有着密切关系，主张以养生为要务，认为可通过情志调摄、劳逸适度、膳食合理、起居有常等，也可根据不同体质或状态给予适当干预，以养神健体、培育正气、提高抗邪能力，从而达到保健和防病作用。

5. 使用简便

中医诊断主要由医生自主通过望、闻、问、切等方法收集患者资料，不依赖于各种复杂的仪器设备。中医干预既有药物，也有针灸、推拿、拔罐、刮痧等非药物疗法。许多非药物疗法不需要复杂器具，其所需器具(如小夹板、刮痧板、火罐等)往往可以就地取材，易于推广使用。上述这些疗法一般称为外治疗法。中医药外治法种类繁多，具有不同的原理，但总的来说，是施行各种外治手段于人体体表局部或穴位，以达疏通经络、调和气血、活血化瘀等作用，使其失去平衡的脏腑阴阳得以重新调整和改善，从而提高机体抗病能力。外治疗法疗愈机理大致分为以下两种。

(1)直接作用

直接作用是以药物贴敷、熏洗、蒸汽吸入、离子电导等，使药物通过肌肤、孔窍、经穴等深入腠理、脏腑，达到周身。直接作用可以使中药的化学成分刺激皮肤感受器，发挥某些化学作用；也可以使药物通过渗透、吸收和经络传播，发挥药物"归经"，达到"以气调气"的作用。

(2)间接作用

间接作用就是除了药物以外，还有辅助的温热刺激、机械物理等作用，不仅加快了药物的渗透、吸收和传播，而且可因各种刺激使气血运行通畅。某些物理作用还可以使机体产生不同的效应，如电磁场效应、生物光效应等。

**(四)形式和应用**

中医药疗法采用药物和非药物以内治和外治法进行整体综合调节与治疗。森林环境中的中医药疗法有两层含义：一是依托森林环境进行食物疗法，此种疗法除了食物本身的作用外，空气负离子、植物精气以及森林景观、森林文化等都会在进食过程中对人的身体产生积极影响，起到很好的辅助效果；二是依托森林环境中产生的无污染、高营养、具有一定保健功能的森林食品进行辅助治疗。森林环境中主要的中医药疗法有以下几种。

1. 精神调摄法

精神调摄法是在中医理论指导下，通过清静养神、怡情畅神、适时调神、修性治神等方法和手段，以保护和增强人的心理健康或促进心身康复的一种养生方法，又称情志调摄法、心理调摄法。它以天人合一、形神统一、调神摄生为宗旨，强调养神与强身的统一，主张强身先调神、护形先养心。如《遗简诗》中提出："伪道养形，真道养神。"《杂病源流犀烛》中提出："太上贵养神，其次才养形。"1984 年，世界卫生组织提出："健康，不仅是没有疾病和身体的虚弱现象，而是一种在身体上、心理上和社会上的完整状态。"因此，调摄精神是养生的首要内容，神明则形安。森林环境中精神调摄法通过清静养神、怡情畅神、适时调神、修性治神等方法和手段延衰益寿、防病治病。精神调摄要避免暴喜、愤怒、忧愁、悲哀、思虑、恐惧及惊吓等。

2. 起居调摄法

起居调摄法是指合理安排起居作息，妥善处理日常生活细节，以保证身心健康，求得延年益寿的方法。中国的传统起居养生法有着数千年的历史。早在《素问·上古天真论》中就有关于起居养生的论述："上古之人，其知道者，法于阴阳，和于术数，食饮有节，起居有常，不妄作劳，故能形与神俱，而尽终其天年，度百岁乃去。"可见，自古以来，人们就认识到人类的寿命长短与能否合理安排起居作息有着密切的关系，非常重视合理起居对人体的保健作用。起居调摄法，主要是针对日常生活作息起居、养生规范，其操作应当遵循起居有常、劳逸适度的原则。起居调摄法要注意睡眠、着衣和二便的合理安排。

3. 饮食调摄法

饮食调摄法是指在中医理论指导下，运用饮食来调整机体状态，以增进健康、延衰益寿或促进机体康复的调摄方法。饮食是供给机体营养物质的源泉，是维持人体生长、发育，完成各种生理功能，维持生命活动的必要条件。古人早就认识到了饮食与生命的重要关系，他们在长期实践中积累了丰富的知识和宝贵的经验，逐渐形成了具有中华民族特色的饮食调摄理论，在保障人民健康方面发挥了巨大作用。饮食调摄的目的在于通过合理膳食，补益精气，维护生命活动，并利用食物的特性纠正脏腑阴阳的偏颐，增进机体健康、推迟衰老或促进病体康复。饮食调摄法是中医养生康复的重要方法之一，具有补充营养、防病延衰、调偏纠弊的作用。饮食调摄要根据个人的年龄、性别、体质、季节、气候、生活环境以及疾病状态等进行灵活调节，以达到身心健康的目的。

森林中食品资源丰富，不仅包括常见的山野菜、山野果、食用菌等食材，还有林药和药食同源食材，满足饮食调摄法中对食材多样性、安全性及营养性要求。在森林环境中开展饮食调摄，可充分利用森林特有的气候特征和各种森林保健资源，提高饮食疗法的效果。

4. 导引调摄法

导引又称道引。导引作为养生健身的术语，最早见于先秦典籍《庄子·刻意》，其中说："吹呴呼吸，吐故纳新，熊经鸟伸，为寿而已矣。此道引之士，养形之人，彭祖寿考者之所好也。"唐代成玄英注释认为，"道引"一句，是指"导引神气，以养形魂，延年之道，驻形之术"。其后，晋代的李颐注释该句时，把"导引"一词解释为："导气令和，引体令柔。"即把导引看作行气和肢体运动的方法。《素问·异法方宜论》中也提到："中央者，其地平以湿，天地所以生万物也众。其民食杂而不劳，故其病多痿厥寒热，其治宜导引按蹻，故导引按蹻者，亦从中央出也。"可见导引是一项以肢体运动为主，配合呼吸吐纳的传统养生健身方法。从养生康复学意义来说，导引调摄法是指通过形体的运动，来导引气机、畅通经络、调节脏腑功能，从而达到强身健体、延年益寿、促进身心康复的方法。森林瑜伽就是比较适宜的导引调摄。导引调摄需要神态悠闲、恬静安舒、怡然自如，即美在心中、乐在心中且坚定自若；姿态要舒展大方，潇洒自如，不拘谨、不做作，要放得开、守得住；动作要柔软、圆润、连绵不断，快而不停、慢而不停且灵活自在。

5. 药物调摄法

药物调摄法是在中医药理论的指导下，针对患者体质特征和证候类型，通过中药内服或外用，以增进健康，减轻和消除患者的形神功能障碍，从而促使身心健康的一种方法。中药具有"未病先防""既病防变""愈后防复"三个方面功效。对某些疾病的前期表现或危险因素进行中药干预，可以预防这些疾病的发生和发展，做到"未病先防"；在疾病发展期间，可以调整脏腑经络功能，促使疾病有良好的转归，做到"既病防变"；在疾病的后期，通过补益虚损、祛除痰瘀等，使正气恢复、邪去正安，做到"愈后防复"。

　　不同的中药由于其偏性和归经的差异而有着不同的治疗作用，不同的配伍方式也使得各种方剂有其特定的功效。药物调摄法正是通过药物及其配伍后具有的扶正固本、补虚泻实以及调和阴阳的作用，使先天之本充实、脏腑功能协调、机体阴阳平衡，从而达到治病强身、延年益寿的目的。合理应用药物调摄，在一定程度上可起到防病治病和促进机体康复的作用。药物调摄法要遵循辨证(体)施治、顾护脾胃、补宜适度、缓图功效的原则。中药除对人体有医治效果外，还具有一定毒副作用，对人体构成一定程度的伤害，因此药物调摄法要以对人体无害的方式(如擦拭、泡、蒸、浴、药膳、代茶饮等)为主体。另外，药物调摄要注意过敏、中毒等反应；防止使用对肝肾等器官具有损害作用的中药；时间也不宜过长，应及时监测相关指标。

　　森林环境中的药物调摄法以对人体无毒副作用的方式进行。

　　6. 针灸调摄法

　　针灸调摄法是指将中医针灸疗法应用于养生康复的调摄方法。针灸疗法是中医防治疾病的重要方法，它是在中医理论尤其是经络腧穴理论的指导下，采用针刺、艾灸等具体方法来防治疾病的治疗方法。针灸疗法是重要的中医外治疗法，属于非药物疗法，因此，无药物毒副作用是其突出特点与优势。针灸疗法是一类治疗方法的统称，凡是以刺激经络、穴位为治疗手段的各种治疗方法均可统称为针灸疗法。具体来说，它包括针刺疗法、灸法(主要采用艾灸法)、拔罐法、刮痧疗法及药物穴位贴敷疗法等。在疾病的治疗与康复方面，多应用针刺疗法；在以防病延年为主要目的的中医养生方面，艾灸法应用最多，其次是拔罐法、刮痧疗法及药物穴位贴敷疗法。森林康养中常配备针灸、拔罐、刮痧等方法，不断提高康养效果。

　　7. 推拿调摄法

　　推拿调摄法是指将中医推拿疗法应用于养生康复的调摄方法。推拿疗法是中医防治疾病的重要方法之一，它是在中医理论尤其是经络腧穴理论的指导下，以手法为主防治疾病的治疗方法。推拿调摄法主要有疏通经络、行气活血、调整脏腑、平衡阴阳、滑利关节、理筋整复的作用。推拿时间不宜过长、力度不宜过大，如果身上有炎症或者外伤，不适宜推拿；女性经期、孕妇绝对不能推拿；此外，高血压、低血糖等疾病人群最好也不推拿，避免疾病发作。

　　**(五)注意事项**

　　中医药疗法形式较多，其中中药疗法及针灸疗法最常见。中药疗法和针灸疗法一般应注意以下事项。

1. 中药疗法注意事项

①喝中药时不宜同吃某些食物，以免降低疗效或加重病情。服用清内热的中药时，不宜食用葱、蒜、胡椒、羊肉、狗肉等热性的食物；在治疗"寒症"服用中药时，应禁食生冷食物。

②喝中药时不要吃萝卜。因为萝卜有消食、破气等功效，特别是服用人参等滋补类中药时，吃萝卜不仅会降低补药的效果，还有可能影响药物的补益作用。

③喝中药时不要喝浓茶。因为茶叶里含有鞣酸，如果与中药同时服用会影响人体对中药中有效成分的吸收，减低疗效。

④喝中药时不要吃大蒜。消化道疾病如肝炎、慢性胃肠炎病人，在服用健脾、温胃和胃药的时候，不要吃大蒜。因为大蒜里含有大蒜素能刺激胃肠黏膜，使所服的中药不能有效地发挥治疗作用。

⑤喝中药时不宜吃生、冷、油腻的食物。因为生、冷类食物不但刺激胃肠，而且还影响胃肠对药物的吸收；油腻食物不易消化和吸收，而且油腻食物与药物混合，会阻碍胃肠对药物有效成分的吸收，从而降低疗效。

2. 针灸疗法注意事项

①针灸前要对受术者做好心理疏导，避免过于紧张或者存在恐惧心理，因为针灸需要在心态平和的情况下进行；针灸前不宜过饱或者过饥，也不能饮酒，避免在针灸时出现恶心、呕吐等情况；此外，针灸前应避免剧烈运动，有大出血、大汗等情况，应暂停针灸。医生应选择合适尺寸的针具和灸具，避免造成不必要的疼痛；需要刺破皮肤的部位、针具都要注意做好消毒；根据针灸部位选择合适的体位，避免出现取穴不准、折针等情况。

②针灸后要注意保暖，避免针灸部位受凉、受风，不要吹冷空调和风扇；针灸后要避免劳累、注意休息，尤其是体质比较虚弱的人群；针灸后要避免食用辛辣、刺激、生冷、油腻食物，这有助于针灸后的伤口恢复；孕妇要尽量避免针刺腹部及腰骶部，禁针刺合谷穴、三阴交穴、昆仑穴等，避免出现意外。

③针灸之后，一些患者的局部可出现酸麻胀痛等感觉，这是正常的调理反应，一些体质较弱、经络不通的患者感觉更加明显。这些不适症状一般可持续3~7天。一些患者也可能出现轻度的红肿、青紫或结节，一周左右可自行缓解。

## 五、园艺疗法

### (一)起源与发展

园艺疗法(horticultural therapy)的萌芽时期可以追溯到古代的自然医学起源。到了 17~18 世纪，园艺操作活动对人身心健康的益处被明确提出，欧洲、美国的一部分医院和救护院等采用农耕和园艺等操作活动来促进治疗效果，该种治疗方法主要应用于精神不安定和神经系统患者的治疗，特别是精神障碍患者和精神薄弱者。英国是最早利用园艺操作活动进行治疗的国家。1699 年，英国的莱纳多·麦加(Leonard Merger)在《英国庭院》中写道，在闲暇时，您不妨在庭院挖挖坑、拔拔草、静坐一会，这会使您永葆身心健康。到了 18 世纪后半叶和 19 世纪，园艺操作活动开始应用于心理疾病患者和智障者的治疗。

美国从 18 世纪就开始对精神病患者采取农业耕作、园艺操作的治疗方法，从而促进了园艺疗法的形成。美国密歇根州的庞蒂亚克(Pontiac)州立医院自 1878 年成立以来，园艺活动就在治疗项目中占有重要地位；自 19 世纪初美国精神医学之父 Benjamin Rush 提出从事农作与病人健康状况有关这一观点至今，园艺疗法被应用在医疗、康复疗养、精神照护、智障儿童教育、特殊教育、老年人护理等诸多方面，给病患在生理、心理、认知、社交、职业技能、休闲等方面提供了诸多益处。在医院中兴建花园的运动兴起于 20 世纪 80 年代的美国与英国，它以园艺疗法和治疗花园、康复花园等概念为基础，在护工、医生、病患家属、园林工作者的共同努力下创造出能够给人留下幸福感的园林作品。

欧美国家、日本等的园艺疗法研究发展比较成熟，应用领域广泛，通过设计建造不同功能的康复花园，积累了许多有关园艺疗法的科学研究成果。然而，我国对园艺疗法的科学研究起步较晚，理论与实践层面尚处于初级阶段。李树华在《中国园林》发表了《尽早建立具有中国特色的园艺疗法学科体系》一文，首次从园艺疗法的概念、发展历程、功效、手法以及构成特点等方面进行深入研究，并结合日本淡路景观园艺学校园艺疗法庭院的实例来介绍园艺疗法的实施，并提出了在中国实施与普及园艺疗法的方法与出路。

### (二)定义和内涵

园艺疗法，顾名思义就是以园艺作为媒介的疗法，是一种借由园艺植物及与植物相关的园艺活动来促进身心健康的恢复疗法。人们在花园中欣赏植物的同时，切身体验植物的养护管理工作，亲自参与庭院景观的美化提升，既能缓解压力又能从心理上得到慰藉，人们渐渐认识到植物与自然的治疗力，这就是园艺疗法。

园艺疗法在欧美国家、日本、韩国等研究已久并得到广泛地应用，但在我国尚处于初级阶段。有关园艺疗法的定义，在不同国家和地区对其称呼有所不同，美国、韩国称其为园艺治疗，日本称其为园艺疗法，中国台湾省称其为园艺福祉。

1. 美国园艺疗法协会的定义

园艺疗法是对于有必要在其身体以及精神方面进行改善的人们，利用植物栽培与园艺操作活动，从其社会、教育、心理以及身体诸方面进行调整更新的一种有效方法。园艺疗法的治疗对象包括残疾人、高龄老人、精神病患者、智力低能者、滥用药物者、犯罪者以及社会弱势群体等。

2. 英国园艺疗法协会的定义

园艺疗法是以园艺作为手段，改善身心的状态，其特征在于它几乎能够适用于所有的障碍者，能够应对人们所面临的所有问题。

虽然园艺疗法也培育植物，但并不是以得到园艺的效果和植物的生长等为目标，而是通过实施园艺疗法，使相关人群在身体、社会、精神或者经济等方面达到更好、更理想的状态。

3. 日本园艺福利普及协会的定义

园艺疗法是通过植物以及与植物有关的各种活动（园艺、花园制作），改善身心状态，促进身体健康的一种疗法。

4. 中国园艺疗法的含义

清华大学李树华教授认为，园艺疗法是针对身心健康需要改善的人群，在园艺疗法师的指导下，通过以植物为主体的自然要素进行相关活动，在生理、心理、精神、社会等方面达到与维持健康状态的一种辅助疗法，对于疾病预防、康复治疗，特别是慢性病、老年性疾病具有现代医学不易达到的功效。章俊华将园艺疗法的含义概括为通过植物（包括庭园、绿地等）及与植物相关的活动（园艺、花园制作、花园布置等）以达到促进体力、身心、精神恢复的疗法，是艺术和心理治疗相结合的一种治疗方式。

为更好地理解园艺疗法的内涵，可参照 Relf 用维恩图（Venn diagram）表示的园艺疗法模式图（图 4-4）和园艺疗法关系示意图（图 4-5）。

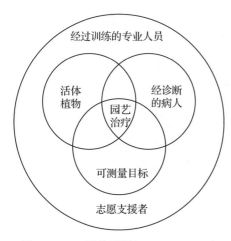
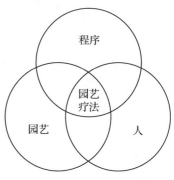

**图 4-4　Relf 用维恩图(Venn diagram)**
**表示的园艺疗法模式图**

**图 4-5　园艺疗法关系示意图**

### (三)疗愈机理

#### 1. 植物对人的五感刺激

植物对人的五感刺激,包括视觉、嗅觉、味觉、触觉及听觉。植物的色、形对视觉,香味对嗅觉,可食用植物对味觉,植物花、茎、叶的质感对触觉,风吹雨打植物叶片声对听觉都有刺激作用。

(1)视觉刺激

利用园艺植物的颜色可以进行疾病治疗。实验证明,浅蓝色的鲜花对于高烧病人具有良好的镇静作用;紫色的鲜花可使孕妇心情愉悦;红色的鲜花能增进病人的食欲及增强听力;赭色的鲜花对低血压患者大有裨益;绿色的花叶能吸收阳光中的紫外线,减少对眼睛的刺激,因此对眼睛有保护作用并增强视力,长期用眼、用脑的劳动者若经常面对一丛绿色植物,青翠欲滴,沁人心肺,心身疲劳顿消。在花园和庭院中配置各种花卉植物,姿态各异、色彩缤纷也能提供不同的视觉效果。

(2)嗅觉刺激

花卉所散发的各种袭人香气,可通过鼻道嗅觉神经直达大脑中枢,能够改善大脑功能、激发愉悦感,对疾病康复和预防疾病有一定作用。有研究表明,经常置身于优美、芬芳、静谧的花木丛中,可使人的皮肤温度降低 1~2℃,脉搏平均每分钟减少 4~8 次,呼吸慢而均匀,血流减缓,心脏负担减轻,使人的嗅觉、听觉和思维活动的灵敏度增强。不同种类的植物可散发出不同的香气，其中所含不同的挥发性芳香分子与人们的嗅觉细胞接触后，会产生不同的化学反应，对人的情绪产生不同的影响，可对不同疾病发挥疗效。如使人心旷神怡的香草薰衣草香味，令人心境松弛的天竺葵花香，使人平和安静的鼠尾草香味等。

（3）味觉刺激

种植、采摘食用花卉、香草、花茶、水果、蔬菜等园艺植物，可食可饮、可烹可调，均能产生味觉治疗效果。可在庭园内开辟一角作为味觉花园，所占空间可以不大，但需充足阳光照射，蔬果可以盆栽。当采摘亲自栽种的蔬果，与友人分享栽种的成果时，可以提升栽种者的成功感和满足感，达到疗愈效果。

（4）触觉刺激

不同植物形体质地不同，如平滑、粗糙、坚实、薄脆、肉质、具绒毛等；植物不同部位可提供不同感官刺激，如树皮、树叶、花朵、果实、种子等。如形体奇特的酒瓶兰、光棍树，果实有特点的佛手、乳茄，叶面具绒毛的棉毛水苏、银叶菊等，通过触摸，均可达到感官刺激疗愈效果。

（5）听觉刺激

风吹落叶瑟瑟声，青草摇曳沙沙声，风声雨声，蝉鸣鸟语，流水潺潺，均能制造出不同的听觉效果，产生听觉刺激，让人感受大自然的美妙和四季变换。同时，树木、灌木丛林、篱笆墙还可以阻隔噪声，为人们提供宁静祥和的环境。

2. 基于中国传统文化的东方园艺疗法与园林康养思想精华

中国传统文化的东方园艺疗法和园林康养思想包括"天人合一"思想、儒释道文化、中医药文化、养生文化、观赏园艺文化和园林康养美学等。

"天人合一"思想意味着人与自然有着相同的本质属性、人的道德行为应该顺应自然、人与自然之间存在着相互感应的内在联系。首先，从人的本质属性上来说，"天人合一"意味着人与天地自然具有一脉相承的属性；其次，从对自然的态度上来说，人应遵从"天人谐和"思想，即人的道德行为应顺应而非悖逆于自然界的普遍规律；最后，从认识自然界和社会人事的关系方面来看，即认为自然天象的变化与社会人事的变迁具有直接或间接的内在联系，可以相互预示、相互感应。总之，对"天人合一"思想的概括与现代园艺疗法的基本理念毫无二致，可作为中国特色园艺疗法重要的文化基础。

儒释道文化是中国思想中最为重要的三个构成要素，在此三种要素的共同浸润之下，中国人形成了自己独有的自然观，而这也成为中国园艺疗法发展的重要文化基石与源泉。

中医药文化方面，对于中国特色的园艺疗法来说，首先，中医药包含大量的药用植物知识，从药理角度为园艺疗法提供了植物保健作用的依据；其次，中医药文化中对人体生理的认识，从人体健康角度为园艺疗法提供了一定的参考，主要包括阴阳五行、经络学说、藏象学说、气血津液等；再次，中医药文化中整体、恒动、辩证的思维方式，从方法论角度为园艺疗法奠定了基础；最后，中医药文化中的自然观和生命观，经过几千年的传承，根植于中国人的观念之中，为园艺疗法的文化认同奠定了坚实的基础。

养生文化作为哲学和医学交织而生的文化，脱胎其中而又反哺二者，形成了涵容互摄的关系。园艺疗法强调通过与自然的互动，达到促进身心健康的目的，传统的养生实践活动能为中国特色园艺疗法提供指导，养生文化理论在园艺疗法的心理康复部分有很大的指导意义。

观赏园艺文化主要表现在：有丰富多彩的观赏植物资源，尤以牡丹、梅花等十大传统名花为代表；有精湛的观赏园艺选种育种和栽培技术；有世界上数量众多的古典观赏园艺专著，尤以宋代陈景沂的《全芳备祖》、明代王象晋的《群芳谱》、清代汪灏的《广群芳谱》、清代陈淏子的《花镜》等为代表；有精深的园艺鉴赏文化，文人吟花画花等。这些花木栽培技术、传统花木的人格化文化以及花食文化等，都是园艺疗法的文化基础。

3. 园艺活动的功效

园艺活动对人的身体、情感和精神有很大好处。脑电波测定实验表明，当人凝视植物时，脑前叶和脑左叶部位 $\beta$ 射线减少，而脑后叶的 $\alpha$ 射线增加。也就是说，只需看看植物就能得到很好的治疗效果。通过自己亲自动手栽种花卉，观察花卉的生长过程，使人领悟到成长的艰辛和生命的价值，同时也以花的芳香陶冶情操；以创造性制作艺术盆景造型过程来培养病人的动手能力和发挥各自的想象能力，尽可能地调动思维活动，使病人置于一种美感或忘我境地，最后达到以物寓事，寄托理想和希望，提高自信心，从而起到辅助治疗和康复的目的。

医学研究表明，每天半个小时中等强度的活动可以有效地促进全身生理机能，帮助人控制体重，还可以预防多种慢性疾病。而园艺活动刚好属于这里所说的"中等强度"的活动。园艺活动不仅提供了相当的运动量，而且由于园艺活动内容丰富，可以让全身各种肌肉在自然的环境中得到运动。对于每天在计算机前工作的白领们来说，园艺活动可以很方便地提供他们所需要的锻炼。

### (四)形式和应用

曹幸之教授根据园艺疗法作用及目标的不同，将其分为社会型、治疗型、智能型三大类(表 4-8)；杨晓明等(2007)根据园艺疗法实施形式的不同，将其分为园艺治疗、环境治疗、玩耍治疗和记忆治疗四大类(表 4-9)。

**表 4-8　园艺疗法按其作用和目标分类**

| 类型 | 主要形式 | 预期目标 |
| --- | --- | --- |
| 社会型 | 社会福祉 | 提高生活品质 |
| 治疗型 | 医疗花园 | 病情恢复与康健 |
| 智能型 | 复健 | 提高就业能力 |

**表 4-9　园艺疗法按其实施形式分类**

| 类型 | 主要形式 | 预期目标 |
| --- | --- | --- |
| 园艺治疗 | 开展系列园艺实践活动 | 促进心理放松，提高社交能力 |
| 环境治疗 | 刺激五感 | 舒缓身心，增进治疗效果 |
| 玩耍治疗 | 提供相关游乐设施 | 消除畏惧心理，增强自信心和好奇心 |
| 记忆治疗 | 开辟活动区或运用有特殊质感的材料 | 唤起对往事的记忆 |

园艺治疗主要指通过安排合适的园艺治疗活动，从平整土地、播种浇水、勤施薄肥、修剪管理到采收等各个环节，给参与者提供从事实践操作的机会，促进其身心健康。环境治疗是指通过刺激感官的各要素(视觉、听觉、嗅觉、味觉和触觉)所组成的环境作用于使用者，能舒缓身心，增进治疗效果。玩耍治疗是指通过为使用者提供游乐设施(尤为儿童)，让其在优美的环境中尽情玩耍、排解烦恼，从而消除厌倦感和畏惧心理，增强自信心和好奇心。记忆治疗则是基于美国景观设计师 Robert Hoover 的设计模型而提出来的。该理论认为早老性痴呆症患者的三个阶段(初期、中期和晚期)与正常人成长的三个阶段(晚期、中期，早期)相对应，庭院设计要满足患者不同阶段的需要。

园艺疗法是轻度体力劳动和轻度脑力劳动相结合的康复方法。园艺疗法治疗疾病的目的是通过体能方面的功能、情绪方面的功能、创意方面的功能、精神方面的功能等实现的。

体能方面的功能可以通过园艺植物识别和园艺操作活动(如花卉播种、栽植、换盆、浇水、施肥、整形修剪等)实操来实现。在操作过程中,不时举手、伸展、蹲下等,可训练手脚大小肌肉,而且能够训练平衡力和手眼协调。漫步花园及一些简单园艺活动,能提供锻炼体能的机会,对一些平时疏于运动的参与者十分有用。

情绪方面的功能,如果不能亲手参与园艺操作活动,可以通过观察和欣赏活动来实现,如观赏青绿的树木、五彩缤纷的花卉。这些活动让人情绪松弛、血压降低、肌肉放松、心境平和。依据美国园艺治疗协会一项调查结果,在4000多名被访者中,60%被访者认为园艺能提供和平与宁静的感觉,改善参与者的情绪。美国另外一项历时八年的调查指出,观望窗外树木的病人情绪得以改善,抱怨减少,甚至止痛剂用量也减少。

许多园艺活动包含创意元素,它能刺激及发挥参加者的创意潜能,从而实现创意方面的功能。例如,插花花艺、压花与干花艺术制作、容器花园及盆景摆设等园艺实操活动,让参加者各自发挥艺术创意,每件作品都是独一无二、无可比较的,这能给予参与者满足感和成就感。观察、认识各种植物,感受植物的姿态色彩、宁静美丽和顽强生命状态,以植物的生命影响人的生命。

1. 国外园艺疗法实践

(1)美国医疗花园实践

园艺疗法在美国的发展历史较长,20世纪初,美国就认识到园艺疗法对智力低能者智力的提高和由贫困导致的变态心理的消除具有效果。第二次世界大战后,特别是越南战争后,由于战争对复员军人造成的心灵创伤,他们难以回到原来的生活中,军人医院就开始采用园艺疗法进行治疗,效果颇佳。这种对复员军人的治疗活动,促使美国园艺疗法产生突飞猛进的发展。美国于1973年创设美国园艺疗法协会,其目的是确立与启发普及园艺疗法。该协会对身体残疾者、难于正常工作的人进行治疗,在全国范围内开展园艺疗法的普及、情报提供活动,对大学与植物园教学活动进行支援,建立健全园艺疗法师的登录认定制度。

梅西癌症中心康复花园是位于梅西癌症中心建筑屋顶的一个面积为12 m×24 m的屋顶花园,为该机构的病人、访客、工作人员和志愿者提供了一个健康的环境。在康复花园的设计过程中,项目团队选择如下的设计要素:满足单人、少量人或大群人使用的各种尺寸的凹入式休息空间;允许乘轮椅病人接近座椅或长凳的小空间;方便老年人或身体虚弱的人使用的具有扶手和靠背的舒适座椅；方便个性化布置与调整实现晒太阳或遮阴的可移动座椅；用于家人亲密就座与分享共同体验的秋千式长椅；方便所有公园使用者舒服地行走或者有节奏地穿越花园的两米宽、没有反光的聚氨酯消光树脂（ADA）材料的漫步道；设计高度从膝盖到臀部进行变化的、曲线形的、可接近的种植岛，用来分隔空间、减少硬质地表的面积、提供额外的休息座椅、增加景观空间的丰富性。

（2）澳大利亚园艺疗法实践

约翰·雷纳等（2009）认为澳大利亚园艺疗法的发展主要靠实际项目来推动，而不是依赖政府或慈善机构来维持长期发展。随着社区花园、学校和儿童乐园一些新措施的推行，园艺疗法在澳大利亚的服务规模日渐扩大，虽然相较于其他国家规模还比较小，但这些园艺疗法项目具有良好的形象和社区引导等特性，已获得政府的大力支持。

食物花园项目于2005年4月启动，是基于帮助残疾人士建立属于自己的生产性花园，目标是让生活在福利社区的人们获得健康和幸福。维多利亚园艺疗法协会目前已出资对该项目进行管理，保证兼职人员每周能工作两天，兼职人员的主要职责是组织开展研讨会、绘制生产情况表、发布信息/消息及制作DVD。这个项目的目的在于通过增加福利社区人员的水果和蔬菜摄入量来改善居民营养，利用花园的建设活动来加强体力劳动，同时增加社交体验，拓宽社交面，提高他们的成就感。

（3）瑞典医疗花园实践

在瑞典，医疗花园已广泛建立，对医疗花园的研究也不断深入。医疗花园日益受到患者的欢迎，到医疗花园接受治疗的人不断增加。医院、养老院、康复诊所等一般都设有医疗花园。在园艺工具设计方面，有些工具需要根据各种骨骼受伤或行动受限患者的特点进行分别设计，设计符合人体工学的规律和要求。

丹得瑞医疗花园在植物栽植和配置方面采取的主要措施包括：抬高种植床、设置可移动的小型加温房和加温床、框架内方块状种植、靠近棚架处将植株直接栽植到培养袋中、箱式种植、盆栽并定期循环更换、悬空管道或花篮栽植。这样有助于患者的精神治疗，刺激患者的五感记忆，同时也能为工作人员提供娱乐休闲的场地。

2. 国内园艺疗法研究实践

李树华等（2015）提出植物、绿地、环境对人体治疗效果的相关研究通常可分为主观和客观两种研究体系。其中，客观研究体系常需要借助相关仪器和装置对人体的心理、生理指标进行测定（表 4-10）；而主观研究方法一般指被实验者自己评价在实验中的感觉，并通过语言、图片等表达出来。相比而言，主观研究方法科学性不强，虽然大多时候能够反映出实际状态，但有时会出现偏差，甚至会出现相反的评价结果。

**表 4-10　国内园艺疗法客观研究实践案例**

| 时间 | 研究人员 | 研究对象 | 相关装置及仪器 | 研究结果 |
|------|----------|----------|----------------|----------|
| 2001 年 | 班瑞益 | 慢性精神分裂症病人 | 园内花卉种植场 | 比单纯药物治疗更有助于病人康复 |
| 2006 年 | 修美玲等 | 老年人 | 组合盆栽制作、插花、修剪、扦插 | 舒张压和平均动脉压显著升高，心情转好 |
| 2008 年 | 李法红 | 各类人群 | 苹果树、叶子、花朵 | 赏花和摘果一定程度上缓和紧张的情绪 |
| 2010 年 | 刘璐，秦华 | 地震灾民 | 植物香薰理疗室、室内芳香理疗环境、芳香植物理疗室 | 淡化、减轻灾民的心理障碍 |
| 2012 年 | 赵静等 | 部队基层军官 | 步行浴、坐浴、睡浴、运动浴 | 减轻心理负荷，提高军官的训练热情 |
| 2014 年 | 张加轶，郭庭鸿 | 自闭症儿童 | 大田种植、树叶拼贴画 | 有助于提高患儿的社交技能 |

### （五）注意事项

园艺疗法应用领域多、实践案例丰富，但我国对园艺疗法及其相关的科学研究起步较晚，许多方面发展不够全面，相关体系不够完善，有待进一步的探索和研究。建议我国园艺疗法科学研究应该着重从以下几方面展开：园艺治疗花园的设计要点、园艺治疗植物的选择、园艺操作活动对人身心健康的研究和多学科间的交流。

园艺疗法的方式方法丰富，适合大多数人群，有益且无负面影响。但为了提高其园艺治疗的针对性和效果，需要在园艺治疗师指导下，针对有特殊需要的人群设计专属的园艺疗法方案，并在具体方案设计中特别说明注意事项。如应用芳香植物的园艺疗法，不同香型有不同效果，也有禁忌；应用园艺活动的园艺疗法，需要有特别的设施和体力要求，量力而行。

## 六、作业疗法

### （一）起源与发展

早在古埃及时期，人们就认识到了农耕等作业活动有益于身心健康，作业疗法思想开始萌芽。埃及的伊姆豪太(公元前 3000 年)、希腊的阿斯克底俄斯(公元前 600 年)、希波克拉底(约公元前 400 年)等医学创始人已经将体育、游戏、骑马、农耕劳作、工作、音乐等作为调节身心的处方。据记载,伽林曾说过:"翻土、农耕、钓鱼、木工、工作等,从事这些活动是自然最好的医生,这是人类幸福的基本条件。"但作为一门专业,作业疗法直到 21 世纪初才逐渐形成。

作业疗法(occupational therapy,OT)是美国的乔治·巴顿(George Barton)于 1914 年提出。1917 年 3 月美国成立了国家作业疗法促进会,1923 年更名为美国作业疗法协会。随着第一次和第二次世界大战的结束,伤残人士数量突然增加,这些人的生活质量急需改善,加之对精神疾病患者认识的加深,随着康复医学的兴起,作业疗法就作为一门新兴的专业蓬勃发展起来。1954 年,世界作业疗法师联合会(World Federation of Occupational Therapists,WFOT)正式成立。

此后,作业疗法在欧洲、美洲、澳大利亚、日本等地区开始广泛推行,成为康复治疗技术的一个重要组成部分。在我国,作业疗法起步较晚。2001 年,教育部正式批准首都医科大学和中国康复研究中心开办(合办)物理疗法、作业疗法专业本科生教育,并授予学士学位,这是我国开办的首届具有大学本科学历的作业疗法专业正规教育,极大地促进了作业疗法技术在我国的开展,标志着中国作业疗法的发展开始了一个新的里程。在美国和英国,诞生了认证、非认证、自称、他称的各种疗法师,这表明作业疗法的领域及其方法已经细化、专业化和深化,甚至到了必须由各个领域的专业疗法师来指导。借助于各种项目进行的疗法,如音乐疗法、园艺疗法等称为辅助疗法。这些辅助疗法中的大部分是 20 世纪中期开始将作业疗法中的各个作业项目作为单独的疗法手段发展变化而来的。

**(二)定义和内涵**

作业疗法是应用有目的的、经过选择的作业活动,对由于身体上、精神上、发育上有功能障碍或残疾,以致不同程度地丧失生活自理和劳动能力的患者,进行评价、治疗和训练的过程,是一种康复治疗方法。目的是使患者最大限度地恢复或提高独立生活和劳动能力,以使其能作为家庭和社会的一员过着有意义的生活。这种疗法对功能障碍患者的康复有重要价值,可帮助患者的功能障碍恢复,改变其异常运动模式,提高其生活自理能力,缩短其回归家庭和社会的过程。

1. 美国作业疗法协会对作业疗法的定义

作业疗法是采用自我照顾、工作、游戏等活动方式，以增强独立活动的能力，促进发育，防止残疾，包括改变任务或环境，达到最大限度的独立和改善生活质量。该定义明确指出，通过生活上自我照顾、职业劳动与娱乐游戏等活动方式增强人们独立活动的能力，改善生活质量。

2. 英国《作业疗法》杂志对作业疗法的定义

作业治疗师通过有目的地检查活动状况与有目的地治疗病人，防止残疾，发挥其独立功能。该定义要求作业治疗师针对欠缺之处有的放矢，治病防残，增强患者的自理能力。

3. 世界作业疗法师联合会对作业疗法的定义

作业治疗是通过特殊的活动治疗躯体和精神疾患，目的是帮助人们在日常生活的所有方面的功能和独立均达到其最高水平。该定义提示，通过特殊的活动治疗躯体和精神疾患，最大限度地帮助病人恢复功能与增强其自理能力。

作业疗法是为了使患者发挥最大潜能，针对躯体和心理精神功能障碍，为了谋求其适用的动作能力或者社会适应能力的恢复，采用日常生活活动、游戏、趣味性锻炼、辅助器具使用、环境调整等治疗手段，达到增强手的灵活性和手眼协调性、增强动作控制能力和工作耐力、提高感知认知功能等目的所进行的手工艺制作和其他作业。

森林作业疗法就是通过在森林中作业活动，对身体和精神有功能障碍的康养对象进行评价、治疗和训练的过程。一般的森林作业活动有栽树、间伐、修枝、采伐、拖动木材、收集枯枝落叶、林道修建等。应注意的是，要在保证安全的前提下达到一定的工作量才能起到治疗的效果。

**(三)疗愈机理**

1. 作业活动理论

作业活动理论认为，每个个体需要完成一种或一些作业活动来适应和满足个人或群体的生存、发展需要。作业取决于躯体、心理、社会环境的需要，通过作业达到个人对环境的适应，并受内外环境变化的影响。

功能障碍是由一个或多个原因造成的，功能障碍可导致行为表现变化和行为潜在能力变化。采取作业治疗手段，通过有目的的作业，以求改善患者的身体状态、提高功能水平、提高适应环境的能力、维持和开发自理能力、提高生产作业能力、提高娱乐性作业能力。

## 2. 行为学理论

行为学理论认为，在个体和环境之间存在着各种联系。环境作为一种刺激可使个体产生相应的反应；而个体有评估反应结果的能力，有利的行为将继续保留，不利的和不愉快的行为将被终止。其方法是先确定要达到的行为目标，提供行为的条件，对正确的作业行为通过饮食、代币、表扬等方法进行奖励，对错误的行为给予纠正，行为固定后逐渐减少奖励。

## 3. 心理动力理论

应用有目的的、经过选择的作业活动，可以帮助在心理上存在功能障碍、在不同程度上丧失生活自理的患者，进行治疗和训练，使其恢复、改善和增强生活、学习和劳动能力。同时，还可以使患者在作业活动中获得成就感和满足感，从而逐步提高患者的自信心、降低自我挫败感和无力感。

### (四) 形式和应用

#### 1. 作业疗法的不同阶段

作业疗法的形式非常丰富，其作为回归生活的手段，将生活中进行的所有活动作为疗法(康复)的媒介。在不同阶段，作业疗法的目的和内容有所不同(表4-11)。

**表 4-11　不同阶段作业疗法的目的与内容**

| 阶段/时期 | 目的与内容 |
|---|---|
| 早期 | 减轻机能障碍(治疗疾病)；防止二次障碍 |
| 恢复期 | 与疾病没有关系，运用可以运用的能力，恢复已衰弱的能力；通过利用社会资源(含人力资源)改善生活障碍；学习和训练生活所需的各种机能 |
| 慢性期和维持期 | 改善和调整生活环境、社会环境；帮助利用社会资源 |
| 结束期 | 缓解痛苦；直到最后都保持作为人而生活的喜悦；怀着对生命的骄傲和尊敬与其共度时光 |

从作业疗法的这种观点来看，作业疗法是以身心具有某种残疾的人为对象，以康复及生活质量的提高为重点，而不是治疗行为(医生的工作)；园艺、音乐、散步、钓鱼以及其他所有活动都是该疗法的媒介。实际上，像音乐等艺术活动或园艺活动，其活动范围都很广而且很深。它们分别有各自的专家，并根据专家的指导进行生活。因为这是多方面、多专业的集成，并不是某一个领域的内容，要多专业的多位专家的指导。

2. 森林作业疗法的类型

森林作业疗法分为生产性作业疗法、手工艺性作业疗法和文娱性作业疗法。

(1)生产性作业疗法

森林生产性作业,如土壤翻耕、植物播种、林木种植、植物整形修剪、木工作业、车缝作业、机械装配等,可以锻炼全身尤其是双手和大小臂力量,提高动手能力和手眼脑心协调能力,有愉悦身心等效果。

(2)手工艺性作业疗法

森林手工艺性作业内容可根据不同季节、不同主题、不同人群、不同时长来精心设计。如果根据季节设计,春季可设计花朵画、石头画、自然名牌、干花书签等;夏季可设计树叶画、琥珀标本、大地艺术、花朵画等;秋季可设计彩叶画、果实画、花朵画、综合画、大地艺术等;冬季可设计种子画、石头画、押花项链、押花蜡烛等。也可以应用泥塑、陶器、工艺编织(藤器、竹器、绳器)等手工艺性作业进行治疗,既能改善手的细致功能活动、训练创造性技巧,又可转移对疾病的注意力并改善情绪。

(3)文娱性作业疗法

常用的森林文娱性作业疗法包括森林旅行、森林舞蹈、戏剧表演或欣赏、森林太极拳、划船、钓鱼、棋艺、音乐表演等。组织患者在森林中参加有选择的文娱活动,可以改善身体技能、促进健康恢复、欢愉身心等。

3. 作业疗法的手段与媒介

借助于各种项目进行的疗法,如音乐疗法、园艺疗法等称为辅助疗法。这些辅助疗法中的大部分是20世纪中期开始将作业疗法中的各个作业项目作为单独的疗法手段发展变化而来的。

从作业疗法利用手段的差异来看,辅助疗法可以分为以创作与表现为手段、以生物(生命)为手段、以运动与行为为手段的三大类。各类疗法并不是独立的,而是看作为媒介的焦点放在哪个活动上。例如,借助舞蹈时,如果焦点放在表现上,则称为表现疗法;如果焦点放在身体活动上,则称为活动疗法。作业疗法中的各个作业项目由于媒介不同而发展成辅助疗法(图4-6)。

**(五)注意事项**

在作业疗法师指导下,根据不同的目的和疗愈对象状况选择合适的作业疗法。

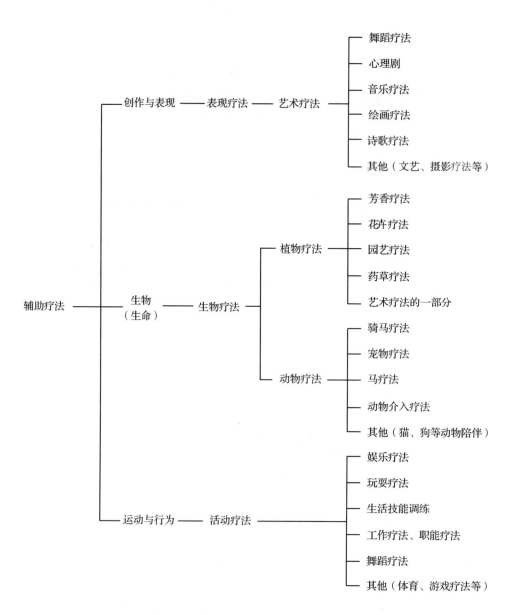

**图4-6  从作业疗法的各种媒介中产生的辅助疗法**(引自山根，2000)

## 七、运动疗法

### (一)起源与发展

运动疗法(exercise therapy)在国内外都有着悠久的历史，史料翔实、内容丰富，在预防保健和防治疾病方面发挥着重要作用。其运动干预手段多样，既可以是徒手的运动方法，也可以是借助器械的运动方法，还可以与森林、温泉等特殊环境相结合在特定环境下实施运动康养。

公元前2000多年前，古埃及的文字中就记载了体育训练可以配合医术治疗疾病；公元前4世纪，古希腊的希波克拉底在著作中谈到利用矿泉、日光、海水以及运动可以防病健身、延缓衰老、保持健康。

在中世纪，欧洲学者阿维斯纳(Avicenna)提出："人们通过适当的劳作和活动，如在适当的时间内运动一样，可强身健体，从而免除了药师和医师的光顾。"17世纪，英国国王亨利四世的御医杜谢恩(Duchesen)指出："运动可治疗许多因缺乏运动而产生的虚弱和疾病，而且运动能增强体质，强化对刺激的反应性，增强神经、关节的功能。"

20世纪后，运动疗法获得了较快的发展，如《人体力学之要》(*Essentials of Body Mechanics*)一书成为运动疗法师的教科书；20世纪40年代后，以人体解剖学、运动生理学、神经生理学为基础理论的关节活动疗法、肌力增强疗法、耐力增强疗法、中枢性神经功能障碍疗法等运动疗法技术取得了长足进步。

进入21世纪，运动是良医(exercise is medicine，EIM)理念更加深入人心。该理念是2007年由美国运动医学学会(American College of Sports Medicine，ACSM)和美国医学会(the American Medical Association，AMA)共同发起的以增强体力活动和适当运动为核心的健康促进项目，即采用科学的运动测试和运动处方(FITT-VP)，指导人们增加体力活动和适当运动，有效地预防和治疗慢性疾病。中国疾病预防控制中心和中国体育科学学会于2012年6月加入此项目。

国际公认，中国是世界上运动疗法的先驱。中医运动疗法历史悠久、内容丰富、独具特色，在预防保健和防治疾病方面效果显著。

纵观历史，早在先秦时期就有应用运动手段治疗疾病的理念及方法的明确记载。如《吕氏春秋》依据"流水不腐，户枢不蠹，动也。形气亦然，形不动则精不流，精不流则气郁。"这一原理，首次提出了"动以养生"的运动祛病健身理念，同时还记载了以运动手段治疗痹症的运动疗法，如大舞。

最为可贵的是，《黄帝内经》明确记载了治疗肾病等大量运动疗法，书中所描述的按摩、导引、按跷、行气等治疗方法均与现代所说的运动疗法相统一。

西汉时期的《导引图》，描绘了44种导引术式，其中标明专门用于治疗疾病的就有10种，如引聋、引烦、引温病、引髀痛、引膝痛、引项等。同时，《引书》更为翔实地记载了针对不同病症的45个运动处方。

五禽戏是东汉名医华佗根据古代导引、吐纳之术，仿效虎、鹿、熊、猿、鸟的活动特点，并结合中医脏腑理论、经络学说所创编而成的一套养生保健功法，共有25个动作，分别针对肝、肾、脾、心、肺五脏系统进行锻炼，以求强身健体、防治疾病、延年益寿之目的。

至隋代，隋太医巢元方等著名医家所著的《诸病源候论》将疾病划分为110个症候群，并针对每一个症候群有针对性地提出了辅助治疗的"养生方导引法"，即运动疗法。六字诀，是我国古代流传下来的主要用呼吸调节锻炼进行养生保健、防治疾病的运动疗法，唐代名医孙思邈在其《备急千金要方》中有详细论述。

流传于宋代的八段锦是将形体运动、呼吸调节和意念引导三者合一的运动疗法，强调运动技术与康养功效有机融合，运动锻炼的针对性很强。如"两手托天"可以调理三焦，"两手攀足"可以固肾壮腰。源于中国古代导引术的易筋经是一套抻筋拔骨、易筋壮骨的运动疗法，共有12个动作组成。

源于中国的太极拳现已被世界公认为有效的运动疗法。哈佛大学医学院（Harvard Medical School，HMS）医学博士 Peter M. Wayne（彼得 M.韦恩）在他的专著《哈佛医学院太极拳指南》（*Harvard Medical School Guide to Tai Chi*）中总结了太极拳的十大功能，并详细综述了太极拳在生理学、心理学、社会学、医学等不同领域的研究成果；北京体育大学王晓军教授在其专著《中医运动处方理论及其治疗个案研究》中也有对太极拳的详细介绍。

直至今天，国内外学者继续着运动疗法的研究和探索，积累了越来越多的理论成果和实践经验，进一步丰富和发展了运动疗法。例如，20世纪50年代北戴河气功疗养院的刘贵珍大夫按照中医理论指导，将太极拳以及内养功、强壮功等气功方法广泛用于高血压、冠心病、糖尿病等疾病的预防和治疗干预，并运用处方的形式探索对癌症的治疗康复干预，取得了显著效果。

综上所述，国内外有关运动疗法积累的丰富经验和学术成果，为森林运动疗法的实施奠定了坚实的基础。

**(二)定义和内涵**

森林运动疗法(forest exercise therapy)是在遵循康复治疗学、物理治疗学、运动疗法学理论基础上，结合中医学养生康复理念，在森林环境中采用运动技术干预手段，以健康促进和防治疾病为主要目的的养生康复运动方法。

国际公认，运动疗法是一种重要的预防保健和康复治疗手段，而且在通常的物理治疗康复中，运动疗法占绝大比重。在实施运动疗法的过程中，所应用的各种方法和技术称为运动疗法技术。

**(三)疗愈机理**

森林运动疗法在身心健康促进与防治疾病方面具有一定功效，其疗愈机理主要体现在以下几个方面。

**1. 增强机体的免疫力和自愈力**

森林运动疗法大多属于中等强度的有氧运动，对提高机体机能效果显著。例如，森林运动疗法对骨髓、脾和淋巴结等造血器官是一良性刺激，可促进体内红细胞生成素和白细胞刺激因子分泌，加速红细胞和血红蛋白生成与成熟，从而使血液循环系统出现积极性的生理适应变化。另外，森林健步走、太极拳以及气功锻炼可以提高血清免疫球蛋白含量，促进自然杀伤细胞数量增加，使白细胞介素-2(IL-2)等的浓度升高，从而有效增强机体的免疫力和自愈力。

**2. 改善神经系统调控机能**

森林运动疗法意动形随的运动模式是典型的神经-肌肉反射训练，可有效增强中枢神经系统与本体感觉器官、平衡器官、视觉器官、运动器官的联系与协调作用，从而改善人体协调性和平衡能力；可使大脑皮质神经细胞的兴奋与抑制不断得到调节，从而保护大脑皮层；可使植物性神经调节功能得到改善，使交感神经和副交感神经的兴奋与抑制的相互转换增强，从而提高脏腑生理机能；对于改善帕金森病人的平衡能力具有重要作用。

**3. 改善神经内分泌调节功能**

森林运动疗法可提高垂体代谢能力、改善神经内分泌的调节机能、增强内分泌腺体功能，从而对增强体质、延缓衰老起到积极作用。另外，森林运动疗法对于高脂血症、糖尿病等疾病的预防和康复具有一定功效。

4. 改善血液循环功能，增强机体抗氧化能力

森林运动疗法可增强心肌力量、提高心脏泵血能力、改善心肌血液供应、有效增强回心血量，从而促进心脏机能改善。此外，锻炼可使血管调节能力有显著提高、降低血液黏度、减小循环系统外周阻力、改善血脂代谢、降低动脉粥样硬化风险、提高血氧饱和度、增强机体抗氧化能力，对于防治高血压、冠心病等心血管系统疾病具有一定预防和康复效果。

5. 改善肺通气与肺换气功能

森林运动疗法可加大横膈膜的升降幅度和胸廓的开合，从而有效提高呼吸肌力量、增强肺组织弹性、提高肺泡通气量、改善肺换气能力、提高气体交换效率、增强机体的有氧代谢机能，对于改善肺机能有积极意义。例如，森林养肺功对于防治慢性阻塞性肺炎（COPD）等呼吸系统疾病具有重要意义。

6. 改善消化吸收功能

森林运动疗法可加强胃肠的蠕动能力，促进胃、肠、肝、胆、胰脏分泌消化液的功能，提高机体的消化、吸收和排泄等代谢能力，对于食欲不振、便秘等消化系统疾病具有一定康养功效。

7. 改善柔韧性、协调性、肌肉力量等运动系统功能

森林运动疗法强调屈伸抻展、螺旋缠绕、转关动节，通过四肢与躯干柔和缓慢、张弛有度的拧转、屈伸、抻展动作，可使周身的肌肉、肌腱、韧带得到充分的舒张锻炼，使肌肉均匀丰满、柔韧而富有弹性，提高核心力量，增强关节的柔韧性、灵活性和稳定性，改善平衡能力，提高骨密度。森林运动疗法对于防治骨质疏松症和预防跌倒具有重要意义。

8. 缓解不良情绪，促进心理平衡

森林康养太极、气功等运动疗法可使身心放松、精神愉悦，从而缓解焦虑、抑郁等不良心理情绪，改善人际关系，释放心理压力，对于提高心理健康水平和社会适应能力具有显著作用。

**(四)形式与应用**

1. 运动疗法原则

(1)安全性原则

进行森林运动疗法干预，安全是首要考虑的问题。因此，需充分了解运动者的情况，选择难度适中、运动者易于掌握的动作，可以减少运动者受伤的风险，最大限度保证运动者的安全。

（2）针对性原则

森林运动疗法需要根据运动目的不同，科学合理地选择相应运动技术进行干预。例如，如需提高心肺功能、缓解失眠症状，推荐进行森林健步走、森林养肺功或森林助眠功等运动疗法。

2. 运动疗法内容要素

森林运动疗法内容的制定，主要包括以下要素。

（1）运动频率

根据国际公认的《ACSM 运动测试与运动处方指南》（以下简称《运动处方指南》）以及《中医运动处方理论》，建议成年人每周应进行 3~5 天的有氧运动，有一定的休息时间，可使机体得到"超量恢复"，获得更好的锻炼效果。

（2）运动强度

在有氧运动中，运动强度取决于走或跑的速度、爬山的坡度等；在力量和柔韧性练习中，运动强度取决于给予阻力或阻力的负荷重量。运动强度制定的是否恰当，关系到运动疗法的效果及锻炼者的安全。

（3）运动时间

在进行耐力素质锻炼时，可采用"持续训练法"，应规定有氧运动持续的时间；在进行力量和柔韧性锻炼时，则需要规定完成每个动作重复次数、组数以及间隔时间。不同的锻炼方案将收到不同的锻炼效果。

（4）运动方式

森林运动疗法推荐采用森林健步走、森林养肺功、森林康养太极以及森林明目益视功等国际公认的运动技术。

（5）总运动量

森林运动疗法运动量的大小，取决于运动频率、运动强度、运动时间等多种因素，应根据不同锻炼目的，有针对性地确定总运动量。

（6）进度

森林运动疗法的实施过程可以分为适应期、提高期和稳定期，循序渐进，逐步提高。

3. 运动疗法技术

森林运动疗法技术内容丰富、形式多样。以下重点介绍几项国内外普及较广且简便效廉的森林康养运动疗法技术，森林康养太极、森林养肺功、森林助眠功、森林明目益视功和北欧式健走等。

（1）森林康养太极

森林康养太极是在中医养生与康复医学理论指导下，结合森林疗愈特点，以太极拳运动为主要手段，通过形神兼修、练养结合的锻炼方式，以健康促进、防治慢病、颐养身心、延年益寿为主要目的的传统养生功法。

森林康养太极将形体运动、呼吸吐纳与意念导引有机融合为一体，通过螺旋缠绕、屈伸抻展、旋关动节等运动技术，可使四肢与躯干的肌肉、肌腱、韧带得到充分的拉伸，使肌肉均匀丰满、柔韧而富有弹性，从而加强软组织的能量供应，提高新陈代谢和损伤的自我修复能力。通过细、匀、缓、长的腹式呼吸方法，可有效提高膈肌的升降幅度，减少肺泡的功能余气量，增加肺泡通气量，提高肺泡换氧能力，有效清除体内自由基。通过以意导动、意动形随的意念导引练习，可有效提高机体的神经-肌肉反射功能，加强神经系统对肢体末端的运动支配能力，从而有效延缓肢体运动能力的退化。

森林康养太极由预备势、搂膝拗步、手挥琵琶、倒卷肱、左右云手、金鸡独立、左右蹬脚与捧气灌顶等技术动作组成。

预备势

①并步站立，周身放松，两臂松垂，呼吸徐缓，气定神敛。松胯屈膝，左脚向左开步，与肩同宽，两手自然下垂。随着吸气，两臂经体前上掤至与肩同高，掌心向下，十指松垂，两眼自然向前平视。

②松胯屈膝，沉肩坠肘，两掌下按至腹前，掌心向下，指尖向前，两眼自然向前平视。

③练习时，身体要遵循五平五正。五平五正是指身形的中正平衡、内外顺位。具体而言，关于五平：一平是指头部两侧的太阳穴要保持水平，二平是指两肩处的肩井穴要保持水平，三平是指两髋关节处的环跳穴要保持水平，四平是指两膝关节处的鹤顶穴要保持水平，五平是指两足底处的涌泉穴要保持水平。

康养功效：调整身形，通过对身体五平五正状态的调理，使周身中正，放松安舒，为进入练功状态做好充分准备。吸气时配合两臂上掤，呼气时配合屈膝下按，可起到加深腹式呼吸的作用，从而增加肺通气量，提高肺泡的换氧能力，改善肺的呼吸功能。两臂上掤时意守劳宫，下按时意守涌泉，充分体现了太极拳意识在先、运动在后、以意导动、意动形随的特点，可使精神内敛，周身放松协调。

第一式　搂膝拗步

①上体右转，右脚外撇，收左脚至右脚内侧。右手向右后方举起，掌心向斜上方。左手随之向右划弧，掌心斜向下至右上臂内侧，目视右手。

②出左脚向前上步，右臂屈肘，掌心斜向前，左手向下划弧至腹前，目视前方。

③重心前移，成左弓步，右手成立掌向前推出，左手由左膝前搂过，按于左胯旁。

康养功效：搂膝拗步动作可使人体脊柱和胁肋部得到充分运动，从而起到增强脾胃运化功能以及调理肝、胆二经的作用。躯干的左右旋动，可使腹腔内的脾、胃、肝胆等脏腑器官得到柔和的按摩调理，有利于增强自身气血循环，提高自我新陈代谢机能。

第二式　手挥琵琶

①身体重心后移，两臂侧分。

②上体后坐，重心转至右腿上，左脚脚跟着地，脚尖翘起，膝部微屈。同时左手由左下向上挑举，掌心向右，臂微屈。右手收回放在左肘里侧，掌心向左，目视前方。

康养功效：手挥琵琶动作通过勾脚翘趾、松腰敛臀、命门后撑、脊柱拔伸和竖项提顶等技术要领，可使人体腿、腰、背、颈等部位充分拔伸，有利于气机沿体后提升。同时，通过沉肩、坠肘、塌腕和含胸松腹等技术要领，可使人体胸腹部位充分放松、收敛，有利于气机沿体前松降。

第三式　倒卷肱

①上体右转，右手向侧后方举起，手略高于肩，左手向前方举起，与肩同高，两手掌心朝斜上方。

②左脚后撤，同时右上臂内折，虎口对耳轮。

③重心后移，右手向前推出，掌心向前，左手向后收至腰间成虚步，前脚掌点地。

康养功效：倒卷肱通过脊柱的蠕动练习，可使脊椎关节、腰背和胸腹部软组织得到柔和适度的调理，对于预防颈椎病、腰背疼痛、胸闷气短等颈、肩、腰、背等处疾病具有重要作用。此外，还可使人体脊柱和胸腹部得到充分运动，从而起到调理任、督二脉生理机能的目的。督脉与人体中枢神经系统密切相关，而任脉与人体植物神经系统密不可分，通过运动刺激可调理中枢神经系统和植物神经系统，这无疑对提高神经系统的应激性和调控能力、增强人体免疫力、提高脏腑器官的自我生理调节机能具有重要的意义。

第四式　左右云手

①重心右移，微屈膝，横向出左脚。上体右转，右掌经面前向右划弧摆动，左掌下落于腹前，目视右方。

②上体继续左转，重心左移，右脚收至左脚旁。上体左转，左掌经面前向左划弧摆动，右掌下落于腹前，目视左方。

康养功效：左右方向的旋腰转脊是云手动作的核心技术，通过这种运动可有效刺激带脉、畅通经络、调理命门与肾俞。同时，腰部的左右旋转可使人体腰部和下腹部得到充分锻炼，从而达到固肾强腰、防治腰部疾病、增强胃肠蠕动和排泄功能的目的。腰腹部为人体重心所在，是人体力量的枢纽，也是人体内分泌系统和消化系统的关键部位，因此通过腰腹的旋转运动和腹部的收缩舒张练习，可使腰腹部的关节、肌肉、韧带得到调理，促进气血循环，缓解腰肌劳损或减轻、消除腰痛等症状，同时还可对腹腔内脏器进行有规律、柔和的按摩，从而提高其分泌或排泄机能。练习该动作对腰酸、腰冷、腰痛、腹满、腹冷、大便干燥、小便赤黄等具有良好的调节作用。

第五式　金鸡独立

①两掌下按于右胯旁，向左旋腰转脊，两掌左摆。

②重心移至右腿，左掌上托，指尖向上，掌心向右，右掌置于右胯旁。同时，左膝提起，膝盖高于左髋关节，目视前方。

康养功效：通过左右旋腰转脊锻炼，可以有效刺激带脉，有利于强腰固肾。通过左右独立练习，一方面可以增强腿部力量，另一方面还可以提高平衡能力，对于预防老年人跌倒具有一定康养功效。

第六式　左右蹬脚

①两臂先上掤，再外展屈膝下蹲，两掌由身体两侧下按。

②重心移至右腿站立，左膝提起，两臂交叉于胸前，两掌心向内。

③左脚勾脚向左前方蹬脚，两臂分开，塌腕推掌，目视左前方。

康养功效：通过左右独立蹬脚练习，一方面可以增强腿部力量，另一方面还可提高平衡能力，对于预防老年人跌倒具有一定康养价值。

收式　捧气灌顶

双脚分开，与肩同宽，双手经体侧上举至头顶，两臂屈肘，两掌缓缓下按至体侧。

康养功效：通过两臂的外展上捧和胸廓的开合，可有效增加膈肌的升降幅度，提高肺通气量及其换氧能力，增强肺功能，同时可起到放松入静的作用。

（2）森林养肺功

森林养肺功是依据中华传统医学的脏腑学说、经络学说和精气神学说等基本理论，遵循生理学和运动医学等基本知识，借助传统有氧运动主要手段，以实现森林疗愈为主要目的的传统养生保健功法。

该功法共由九个动作组成，突出体现了形体运动、呼吸吐纳和意念导引的巧妙结合，通过屈伸、抻展、俯仰、旋腰转脊和左右折体等形体动作，配合腹式呼吸方法，不仅具有疏通经络、调畅气血、宣肺益气、提高肺功能的功效，还是疏肝理气、平心畅血、和胃健脾、滋肾壮腰、安神定志的导引康养之法。长期坚持习练，可以增强人体免疫力和抗衰老能力，可以益寿延年。该功法姿势优美、舒展大方、气韵流畅、动静相宜、开合有序，具有广泛的适应性。

第一式　紫气东升

①由并步站立开始，百会虚领，松胯屈膝，重心慢慢移至右腿，左脚提起向左横跨半步，先脚尖点地，然后重心缓缓移至两腿之间。

②吸气，两臂沿身体两侧缓缓上举，待两臂与肩平齐的时候，两臂外旋，翻转掌心向上合抱。呼气，屈肘下按，两掌经面部、胸部按至腹前，与关元穴同高。然后，两个肩胛内收，两臂外展，松腕舒指，十指松垂于体侧，目视前方。

康养功效：通过该式练习不仅会使腰背两侧的肌张力平衡，还可以使脊柱产生垂直对拉拔长的感觉，从而使整个腰背部和脊柱的关节、肌肉、肌腱、神经、血管顺位，疏通经络，活血化瘀，促进康养。紫气东升采用的是逆腹式呼吸法，可改善脏腑自身气血循环和能量供给，提高脏腑机能。通过两手采气、导气濡养等意念导引活动，可改善自主神经系统机能。

第二式　乾坤交泰

①松胯屈膝，百会虚领，两掌拢气合手于腹前与关元穴同高，十指相对，目视前下方。重心右移，提左脚向左开步，两脚距离宽于肩部，重心慢慢移至两腿之间。

②吸气，两掌上托，待托至胸部膻中穴高度后两臂内旋上撑，两手虎口处经过耳部外侧向上托举，目视前方。呼气，松胯屈膝成马步，两臂侧分，垂肩，坠肘，塌腕，按掌至肩平，大腿与地面平行。

康养功效：通过两手托天动作，可以充分牵拉躯干，从而增强对躯干内五脏六腑的悬吊和牵拉感，起到通经活络、畅通气血的作用；还可以有效牵拉刺激脊柱，从而提高脊髓活性、延缓脊髓衰老、增强神经系统功能。通过松胯屈膝、马步下蹲配合两掌下按动作，可以有效锻炼肱四头肌、腰背肌和臀部肌群的力量，提高人体平衡能力、预防肌肉萎缩、保护脊柱，对于预防老年人骨质疏松等疾病具有重要的康养价值。

第三式　潜龙出海

①吸气，两脚并拢，松静站立，双手握拳抱于腰间，拳心向上，挺胸展腹，两肘后夹，目视前方。呼气，两腿膝关节尽量保持固定，依次旋腰转脊、旋颈。左手向右前伸展到极限，手心向上。同时，下颌微收，目随手动，向左转头，眼睛沿着指尖方向极目远望。

②吸气，身体左转至胸部正向前。同时，左手掌心轻贴右耳，经脑后立掌置于左肩前，拇指对准云门穴，展肩扩胸，目视前方。呼气，向左弧形推掌。同时，目随手动，眼神掠过左手中指尖上方极目远望，微停片刻。

康养功效：一方面，练习该动作可以有效增加呼吸肌固有肌群的力量，使得膈肌、肋间肌、腹内斜肌、腹外斜肌、菱形肌等得到有效锻炼和提高；另一方面，通过旋腰转脊、转头侧推等技术练习，可以增加腰腹部肌肉的力量，提高腰椎、胸椎、颈椎柔韧性和关节活动幅度，调理小关节紊乱，有效防治颈椎病、肩周炎、腰背疼痛、腿痛等不适症状。

第四式　金狮揉球

①松胯屈膝，百会虚领，两掌拢气合手于腹前与关元穴同高，十指相对且约距10 cm，掌心向上，目视前下方。重心右移，提左脚向左开步，脚尖点地，同时两臂右摆至身体右侧，目视两手之间。

②重心左移，左脚全脚掌着地，松胯屈膝，右脚收至左脚内侧，两脚相距约一脚距离，松胯屈膝，脚尖朝前。同时，两臂左摆，两手呈抱球状。

③吸气，两臂上举。呼气，松胯屈膝，左髋关节向左顶髋，右髋关节内收也向左顶髋，向右慢慢折体。右臂约成水平高度，手心向上，左臂大臂贴近左耳，手心向下，两掌心相对，目视两手之间。

康养功效：金狮揉球技术中的旋腰转脊和左右折体锻炼功效，首先，可以调理脊柱，有利于脊椎各个生理弯曲和各个关节的自然顺位，刺激脊髓，提高中枢神经系统和周围神经系统的活性和生理机能，从而延缓神经系统衰老。其次，可使膈肌、肋间外肌与肋间内肌得到充分锻炼。运动生理学告诉我们，膈肌、肋间内肌与肋间外肌是呼吸肌的重要组成部分，通过加强其锻炼，可有效增强呼吸肌力量，从而提高肺功能。

第五式　丹凤朝阳

①松胯屈膝，左脚向左迈步，两脚距离略宽于肩，百会上顶。吸气，两手于体前外旋上托，手与肩同高，两手间距离与肩同宽。呼气，重心左移，右腿经左腿斜后方45°叉步，脚尖点地，脚跟提起，同时身体微微左转，两手内旋后摆，目视左手方向，展肩扩胸。

②吸气，保持叉步不变，两手先侧展、后上举、最后于头部左右上方抖腕撑掌，两臂形成饱满的弧形，十指相对，目视两手之间。呼气，保持叉步不变，按沉肩、坠肘、塌腕、按掌顺序，两臂缓缓沿左右两侧分开下落，与肩同高，目视前方。

康养功效：该式动作，伴随吸气，通过收腹、提肛、缩肚脐可使膈肌、肋间外肌得到强有力的刺激。胸廓的充分开合和振臂抖腕也可以锻炼肋间肌和胸部肌群。通过旋腰转脊可以使一侧肋间肌得到最大限度的拉伸；通过左右旋腰转脊可有效刺激、锻炼背部肌群，并使脊柱各个关节得到有效的旋拧，纠正人体脊柱的畸形，促进中枢神经系统的健康。

第六式　游龙戏水

①松胯屈膝，重心移至右腿，提左脚向左开步，略宽于肩。吸气，两臂上掤。呼气，松胯屈膝，百会上领，两手缓缓按于胸前。

②吸气，重心左移，向左旋腰，带动两臂左摆。呼气，重心右移，向右旋腰，带动两臂右摆。

康养功效：游龙戏水的左右旋腰和脊柱蠕动练习，可以改善脊柱的僵直和腰背部软组织劳损，可以帮助改善脊椎生理弯曲和腰背部两侧肌张力平衡，从而缓解或消除颈、肩、腰、背、腿疼痛。两臂左右摆动时采取肩胛内收与外展的交替练习，不仅可以刺激人体较难锻炼到的肩胛内侧部位，也可增加胸椎的左右旋转幅度，有利于胸椎和胸廓保健。

第七式　仙姑献瑞

①两脚并拢，随着旋腰动作身体转向左前方45°。同时，吸气，两臂向左前方45°方向举起，展肩扩胸，两臂内旋外分至侧方约45°，松胯屈膝，重心移至右腿，左腿提膝绷脚，然后翘脚上步，脚跟着地。呼气，两手垂按放于髋关节外侧。

②吸气，重心前移，左脚落实，伸膝直立，右腿提膝，两手并拢上

托。呼气，右脚撤步落脚，重心后移，身体右转至正向前，右腿屈膝后坐，左脚脚跟着地，勾脚翘趾。同时，两臂左右平分至身体两侧。

③吸气，两臂先松沉下落、再向后、然后内旋向上弧形摆臂，左脚收回，并步屈膝站立。呼气，百会上领，身体缓缓伸膝直立，双手自然松垂于体侧，目视前方。

康养功效：通过两臂的内旋外撑、松沉按掌、外旋托掌、肩胛旋绕、旋臂提腕等一系列动作，不仅可以有效促进膈肌、肋间内肌、肋间外肌、背部肌等呼吸肌群的收缩和扩张以及改善肺功能，而且通过两侧肩胛的上旋、下旋、内收、外展锻炼，配合肩关节的旋动，可以促进颈、肩、背部的气血循环，有利于防治颈椎病、肩背筋膜炎、肩周炎等病症。

第八式　鹤翔九霄

①吸气，百会上领，两脚跟提起，两手勾手侧举，同时转头目视左勾手方向。呼气，松胯屈膝下蹲，两勾手变掌，合抱于腹前。

②吸气，重心渐渐移至右腿，成右金鸡独立势。同时，两臂经身体侧方上举至头部上方。呼气，松胯屈膝，左脚下落，并步下蹲，两臂合抱于腹前。

康养功效：通过手臂的外展、内收、举臂、下落等一系列升降开合大幅度动作可以增强肋间肌、膈肌等呼吸肌力量，扩大胸腔容积，提高肺功能。通过绷脚提膝和独立支撑练习，可有效刺激腹部肌群收缩力，增强呼吸肌力量。

第九式　神龟贺寿

①重心右移，左脚提起向左迈步，两脚与肩同宽。吸气，两臂前举。呼气，屈肘合掌于胸前，劳宫穴与膻中穴同高。

②吸气，展肩扩胸，两掌左右分开。呼气，两掌向前推出。

③吸气，两臂缓缓向左右两侧平分，然后伴随两脚提踵，两手塌腕翘指，两臂缓缓上举，使两手腕达耳朵高度。呼气，落踵平踏，两手松垂体侧。

康养功效：通过展肩扩胸、前推后撑、提踵举臂、落踵按掌等技术动作，可提高胸廓的开合幅度，增强膈肌、肋间肌、背部肌群等呼吸肌力量，改善肺功能。

（3）森林助眠功

森林助眠功是依据失眠障碍的病因病理，遵循中医养生康复的防治原则，结合森林疗愈特点，以通经活络、调和气血、安神补脑、改善睡眠为主要目的助眠养生功法。

　　该功法是一种身心双调的运动。从调身方面看，通过特殊的运动技术练习可以刺激肝经、肾经、脾胃经等经络，还可以调理脏腑、改善脏腑机能，从而发挥运动助眠的功效；从调心方面看，该功法是一项正念引导的身心运动，人体在意念的引导下，能够分散不良情绪、提高注意力、缓解焦虑与压力、舒畅心情，达到养心的功效，通过改善不良情绪从而提高睡眠质量。

　　该功法主要包括预备势、双手托天理三焦、熊运、仰头翘尾、三盘落地、老骥伏枥、吹字诀、鸟伸、引气归元等技术动作。

　　预备式

　　双脚并拢、直立，双手垂于体侧，重心稍右移，左脚向左侧横跨一步，距离稍宽于肩，两膝微屈。两臂内旋，双掌分别向两侧摆起。两臂上起，两膝稍屈，两臂随之外旋，合抱与腹前，掌心向内且两掌约距 10 cm，目视前方。

　　康养功效：预备式是练习者进行练功前的准备。通过缓慢而柔和的习练口诀，使劳累的身心放松下来。柔和、简单的动作具有凝神静心、调理五脏的作用，可以达到一种身体放松、精神放松、呼吸顺畅的状态，为练功做好准备。

　　第一式　双手托天理三焦

　　①两手臂外旋微微下落，五指分开，交叉于腹前，掌心向上，两掌垂直向上抬至胸前。两腿伸直，同时两臂内旋，两掌向上托起，肘关节微屈，掌心朝上，抬头，目视两掌。两掌继续上托至肘关节伸直，头摆正，下颚内收，目视前方。

　　②身体重心下降，两膝微屈，十指分开，两臂落于体侧，目视前方。

　　康养功效：两手交叉上托，缓慢用力拉伸，可上调心肺、中调脾胃、下调肝肾，让练习者可以调和气血的运行，也可以使脏腑器官得到充分的伸展，肾也得到充分的运动，全身的血液运达周身，从而提高老年人的肾功能并达到治疗失眠患者的目的。

　　第二式　熊运

　　①两手握空拳成"熊掌"，拳眼相对垂于下腹部。以腰、腹为轴，上半身按顺时针方向摇晃，双拳随之经右肋部、上腹部、左肋部、下腹部画圆。

　　②逆时针做相反的动作。两手下落于体侧，右腿收回，并步站立。

康养功效：熊运的动作通过腰、腹的转动，双拳画圆，不仅可以活动腰部的关节，还可以引导内气运行，达到壮腰健肾、延缓衰老的功效，有调理脾胃、治疗胃脘胀痛及醒脑明目的作用，从而达到治疗失眠患者的功效。

第三式　仰头翘尾

①左脚开步，两臂同时侧起与肩同高，肘微屈，掌心向上。屈膝下蹲约45°，同时抬头翘尾，脊柱反弓，腕关节外展，掌心向上，掌根与耳同高，指尖向外。

②左脚收回并步，两膝伸直，同时两臂向上环抱，指尖相对，掌心斜向下。然后引气归元，两掌经体前下按至肚脐同高，同时屈膝下蹲约45°。

康养功效：本式动作通过下蹲和刺激神道穴，能够增强下肢力量和平衡能力，同时对脊柱、心、肺有较好的调节作用；通过脊柱反弓和伸展胸腹，有利于改善胸、腹腔的血液分布，调理心、肺，有助于心神安宁，有调节身心的功效。

第四式　三盘落地

①两臂平展，掌心向下，掌尖向外。屈膝下蹲，两掌用力下按至约与环跳穴同高，两肘微屈，掌心向下，掌尖向外，口吐"嗨"音，音吐尽时，舌尖向前轻抵上下牙之间，终止吐音。

②两掌翻转，掌心向上，肘微屈，上托至侧平，两膝挺直，成正身并步直立，两臂落于体侧，目视前方。

康养功效：下肢的屈伸活动，配合口吐"嗨"音，使体内真气在胸腹间相应地降、升，达到心肾相交、水火既济。年老者因为腿力不够，往往感觉蹲起困难，认真练习昂首式，对蹲起机能的维持具有良好的效果。蹲起练习有强腰壮肾和治疗腰痛的作用，有助于滋阴补肾，有健脑增慧的效果。

第五式　老骥伏枥

①左脚向左开步，两掌随两臂外旋前摆至肩平，掌心朝上，两掌距离与肩同宽。两掌握拳随两臂屈肘收于胸前，肘尖下垂，两前臂相靠贴身，拳高与下颌齐平。

②两拳变掌随两臂内旋向前上方伸出，掌心朝前，两臂自然伸直。随后两腿下蹲成马步，两掌逐渐成勾分别从体侧向身后勾挂，眼向左平视。

③两勾手变掌随两臂内旋于腹前使掌根相靠，掌指朝下。两腿随之伸直，两掌顺势弹甲变掌向左右分开置于体侧，两臂伸直，掌指朝上，手腕

与肩同高，两手放于体侧。

康养功效：点按劳宫有助于提高心功能，屈腕成勾手和叠腕、卷指的动作，由于对肺经原穴太渊、心包经原穴大陵、心经原穴神门有按摩作用，有助于强心益肺。

第六式　吹字诀

①左脚向左开步，两手掌经两侧前推，随后松腕伸掌，掌心向下。两臂向左右分开成侧平举，掌心斜向后，掌尖向外。两臂内旋，两掌向后画弧至腰部，掌心轻抚腰眼。

②两膝微屈下蹲，两掌向下沿腰骶、臀侧过两大腿外侧下滑，屈肘提臂环抱于腹前，掌尖相对，约与脐平。

③两膝伸直，两掌收回，轻抚腹部，掌尖斜向下。两掌沿带脉向后摩运至后腰部，掌心贴于腰眼。两膝微屈，两掌向下沿腰骶、臀侧至两大腿外侧下滑至体侧，掌心向内，掌尖相对，约与脐平，两脚并拢，两臂垂于体侧。重复吐"吹"字长音。

康养功效：中医学认为，吹字诀与肾相应。口吐"吹"字具有疏通肾经、泄出肾的浊气、调理肾脏功能的作用。腰为肾之府，肾位于腰部脊柱两侧，腰部功能的强弱与肾气的盛衰息息相关。两掌轻轻贴在腰间，练功者感觉到两掌热力慢慢地渗透到腰间，起到温补肾脏的作用；两掌在腰间轻轻按摩，同样具有疏通带脉、强壮腰肾的作用。本式动作通过两手对腰腹部的摩按，具有壮腰健肾、强脑和预防衰老的作用。

第七式　鸟伸

两腿微屈下蹲，双掌于腹前相叠。双掌保持交叠向上举至头前上方，掌心向下，指尖水平向前，身体随之前倾、缩颈、挺腹、塌腰。双腿弯曲、下蹲，同时双掌相叠，保持水平按至腹前。上述动作共做6次，然后两手慢慢落于体侧。

康养功效：上举下按的动作，可以增加肺活量、增强肺部功能，同时挺身、塌腰的动作有助于对腰部的拉伸和按摩，起到强腰固肾的功效。

收势　引气归元

随着深呼吸，两臂内旋后外旋摆至体侧，随后两掌抱叠于关元。排除杂念，放松精神，做赤龙搅海，左右各三次，将口中唾液分三次咽下。

康养功效：通过深呼吸和宁心安神的思想意识调节，可以有效提高自主神经系统机能，尤其是副交感神经的兴奋性，从而缓解紧张焦虑情绪，放松身心，改善睡眠质量。

(4)森林明目益视功

森林明目益视功是依据近视、视疲劳等病因病理，遵循中西医学防治原理，结合森林疗愈特点，以防治眼病为主要目的眼保健养生功法。

该功法采用运动结合按摩的方式，将意念放松、呼吸调节、形体运动与眼部运动巧妙融为一体，既可有效缓解眼干、眼涩、眼痛、眼酸胀、视物模糊等视疲劳症状，又可降低近视眼屈光度、预防和减缓视力下降，还可缓解颈、肩、臂、胸腹和腰背部等处肌肉、肌腱、筋膜、关节囊等软组织劳损，改善头颈及眼部血液循环，康养功效显著。

该功法由预备势、万物迎春、祥龙回眸、丹凤朝阳、排山倒海、金狮揉球、摩掌熨目、点揉润目和闭目养神等动作技术组成。

预备式

端身正坐，两脚开立与肩同宽，小腿垂直于地面，两手自然置于膝关节上方，下颏微收，虚领顶劲，沉肩坠肘，舒指展掌，舒胸拔背，松腰敛臀，涌泉踏地，舌抵上颚，唇齿微合，呼吸徐缓，气定神敛，目视前方，意守丹田。

康养功效：通过如上调形，可以使全身的脏腑经络、四肢百骸各归其位，气从以顺，最终达到骨正筋柔、气血以流的康养效果，对于改善头部血供和眼部血液循环也具有重要作用。这与中医养生康复观念不谋而合："形正则体松，体松则气顺，气顺则血畅，血畅则神宁，神宁则脏腑得养，脏腑得养则身健心康。"

第一式    万物迎春

①随着呼气，两臂先侧分外展，然后合于腿间，手背相靠；腰部放松，拱腰拱背，下颌内收，屈颈低头，目视下方。

②随着吸气，脊柱缓缓向上抻展，挺胸展腹；两臂屈肘叠腕，缓缓侧分，掌心向上；两肩胛骨充分内收，抬头上望，凝视天空。

③随着呼气，两臂内收，两掌下按合于腿间，手背相靠；腰部放松，拱腰拱背，下颌内收，屈颈低头，目视下方。

康养功效：通过眼睛的上下运动，主要调理眼上下直肌、提眼睑肌的弹性和活力，预防、缓解眼肌疲劳；促进眼周血液循环，增强泪腺、眼睑黏液腺功能，促进泪液、黏液分泌，对于滑润眼球，减少睑结膜与角膜的摩擦，以及预防泪腺炎症和缓解眼干、眼涩、眼酸胀、视物模糊等症状及视力下降具有一定功效。通过脊柱抻展、肩胛内收、仰头上望等技术，可以有效调理颈肩关节及相关肌群，增强脊椎关节囊柔韧性和活动范围，缓解痉挛，松解筋膜粘连，从而预防颈肩疲劳症，改善头、面部血液循环，对于缓解视疲劳、预防视力下降和缓解颈肩不适具有一定促进作用。

第二式　祥龙回眸

①随着吸气，两臂交叉于胸前，掌心向内；左臂上撑，掌心向上，掌指向右；右掌下按，掌心向下，掌指向前；向右转颈，凝视右方。

②随着呼气，两臂交叉于胸前，掌心向内；头颈转正，目视前方。

康养功效：通过眼睛的左右运动，主要调理内外直肌弹性和活力，预防、缓解眼肌疲劳；促进眼周血液循环，增强泪腺、眼睑黏液腺功能，促进泪液、黏液分泌，对于滑润眼球，减少睑结膜与角膜的摩擦，以及预防泪腺炎症和缓解眼干、眼涩、眼酸胀、视物模糊等症状及视力下降具有一定功效。通过两臂上撑下按的对拉拔长练习以及左右转颈锻炼，可以有效调理胸锁乳突肌等颈肩部与手臂肌群，增强肩、肘、颈椎关节囊柔韧性和活动范围，对于缓解视疲劳、预防视力下降和缓解颈肩不适具有一定促进作用。

第三式　丹凤朝阳

①随着吸气，两臂外旋前举，与肩同高，凝视前方。随着呼气，两臂内旋下落。

②随着吸气，身体左转，两臂先内旋侧分，然后合臂上举，目视左手背。随着呼气，身体转正，两臂缓缓侧分，下落还原。

康养功效：通过眼睛的斜向运动，主要调理眼上下斜肌、提眼睑肌等眼部肌群的弹性和活力，预防、缓解眼肌疲劳以及泪腺炎症等症状；通过两臂的外旋前举和内旋上举等练习，可有效调理肩臂肌群；通过旋腰转脊、转颈上望以及左右转颈锻炼，可以有效调理腰、背、颈等处肌群，增强脊椎关节囊柔韧性和活动范围，对于缓解视疲劳、预防视力下降和颈肩腰背等不适具有一定促进作用。

第四式　排山倒海

①两掌合于胸前，掌心相对，目视两掌之间。

②随着吸气，展肩扩胸，两肩耸引，颈项收缩，抬头上望。随着呼气，两掌塌腕立掌前推，十指撑开，怒目圆睁，凝视前方无限远处。

③随着吸气，两掌放松，两臂平分至侧平举，掌心向下，双目放松，目光回收。随着呼气，两臂下落还原。

康养功效：通过眼睛的上下运动，主要调理眼上下直肌、提眼睑肌的弹性和活力；随着目光由近及远与怒目远望，主要调节睫状肌、提眼睑肌和轮匝肌等眼部内外肌群，促进泪液、黏液分泌，对于滑润眼球，减少睑结膜与角膜的摩擦，以及预防泪腺炎症和缓解眼干、眼涩、眼酸胀、视物模糊等症状及视力下降具有一定功效。通过耸肩缩颈、前推后撑等技术练习，可以松解筋膜粘连，预防颈肩疲劳症，改善头、面部血液循环，对于缓解视疲劳、预防视力下降和缓解颈肩不适具有一定促进作用。

第五式　金狮揉球

①两掌如抱球状置于右膝关节外侧。随着吸气，向左旋腰转脊，两臂左摆；随着躯干竖立两臂上摆，目视上方。随着呼气，躯干向右侧屈，两臂右摆下落，掌心相对，目视右手。

②随着吸气，躯干竖立两臂上摆，目视上方。随着呼气，躯干向左侧屈，两臂左摆下落，掌心相对。

康养功效：通过眼睛的圆转运动，主要调理眼上下直肌、内外直肌、上下斜肌、提眼睑肌等眼部肌群的弹性和活力，预防、缓解眼肌疲劳，促进眼周血液循环，增强泪液、黏液分泌。通过两臂挥舞练习，可有效调理肩臂肌群，通过旋腰转脊和转颈下望等技术，可以有效调理腰、背、颈等处肌群，增强脊椎关节囊柔韧性和活动范围，缓解痉挛，松解筋膜粘连，从而预防腰、背、颈、肩等疲劳症，改善头、面部血液循环，对于缓解视疲劳、预防视力下降和颈肩腰背等不适具有一定促进作用。

第六式　摩掌熨目

①随着吸气，两手快速擦掌；随着呼气，两手覆盖双目，劳宫对准瞳孔。

②自然呼吸，两手紧贴眼眶四周揉运，先顺时针后逆时针，各 4 圈。

③自然呼吸，两掌按摩面部。十指沿眉心→前额→鬓角→下颌方向缓缓摩运，共 4 遍。

④自然呼吸，十指分开，用指腹沿前发际依次点按至后发际，共 4 遍。

康养功效：通过摩掌熨目、揉运眼周和面部按摩等技术，可以引导面目神经放松；通过梳头栉发按摩技术，可以调理额肌与帽状腱膜等头部筋膜，促进头部血液循环，调理督脉、膀胱经和胆经，从而预防、缓解眼肌疲劳，促进眼周血液循环，增强泪腺、眼睑黏液腺功能，促进泪液、黏液分泌，对于滑润眼球，减少睑结膜与角膜的摩擦，以及预防泪腺炎症和缓解眼干、眼涩、眼酸胀、视物模糊等症状及视力下降具有一定功效。

第七式　点揉润目

自然呼吸，双手食指点按睛明、鱼腰、太阳、四白穴各 4 次，然后沿顺时针按揉 4 圈，再逆时针按揉 4 圈。每个穴位的点揉次数可以加倍。

康养功效：睛明、鱼腰、太阳、四白等穴位是中医学眼部预防保健与眼疾治疗的经验效穴。经常点按揉运可以改善眼部肌群的弹性和活力，可以预防、缓解眼肌疲劳，促进眼周血液循环，增强泪腺、眼睑黏液腺功能，促进泪液、黏液分泌，滑润眼球，减少睑结膜与角膜的摩擦。

第八式　闭目养神

①随着吸气，两臂上举。随着呼气，屈肘按掌，凝视前方。

②自然呼吸，两手相叠，合于气海处，闭目养神。

康养功效：通过柔和舒缓的腹式呼吸与闭目养神等锻炼方法，可有效抑制交感神经的兴奋性、提高副交感神经的兴奋性，一方面，有利于诱导身心放松；另一方面，可以促进泪腺、黏液腺等分泌泪液和黏液，润养双目，还可放松眼肌、缓解视疲劳、预防视力下降。

（5）北欧式健走

北欧式健走（nordic walking）是一项全身运动，可强化背部、腹部、腿部和手臂肌肉，同时可促进心肺功能。和正常走路只用到双腿不同，该项运动手脚并用，不仅能够有效地减少腰椎、髋关节和膝关节的压力，也可以更多地动员上肢肌群参与运动。

运动前的准备工作包括鞋、健走杖及服装等装备选择，平路或山地等场景选择，做好能量补充以及进行动态热身和动态拉伸等。健走的时候步伐要大，身体稍微向前倾的同时抬头挺胸，双臂向后撑手杖，主动摆动双臂使下臂呈约 90°，有节奏地摆到胯后。后腿蹬地发力时，要脚趾抓地，前脚掌用力蹬地，使髋关节出现一个送出去的趋势。手掌用力向后推时，通过腕带将力传递给手杖，推动身体前行。当进入上坡路段时，要采取双杆撑地形式，能够增加负荷，增加手臂摆动撑地的效果。

**（五）注意事项**

为保证森林运动疗法的安全和锻炼效果，应着重注意以下事项。如饭后 1h 进行运动，不宜过饥或过饱；运动前做好准备活动，避免突然运动造成损伤；运动中不要超过既定的运动强度和运动时间，避免过度运动；对于高血压等慢病人群在进行力量训练时避免憋气；运动过程中如果出现不适现象，应暂停运动并休息调整。

## 八、芳香疗法

### (一) 起源与发展

芳香疗法(aroma therapy)历史悠久，在古希腊就开始使用焚香烟熏病患(或驱邪)、食用芳香植物、使用药草浸汁与煎剂，这是人类进行芳香疗法的最早尝试。早在公元前4000年左右的两河流域，古迹石板记载苏美人会使用芳香植物。公元前3000年的古埃及，莎草纸文献与石碑记载了埃及人以植物香料制成香膏、香粉、香油(洋茴香、雪松、思柏、乳香、没药和莲花等)，应用在医疗、美容、制作木乃伊和宗教仪式上。

公元前2000年，古印度的《吠陀经》记载了檀香、肉桂、姜、没药等多种草药，用于宗教和医疗。公元前1500年，古埃及的《埃伯斯莎草文稿》记载了数百种芳香药用植物、配方及医疗相关文献。公元前400年前后，"医学之父"希波格拉底在著作中列出三百种药草处方，并建立了大体液学说，倡导芳香泡澡；罗马人开始用香油、香膏于沐浴、美容及基本治疗。

我国早在殷商甲骨文中就有熏燎、艾蒸和酿制香酒的记载；明代《本草纲目》记载"香木"35种、"芳草"类56种，且介绍了涂法、擦法、敷法、吹法、含漱法、浴法等芳香疗法；《黄帝内经》对于大气、阴阳五行与植物的生态有详细描述；《诗经》与《尔雅》记载了常用药物植物。

公元前300年，希腊哲学家泰奥弗拉斯托斯撰写的《植物探究》，首开系统化描述植物之先河。公元78年，希腊药师、药理学家迪奥科里斯著有五大册的《药物论》，列出约600种药草特效与处方，往后的1000多年始终广为流传，是现代药典的根基；另外，迪奥科里斯还研制出蒸馏雪松精油的模型。

公元652年，中国孙思邈在其著作《备急千金要方》中，记录了各种药方并强调医德修为，还提出了临床医学的分类诊断。

14世纪，黑死病在欧洲大流行，人们在街上焚烧乳香和松树预防感染；医师则穿着特殊服装，并在面罩鸟嘴处塞满鼠尾草、百里香、薰衣草等，保护自己不被感染，这说明芳香疗法具有防治效应。

16世纪，医药学家李时珍在其巨著《本草纲目》中，提到多种花香类精油。

20世纪20年代，法国化学家盖特福斯(Gattefosse)使用薰衣草精油治疗烧伤，并发表了一篇论文，首创"芳香疗法"一词；20世纪30年代到80

年代，法国、英国等均使用精油进行相关身心疾病的防治；20 世纪 90 年代，从伦敦芳香疗法学校毕业的温佑君女士，将芳香疗法结合艺术，引进中国台湾，并于 1998 年成立"肯园"；1996 年，法国医师潘威尔和化学家法兰贡合著《精确的芳香疗法》，深具学术价值。

### (二)定义和内涵

芳香疗法主要是指人们通过吸入植物中某些具有挥发性的芳香物质，充分发挥其所具有的心理和生理方面的作用，引起人们的应激反应，使人的生理机能与心理平衡得以恢复，具有预防和治疗疾病的作用。芳香疗法是一种过程舒适且无副作用的辅助治疗手段。芳香疗法萌芽于古埃及和古中国等文明古国；现代芳香疗法起源于 20 世纪 20 年代，法国的盖特福斯提出芳香疗法的概念，并发现植物精油有抑菌、消炎、镇痛等作用，在一定程度上恢复人的生理机能。

### (三)疗愈机理

芳香植物是指含有香精油、挥发油或难挥发树胶的一类香料植物，一般含有酮、醇类等芳香化合物，使其根、茎、叶、花、果、籽等部位散发独特的芬芳气味。芳香植物含有大量营养成分和抗氧化、抗菌成分，可用于制作盆栽观赏、香料、香精，制造香囊、食品添加剂、芳香蔬菜、芳香花草茶、杀虫剂、饲料等。芳香植物种类繁多，森林中常见的有花卉、香草、树木等。根据其在园林景观中的运用形态，可分为乔灌木，如香柏、香樟、木兰、梅花、丁香等；藤本类，如木香花、光叶蔷薇、藤蔓月季、紫藤等；草本类，如薄荷、罗勒等。芳香植物不仅可以创造一个芬芳的大环境，还可通过散发的芳香化合物对其他动植物与微生物产生直接或间接的影响，维持生物多样性，调节生态平衡。

目前，应用广泛、研究较多的是芳香透皮吸收疗法和芳香吸入疗法。芳香透皮吸收疗法是指通过按摩使芳香物质在较短的时间通过皮肤进入血液循环，引起神经、骨骼和肌肉等组织功能发生变化，进而达到疾病防治作用。芳香吸入疗法则是指通过嗅觉通路作用于中枢神经系统，起到防治疾病的作用。芳香分子通过鼻腔吸入后，可特异性地与嗅觉神经元上相应受体结合，引出嗅觉感受器电位变化，再由嗅感觉神经元传递至嗅球，嗅球又将信号通过嗅束投射到初级嗅皮质，从初级嗅皮质投射到新皮质、眶额皮质、丘脑背内侧核、下丘脑、杏仁基底外侧核群等嗅觉的次级皮质中心，这种复杂的通路是嗅觉影响脑功能的重要基础。总体上来讲，芳香疗法的疗愈机理可能有以下七大功效。

1. 提高大脑记忆、改善认知功能

目前研究证实，源于蓝铃花、柠檬、薄荷、鼠尾草、薰衣草等植物的精油具有改善认知功能的效果。认知功能减退是老年人的常见症状，也是老年痴呆的主要表现。芳香疗法正逐步应用于认知障碍病人的治疗中，其改善认知功能的疗效得到广泛肯定。

2. 镇静、抗焦虑等

薰衣草、蜜蜂花和柠檬草等芳香植物被广泛用于治疗痴呆病人的激惹症状。芳香疗法可以增加细胞和组织的氧化和营养，释放内啡肽，从而促进自身放松，也可提高舒适度、改善睡眠，因此可将其应用于缓解痴呆病人的焦虑、抑郁情绪等。此外，精油可使呼吸变深长、思考变缓慢。

3. 改善睡眠

失眠是日常生活中常见的病症，会对人们的正常生活节律带来严重不良影响。研究证实，佛手、甜橙和薰衣草的混合精油可抑制肌肉活动的神经、降低神经系统功能、降低痛觉神经末梢释放神经递质，通过减轻神经系统患者的不适感而改善睡眠。

4. 调节情绪、缓解压力

无论芳香按摩还是芳疗香薰，如薰衣草、甜橙、佛手等植物精油对不同性别、不同年龄段的人群都展示出良好的功效。芳香疗法能使人们在一个温馨的环境中彻底放松，从而使人保持良好的精神状态，减轻心理压力，保持身心健康。

5. 抗菌消炎

芳香植物精油是植物自身合成的天然抗菌剂，抗菌活性由其化学成分和浓度决定。香芹、百里香、肉桂和丁子香等芳香植物精油拥有较强的抑菌活性，可能与精油阻碍细菌的复制或防治细菌生长有关。有的精油具有破坏细菌外膜的功效，再通过免疫细胞去吞噬细菌；有的精油可抑制霉菌、酵母菌生长；有的精油对病毒的生长有一定抑制作用。

6. 促进消化

通过吸入、口服或肛门栓剂的方式，部分精油通过影响神经系统活性，促进胃液、胆汁分泌，使消化功能更强；部分精油可直接影响胃肠，有效地消炎、止痛、抑制胃酸分泌。其中，肛门栓剂效果比较明显，由于肛门内血运比较丰富，能迅速作用于肠道，消除肠绞痛、肠炎或感染等问题。

7. 辅助癌症治疗

癌症对人的生命造成极大威胁，癌症病人要经历痛苦的放疗和化疗治疗过程，在治疗过程中会产生相应的药物副作用，严重影响病人的心理状态。肿瘤患者放、化疗后吸入芳香气体，其作为化学信号触发嗅细胞兴奋，然后传递到神经反射中枢，比邻的脑垂体做出相应的反应，释放相应的激素，引起身心的变化，使得人体内环境发生改变，减少病人焦虑情绪，让病人身心得到舒缓、安适，同时减轻恶心、呕吐等症状，提高病人生存质量。

此外，芳香疗法还具有催情、节育等功效。

在芳香疗法中，不同的植物具有不同的疗效（表4-12）。

表 4-12　芳香类植物的疗效

| 功效 | 植物种类 |
|---|---|
| 解热镇痛 | 茉莉、薰衣草、鼠尾草、迷迭香、洋甘菊、杜松、薄荷、天竺葵等 |
| 抗菌消炎 | 紫苏、丁香、木香、桂花、薰衣草、金盏花、牛至、百里香等 |
| 消除疲劳 | 迷迭香、鼠尾草等 |
| 缓解压力 | 迷迭香、鼠尾草等 |
| 提升记忆力 | 玫瑰、洋甘菊、香叶天竺葵、薰衣草、茉莉等 |
| 提高免疫力 | 肉桂、柠檬、丁香、薄荷等 |
| 调节睡眠 | 茉莉、天竺葵、薰衣草、薄荷、佛手、柠檬等 |

## （四）形式和应用

1. 按摩吸收

按摩属于中医外治的范畴，是指通过一定的手法作用于人体体表的特定部位，调节机体的生理和病理状态，达到预防或治疗效果的一种方法。按摩能够很好地调整机体的气血功能和内脏状态，通过按摩作用于体表局部，以通经络、行气血、濡筋骨、利关节，并将有关的信息传及相关脏腑发挥调节作用；按摩可健脾胃，加强胃腑功能；按摩还可疏通经络，加强肝的疏泄功能，促进气机的调畅，使人体气血充盈。因为精油分子较小，很容易通过按摩经毛孔、汗腺进入皮肤，渗透到微血管中，再经过血液循环达到全身。通过按摩，使得血液循环更迅速，精油效果更好。好的按摩手法能缓解压力、消除疲劳。一般情况下，用植物油稀释精油，避免皮肤直接接触造成刺激。精油稀释方法较简单：准备一个大约 10 mL 的空瓶、植物油、精油，先把精油滴入空瓶中，再倒入植物油，一般两滴精油即可，然后稀释到 10 mL。一罐顺手好用的按摩油即准备完毕。芳香疗法具有排除毒素、强化身体及美容护肤等效果。

2. 精油敷包吸收

精油敷包多半会用在受伤的肌肉关节处，也有中耳炎敷包或促进排毒的肝敷包，其做法比较简单，效果一般都较好。精油敷包做法如下：第一，受伤者清洁沐浴；第二，取浓度为 10% 的按摩油，按摩在肝脏对应区域，精油可稍多一些；第三，局部放上几层干燥纱布；第四，将湿热的毛巾或热水袋，或是将盐炒热放入布包中，再放在纱布上，以不烫伤肌肤为原则；第五，热敷 30 min 左右即可完成。

3. 涂抹吸收

涂抹是简易的按摩，没有固定的手法，通常用于小面积、短时间的按摩。涂抹适合使用浓度高一点的精油处方，一般情况下，涂抹时间越长效果越好。

4. 嗅觉吸收

通过嗅觉吸入，精油在人体的作用路径中进入大脑后，会对边缘系统产生影响。边缘系统与人的情绪、心率、血压、呼吸、记忆力、压力、荷尔蒙平衡息息相关。精油的功效不仅能改善身体机能，还能调和心灵。嗅觉吸收最简单的方法是利用香包、精油喷雾、精油项链等扩散器、喷雾器让精油弥漫在空气中，或通过蒸汽浴进行吸入，让人们的身心得到疗愈。随着芳香疗法的逐渐普及，目前扩香产品也是层出不穷，如传统的蜡烛扩香台、插电式扩香石、LED 扩香灯等；另外，还有冷扩香方式，如水氧机、振荡式扩香仪、芳香精油空气清洁机等。利用嗅觉吸收方式不仅可以闻到精油芳香的气味，吸入的精油还可以为呼吸道杀菌、消除鼻塞，有益精神健康。

5. 沐浴吸收

全身浴可促进血液循环，改善虚寒体质，恢复元气。全身芳香浴的方式有两种：一是将精油与食物油混合后调成按摩油，全身涂抹后再浸泡。该方式适合已经患病并且想要迅速发挥精油疗效以改善病征的患者。二是将精油溶解在分散剂（水、葡萄酒、威士忌）中，混合后导入浴缸温热水里再进行沐浴。该方式适合用来改善疲劳、改善血液循环。

局部浸浴主要针对不舒服部位的症状调制芳香疗法配方，再通过局部浸泡的温度变化来促进代谢，增加精油的吸收。如手浴、足浴，除了可缓解局部的不适外，也适合手脚冰凉的人，因为足浴可通过末梢神经达到让人放松的效果，神经紧绷或失眠的人也适合睡前做足浴。坐浴（臀浴）则适合泌尿生殖道感染或痔疮患者使用，浴盆的水能让会阴、肛门都浸泡到。精油浓度不可过高，避免肌肤黏膜受到刺激，而且热度加上密闭空间都会加速精油吸收。局部浸浴通常是温水浴，因此热度让精油更快、更易进入人体。但若是烫伤、急性血肿的初期，则可施行局部的凉水浴。

6. 塞剂吸收

塞剂包括阴道塞剂和肛门塞剂。阴道感染时，将低流量棉条沾满已稀释的适用按摩油，放入阴道内，即可达到直接杀菌的效果。肛门塞剂可使用浓度为 10%~15% 的高浓度按摩油，有助于处理急性胃肠感染以及下呼吸道感染，对于痔疮、便秘的效果最为直接。

7. 口服吸收

利用口服的方式让精油到达小肠，通过绒毛吸收后进入血液循环，达到治疗疾病的目的。如口服玫瑰精油具有治疗月经不调、痛经、妇科炎症、性冷淡、延缓更年期及提高睡眠质量等功效；口服柠檬精油具有健胃消食、美白淡斑、除口臭、提神醒脑、消除疲劳等功效；口服薰衣草精油具有改善失眠、降低血压等功效；口服茉莉精油具有促进雄性荷尔蒙分泌、增加精子量、增强男性性功能等功效。口服吸收的应用方式有以下几种：一是直接口服。精油加入植物油稀释后才能进行口服，通常将 1~2 滴精油加入 1 茶匙植物油中。不喜欢植物油口感的人，也可以使用类似"酊剂"的使用方式。但精油和水不相溶，所以需要先加入天然乳化剂，将精油与乳化剂以 1∶4 调和，调好的混合油滴在 1 杯饮用水中进行饮用。二是胶囊口服。将精油加在空胶囊中服用，目的是被小肠吸收，故多半运用在消化系统类的疾病。单萜酮类有毒性，一般不建议使用。三是锭片口服。将精油滴在无味的锭片上，锭片到胃中就会崩解，因此适合胃部疾病使用。

**（五）注意事项**

芳香疗法日常应用较多，但需注意芳香疗法的安全性。芳香疗法的主要毒性或危险性有以下六方面。

1. 肌肤刺激性

肌肤刺激性大致分为三类。

（1）刺激

由于每个人的生活环境、饮食习惯、肌肤状态都不同，很难完整列出所有刺激性的精油。当肌肤产生刺激后，有可能发红、长痘、灼伤、蜕皮、患接触性皮炎等，最常见的原因是精油没有适当稀释就涂抹在皮肤上。比较常见的刺激性精油有百里酚百里香、丁香、中国肉桂等。

（2）过敏

由于每个人的体质不同，过敏原差异巨大。此外，人体免疫系统可能会对单一成分过敏，第一次使用没有问题，之后每一次使用过敏强度会加倍，最严重情况下可导致呼吸困难、休克等。比较常见的易引起过敏的精油有德国洋甘菊、玫瑰、薰衣草等。

（3）光敏性

光敏性就是让肌肤感光性增强，这样不仅容易晒黑，也容易晒伤。精油中若含有佛手柑内酯等呋喃香豆素成分，这些感光物质在吸收紫外线后会变得活跃，于是参与氧化反应，产生自由基与过氧化物，造成细胞损伤。易引起光敏性的精油有佛手、圆叶当归等。

2. 口服毒性

大部分的精油是不允许口服的，一是这些物质会对口腔黏膜造成刺激、腐蚀；二是这些物质几乎都通过肝脏代谢，会增加肝的负担。易引起口服毒性的精油有波多叶、茴蒿、芥子等。

3. 肝毒性

肝脏主要负责体内化学物质的转化与代谢，也是重要的内分泌器官，血液经过肝脏过滤解毒，否则将造成身体的重大伤害。某些精油会导致肝脏过度负担，破坏人体解毒机制，不过这是在长期、大量且口服的状况下才会发生，一般按摩或吸闻不会产生肝毒性。会造成肝毒性的精油有肉桂皮、丁香、洋茴香等。

4. 神经毒性

神经系统的信息传递所依靠的是电位与微量化学分子，因此神经信息很容易受到外在化学物质影响，"血脑屏障"可部分隔绝外界化学物质。然而精油具有脂溶性、分子小、穿透性强等特点，容易通过"血脑屏障"，这大大增强了精油对神经系统的益处，但同时也增强了某些精油对神经系统的毒性。可引起神经毒性的精油有牛膝草、鼠尾草、樟树等。

5. 致癌性

机体长期在精油的刺激下，可干扰 DNA 复制与修复，引起细胞染色体突变，使细胞功能异常，最后变成癌细胞。具有致癌性的精油有黄樟、丁香等。

6. 特殊时期或病症

怀孕四个月内，芳香保健师一般不建议使用精油，这是因为 16 周内的胚胎还比较脆弱，容易发生流产。易引起胎儿毒性的精油有黄樟、樟树、黄桦等。此外，患有高血压、青光眼的患者慎用精油；患有癫痫、哮喘等病的患者禁止或限制使用精油；有些精油有发汗作用，体虚多汗者慎用。

## 九、饮食疗法

### (一)起源与发展

古代医学的基本理念是通过正确的饮食来保证健康。在古典医学的集大成者希波克拉底、盖伦的医学思想中，都强调了饮食对于降低疾病患病率、提高群体健康的积极作用。古典医学中的饮食疗法不仅在古典时期为人们所推崇，它在中世纪时期仍具有强大的活力。

中国传统饮食文化源远流长，自《黄帝内经》便提倡合理的膳食有养生之用，并对饮食治疗疾病的机理做了较详细的阐述。中医学认为饮食是五脏六腑、四肢百骸得以濡养的源泉，也是人体气血津液的来源。《本草纲目》中主张药食同源。《素问·藏气法时论》中提道："五谷为养，五果为助，五畜为益，五菜为充，气味合而服之，以补精益气。"《素问·五常政大论》中提道："大毒治病十去其六，常毒治病十去其七，小毒治病十去其八，无毒治病十去其九，果肉述蔬菜，食养尽之。"这些精辟的论述，为后世饮食疗法的发展奠定了坚实的理论基础。饮食作为人类摄取营养的必须途径，不会产生毒副作用，能长期用于调理机体。饮食疗法作为一种膳食规划方法，最直接的作用就是补充人体所需的营养。因此，饮食不仅能维持机体正常活动，还能起到防病强身的作用。

在东汉时期，饮食疗法已经广泛应用于临床。张仲景的《伤害杂病论》中的竹叶石膏汤、甘麦大枣汤、当归生姜羊肉汤等均属食疗方剂。到了唐代，饮食疗法发展迅速，如孙思邈的《备急千金要方》中的食治篇，专门论述了食物对多种疾病的治疗作用。该时期饮食疗法的书籍开始问世，陈士良的《食性本草》对药膳做了较为系统的总结，为药膳的发展做出了很大的贡献。元代的吴瑞编著了《日用本草》、忽思慧编著了《饮膳正要》，尤其是《饮膳正要》对后世影响极大，它标志着我国食疗学的初步形成。明清时期，饮食疗法又有新的发展。明代卢和、汪颖、吴文炳皆有以《食物本草》为名的专著传世；在李时珍所著的《本草纲目》里，记载了菜类 105 种、果类 127 种、动物类 444 种，另外，对食用水的记述多达 43 种。此后，清代孟英的《随息居饮食谱》和曹燕山的《老老恒言》均对前人的食疗经验做了较全面的总结，从而把饮食疗法向前推进了一大步。

有"西方医学之父"美誉的希波克拉底提出了"药食同源"的观点，他对食物的属性以及功能进行了详细论述，将食物(包括日常饮食的谷类、豆类、肉类、饮料、蔬菜和水果等)按冷、热、干、湿四种属性进行分类。他认为不同的烹煮方式，如火烧、水煮、腌渍等会改变食物的属性，如果人们善加利用，会起到很好的养生保健效果。他还简要论述了饮食搭配与季节相适应的原则。首先，饮食要与季节相配合；其次，按照营养学价值将食物分为三类，分别是营养最高的、中等的和最低的；最后，根据不同功效，对食物进行了详细划分。从公元476年西罗马帝国灭亡到15世纪意大利文艺复兴的近1000年时间，阿拉伯人翻译了希波克拉底和盖伦的著作以及中国和印度的医学经典，逐渐形成了自己的医学体系，对后世欧洲医学发展影响深远。随着中世纪西方医院的出现，医生们对不同患者给出了不同的饮食方案以辅助治疗，西方食疗学有了新发展。进入18~19世纪，"四体液学说"逐渐退出历史舞台，西方化学家们开始研究食物的组成成分，逐步发现食物由碳水化合物、脂类、蛋白质、矿物质、水和微量元素等构成，这为西方近代营养学的创立奠定了理论基础。

**(二)定义和内涵**

1. **定义**

饮食疗法(dietotherapy)是根据中医理论，选用食物或配合某些药物，经过烹饪加工，制作成具有药用效果的食品，以达到养生保健、防病治病的目的。饮食疗法有广义和狭义两种。广义的饮食疗法包括饮食养生、饮食禁忌等内容；狭义的饮食疗法泛指利用饮食来治疗或辅助治疗疾病的活动。森林食物疗法包括两层含义：一是依托森林环境进行食物疗法，此疗法除了食物本身的作用外，空气负离子、植物精气以及森林景观、森林文化都会在进食过程中对人的身体产生积极影响，起到很好的辅助效果；二是依托森林环境中生产的无污染、高营养、具有一定保健功能的森林食品进行辅助治疗。

2. **食疗与健康**

世界卫生组织对影响健康的因素进行调查，结果表明健康是由60%生活方式(包括衣、食、住、行以及闲暇时间的利用等)、15%遗传因素、10%社会因素、8%医疗因素与7%气候因素组成。因此，饮食行为、习惯、流程、观念等将会直接影响到健康，规律、均衡的饮食是保持健康的首要因素。森林中食品资源丰富，不仅包括常见的山野果、山野菜、食用菌等食材，还有林药和药食同源物质，满足了食物疗法中对食材多样性、安全性、营养性的要求。在森林环境中开展食物疗法，可充分利用森林特有的气候特征和各种森林保健资源，提高食物疗法的效果。依赖于森林环境所获取的药食同源物质和森林食品是森林康养的主要物质载体。随着越来越多对森林药食同源物质有效活性成分的研究报道，森林食品的健康属性和开发价值日益突显。

3. 森林康养食品

森林康养食品迄今为止没有明确的定义，可参考药食同源和森林食品的定义。药食同源是指按照传统既是食品又是中药材的物质，具有传统食用习惯，且列入国家中药材标准(包括《中华人民共和国药典》及相关标准)中的动物和植物可食用的部分(包括食品原料、香辛料和调味品)。森林食品是指遵循森林可持续经营原则，在优良的森林生态环境下，按照特定的生产方式生产，经专门机构认证，许可使用森林食品标志的无污染、安全、优质的食用类林产品，具有生态性、安全性、营养性、认证性和可持续性的特点。森林食品的种类繁多，可分为：森林蔬菜、森林水果、森林粮食、森林油料、森林肉食、森林坚果、森林蜂产品、森林香料、森林色素等。我国森林食品资源丰富，如山野菜就有213科、1822种，目前进入市场的多达100余种，如香椿、马齿苋、薇菜、鱼腥草、蕨菜、蘑菇、刺五加等。

4. 森林药膳养生

药膳是在中医学理论指导下，采用天然药物与日用食物，尤其是具有药用价值的食物，按一定配比规则合理配制，经饮食烹调技术加工烹制成色、香、味、形俱佳的，既美味可口又有一定疗效和养生作用的特殊膳食。药膳所用的原料多为药食两用且已在民间和中医中流传数千年，具有有病治病、无病强身的作用。

森林里有野生的名贵中药材和各种绿色食材，如野山参、灵芝、何首乌、茯苓、桑黄、黄精、雪莲、石斛、三七、松露等都是天然的保健品。林药有的被制成各类营养液、有的直接被端上人们的餐桌。在食品中加上某种中草药配料就成为药膳。药膳既有食物的营养价值，又有药物的药用价值，对于调理亚健康、提高人体的免疫力具有特殊的作用，已经越来越受到大众的喜爱。常见的森林药膳有山参松茸汤(功效为抗衰老、强心降脂、增强免疫力)、灵芝黑木耳汤(功效为防癌抗癌、降压降脂、预防冠心病)、首乌汤(功效为防癌抗癌、降压降脂、预防冠心病)、白术茯苓山楂粥(功效为健脾祛湿、减肥降脂)、黄精莲子薏米粥(功效为健脾益气、滋阴养胃)、雪莲乌鸡汤(功效为调理肠胃、调节内分泌)、雪莲羊肉汤(功效为健脾温肾)、铁皮石斛牛肉羹(功效为补气健脾、强筋骨、提高免疫力、抗衰老)、三七山楂粥(功效为活血养肝、化痰降脂)、天麻炖乌鸡(功效为补益气血、滋阴化痰)等。

**(三)疗愈机理**

饮食疗法是我国灿烂的文化遗产。从中医理论和现代医学观点分析,饮食疗法的作用主要有以下两方面。

1. 补充营养,维持机体的生理平衡

陈直在《养老奉亲书》中写道:"主身者神,养着先民之天,活人之本也,故饮食进则谷气充,谷气充则气血旺,气血旺则筋力强。"这说明食物可以满足人体对营养物质的需求。现代营养学认为,人体所需要的各种营养素包括蛋白质、脂肪、糖类、维生素、矿物质、水和纤维素七大类物质。这几大类营养素分别存在于不同种类的食物中,如粮食类食物主要含有丰富的糖类,蔬菜、水果中含有大量的维生素、矿物质和纤维素,鱼、肉、奶、蛋类则是蛋白质的良好来源。如果一味追求素食,只进食谷类、蔬菜类食物,摒弃或限制动物性食品的摄入,久则会使蛋白质的供给不足,不能满足机体新陈代谢的需要,可引起低蛋白血症,也影响脂溶性维生素 D、维生素 E 等的吸收,会引起一系列症状。而效仿西方的膳食结构模式,大量摄入动物性食品,势必会使某些肿瘤如乳腺癌、前列腺癌、结肠癌、直肠癌等的发病率明显升高,也会使动脉硬化、冠心病、糖尿病、痛风等病的发生增多。所以,为了保持身体健康,必须平衡膳食、全面膳食。因此,多样化,讲究荤素食、主副食、正餐和零食等之间的合理搭配是饮食疗法基本原则。

2. 改善人体的机能状态

《黄帝内经》中曾经明确提出膳食配伍的原则:"五谷为养,五果为助,五畜为益,五菜为充,气味合而服之,以补精益气。"五谷为米、麦及其他杂粮类食物的泛称,五果、五菜则分别指古代的五种蔬菜和果品,五畜泛指肉类食品。谷、肉、果、菜这四大类食物,分别提供人体所需要的糖类、脂肪、蛋白质、矿物质、维生素、纤维素等,以满足人体机能活动的需要。人体各器官的功能低下是导致疾病的一个主要原因,中医把这种情况称为虚,如阳虚、阴虚、气虚、脾虚和肾虚等。中医针对每一类体虚都有许多的食疗方法，如阴虚可选用地黄炖乌龟、阳虚可选用龙马童子鸡、气虚可选用人参大枣粥等。

### (四)形式和应用

饮食是每日生活所必需，因此，通过饮食来达到强身健体、防病养护以及治疗疾病的饮食疗法，逐渐受到人们的重视。而中医的食疗学是在中医理论指导下，遵循中医学整体观和辨证论的原则，研究食物的性味归经、配伍、禁忌、食物与健康的关系，并利用食物维护健康、防治疾病的一门学科，具有药食并用、疗效显著、施用范围广且副作用小的特点，值得更深入的研究及探讨。饮食疗法包括饮疗法、粥疗法、汤疗法、糕疗法、羹疗法、饼疗法、胶疗法、粉疗法、鸡蛋疗法及饥饿疗法等。

1. 饮疗法

饮疗法是选用合适的药性食品，经过加工制成饮料饮用，以防治疾病的方法。因其所选原料的性味不同而分别有冲服法、浸泡法、水煎法。

2. 粥疗法

粥有主副(食)兼顾、荤素咸宜、干稀一体、养疗皆可的优势，受到民众喜爱和中医学重视。粥疗法是以粥代药治疗疾病的一种饮食疗法。一般采用米谷配适当药物，或采用药食两者之品，加入一定的调味配料，共煮为粥。将适量中药、谷米、水、调味品放入砂锅或铁锅中，加水浸泡一定时间，然后把锅置于炉火上，武火煮沸后再以文火煮，依据不同药食煮至一定时间，取粥内服。由于药物与食物的性味质地不同，其煮制方法各异。

3. 汤疗法

汤疗法是用水做溶剂来煎煮药食原料，取汁服用以防治疾病的方法。

4. 糕疗法

糕疗法是用药食两用之品做成糕点食用以防治疾病的方法。糕疗法分为蒸煮法、粉蒸法和熏烤法。

5. 羹疗法

通过服用羹类食品以防治疾病的方法，称为羹疗法。羹疗法中的羹指五味调和的浓汤，泛指煮成浓液的食品。羹多以肉、蛋、奶、海鲜等为主体原料制成，如肉羹、蛋羹、菜羹等。羹疗法分为冲调法、煎煮法和笼蒸法。

6. 饼疗法

饼疗法是指通过服用饼类食品以防治疾病的方法。将所选药物洗净，放在火上焙干，然后研成碎末，再加入适量面粉拌匀，或与果肉一起同捣成泥，或加水调和，做成小圆饼。最后根据服用对象的身体状况、年龄，将饼烙熟或上笼蒸熟均可。

**7. 胶疗法**

胶疗法是指服用胶质食品以防治疾病的方法。胶多选用动物的皮角所制成，如牛皮胶、鱼肚胶；或制成胶质的药品，如阿胶、龟板胶、鹿角胶等。

**8. 粉疗法**

粉疗法是指服用粉剂食物以防治疾病的疗法。将食物洗净，通过晒干、加热使食物干燥，然后研磨成粉服用。

**9. 鸡蛋疗法**

鸡蛋疗法是运用鸡蛋治病除疾的一种疗法，包括内服（如煎、煨等）和外用（如涂、滚等）两种方法。

**10. 饥饿疗法**

饥饿疗法是指通过饥饿来防治疾病的方法。早在《黄帝内经》中便有"夺其食"以治狂证的记载；汉代张仲景在《伤寒杂病论》里指出，针对伤寒病后因为脾胃气弱而食谷微烦者，"损谷则愈"。

**（五）注意事项**

选择具有不同功能的食物或通过食物与中药配伍，经过烹调加工，可以制成体现中医治则的饮食。食物的性能有一定的范围，因此以食为主，主要的食疗治则有补气益脾法、补血滋阴法、益胃生津法和补肾益精法。一般情况下食疗要注意以下事项。

**1. 食欲有节，注意对脾胃的调理**

脾胃为气血津液生化之源，为后天之本。李东垣的"脾胃论"认为脾胃是心、肺、肝、肾四脏生理活动的中心，脾胃一虚，五脏受病。早在《素问·上古天真论》已指出"食饮有节，起居有常"。《备急千金要方》指出"饮食以时，饥饱得中"及"每食不可重用"。《饮膳正要》指出"食欲数而少，不欲顿而多"，反对饮食过于丰富和暴饮暴食。《景岳全书》提出"养生家必当以脾胃为先"。《寿世保元》提出"大渴不大喝，大饥不大食"，并指出"饮食自倍，肠胃乃伤"。《蠢子医》则主张"饮食不妨任所欲，或咸或淡不宜拘，纵然适口莫浪食，只吃八分便已足"。此外，每天进食宜定时、定量，不偏食、不挑食。

## 2. 饮食要五味调和

酸、甜、苦、辛、咸要五味调和，反对五味偏食。五味调和可以壮筋骨、益气血，健身去病，延年益寿。反之，若五味偏嗜，失于调和，便会招致疾病。此外，饮食也要遵循"三因制宜"的原则，即因时、因地、因人制宜。

## 3. 饮食要寒热相适应

病有寒症、热症之分，饮食也应当注意寒热适应。根据身体状况，注意选用有针对调节作用的食物。寒症宜食热性食物，忌生冷咸寒之品；热症宜食寒凉食物，忌辛温燥热之品。

## 4. 强调素食养生

多食用清淡素食，少食用厚味肉类；多食用瓜果菜蔬，适量食用肉质食品，这样有利健康。

## 5. 注意事项

一般病中服药期间，应避免食用生冷硬、油腻、腥臭等不易消化的食物。不同的疾病有不同的饮食禁忌。如脾胃虚寒、泄泻、腹痛者服温中散寒药时，忌生冷瓜果、腥臭食物；失眠病人服安神药时，要避免浓茶、咖啡之类兴奋刺激性饮食；水肿忌咸食；消渴病人忌糖；阳症、疮疡、风疹、癣疥等忌食辛辣香燥等食物。疾病初愈，胃气未复，不宜进食油腻厚味食物。总之，进食须有助于药效发挥、有利于疾病早日治愈，忌食与药物性能相反、与疾病不相宜的食物。切忌将自认为好的中药材不分内容和多少作为食疗餐饮。

妊娠、产后饮食禁忌有重要意义。一般妊娠期避免食用酒、干姜、桂皮、胡椒、辣椒、狗肉等辛温燥火类食物；产褥期宜进食营养丰富、易消化食物。

自古医食同源、食药同用，饮食疗法作为养生特有的自然疗法之一，疗效虽不及中药突出、西药迅速，但由于其在日常生活中不可或缺，在长期坚持和践行下，饮食疗养对于调养和改善身体功能有着药疗所不能达到的效果。作为普通民众，需遵循合理配膳的基本原则，辨证配膳、三因制宜、饮食有度，注意饮食禁忌，能大大减少疾病发生并促进健康。因此，饮食疗法不仅能够辅助治疗疾病，同时在疾病预防、调整机体阴阳平衡以及延年益寿等方面都发挥积极的作用。在森林康养中，更要注重饮食及饮食疗法，促进全民全龄健康，助力健康中国建设，推动构建人类卫生健康共同体。

## 十、茶疗法

在中国，茶早已成为中国人最好的疗愈伙伴，成为百姓日常慢生活的重要组成，成为最具东方特色的健康休闲生活方式。本节将根植于中国人生哲学，结合现代医学及心理学，挖掘茶文化中的快乐基因，继承与弘扬茶的疗愈功能，探讨茶疗对缓解压力和情志等健康问题的影响，从疗法的原理、效果到如何实践，为实践者提供操作指导，简便易行。通过茶疗尤其是森林茶疗，可以缓解压力、改善情志、促进身心健康、探索具有东方文化特色的森林康养疗法。

### （一）起源与发展

中华茶文化源远流长，是中国乃至东方文化的象征之一。"细雨斜风作晓寒，淡烟疏柳媚晴滩。入淮清洛渐漫漫。雪沫乳花浮午盏，蓼茸蒿笋试春盘。人间有味是清欢。"苏东坡这首《浣溪沙·细雨斜风作晓寒》是在经历八个月游山玩水，最终在泗州南山登山后，对山品茗感悟"清"的境界，唱出"人间有味是清欢"的千古绝唱。近代，来自中国工夫茶发源地——福建的著名文人林语堂曾说："只要有一把茶壶，中国人到哪儿都是快乐的!"由此可见，茶文化已深深融入中国人的文化基因，成为日常生活的放松方式和快乐元素。

茶号称"万药之药"，纵观中华文化发展历程，茶的医药保健历史悠久：最初的神农尝百草发现茶具有解毒功能。东汉张仲景的《伤寒杂病论》和华佗的《食论》、梁代陶弘景的《名医别录》等中医论著均对茶在生理上具有药用功能进行尝试与应用，茶可用于解毒、清火、提神、消食等。后来茶逐步成为中医的处方药。唐代苏敬的《唐本草》、陈藏器的《本草拾遗》等均指出茶是治疗各种疾病的良药。宋、元、明、清代，中医茶疗发展迅速，应用方式也更为多样化，出现了药茶研磨外敷、和醋服饮、研末调服等形式，并从单方向复方发展，应用更为广泛。宋代王怀隐的《太平圣惠方》中记载的茶疗方就有十多个；明代《普济方》专列药茶一节，记载茶疗方八首。以上说明茶疗已成为中医及中国传统养生文化的重要组成。

茶文化是中国优秀传统文化的代表。唐代陆羽的《茶经》，让茶从药走入平民百姓家，"柴米油盐酱醋茶""琴棋书画诗酒茶"，以茶会友、以茶赋诗、以茶取乐、以茶参禅，茶成为中国百姓日常生活不可或缺的组成部分。茶文化一路前行，通过吸收并结合融入儒、释、道三家中国哲学的思想精华，逐步成为中国传统文化的优秀代表，并走向世界。儒家文化以追求"真、善、美"为高尚的人生境界，以茶品寓人品，借助茶性无邪影射朴实俭约、廉正清明、高风亮节的人格。儒者矢志不渝地追求以人为本致中和，通过品茗活动来实现修身养性，实现淡泊明志、宁静致远的境界。道家崇尚自然而然，茶生于名山大川，承甘露之滋润，蕴天地之精气，其本性就是清新、恬淡、超脱。返璞归真是道家对中华茶文化的贡献，受此影响，茶道在茶境（空间布置）、茶品、茶器等方面都要求简朴、求真。森林山水是自然之境，是真山真水原生态，是最好的自然环境，也是茶疗的最好环境。释家的僧人饮茶历史悠久，早在佛教从印度传入中国的初期阶段，就与茶结下了不解之缘。据《庐山志》记载，晋时庐山就有"寺观庙宇僧人相继种茶"的风气，其中东林寺名僧慧远曾以自种的传茗招待大诗人陶渊明，谈诗论佛。唐代的百丈怀海禅师制定的《百丈清规》中，更是明确地把禅门饮茶的制度做了详细规定，成为寺院日常生活修行必不可少的一部分。僧人种茶、制茶、饮茶并研制名茶，为中国茶叶生产的发展、茶学的发展、茶道的形成立下不世之功。因茶有"三德"，利于丛林修持，由"茶之德"生发出禅宗茶道。茶文化与儒、道、佛三家精神相互融合，进入精神修养层面，实现物质与精神的健康功能融合统一，成为中华文化圈最具特色的健康养生方式之一。

进入21世纪，科学技术发展进一步推动对茶疗愈功能的探索。据目前收集的资料显示，大家对茶疗的感受还局限于传统茶疗，均以茶为载体，以茶为药或入药，以及在这基础上延伸出来的以其他植物的根、茎、叶为材料加工成养生茶的广义茶疗，主要都是关注植物的生物学特性。随着森林康养在国内的普及，一些机构也在尝试将茶与心理学、运动学及各种辅助治疗方法结合，拓展了茶的健康养生功能。如福建农林大学、浙江农林大学、福建省茶艺师协会等在茶的健康疗法方面进行了不少研究，他们通过结合茶的生物学功能、茶文化与中医、现代医学、心理学、艺术、森林疗法等方面对茶疗法进行了新的探索。然而，在网络上也有宣称茶疗法是以中国传统茶学理论为基础，以中医药理论为指导，专门研究茶叶防病治病功效的一门新兴学科。这与本教材所提茶疗法或者森林康养理念相悖。森林康养的所有疗法都是自然疗法，属于辅助替代治疗，有别于医院的专业治疗。森林康养中的茶疗法应该是综合现代医学、中医学、哲学、心理学等学科领域的最新成果，探索对人的身、心疗愈作用为核心的一种自然疗法。

**（二）定义和内涵**

茶疗法（tea therapy）是指在优质环境（或森林等自然环境）中，以茶为媒介,通过把东方哲学与文化与现代医学、中医学、现代心理学等技术手段相结合,实现疏解压力、辅助治疗与复健心灵的自然疗法。茶疗法是倡导以茶为媒介的一种健康生活方式,是一种融入自然疗法理念的慢生活。它是通过引导人们生活方式改变,推动提高生活质量,辅助促进身心健康。茶疗法与传统茶道(茶修)相辅相成,茶疗师的茶道水平一定程度上决定了茶疗的疗愈效果。不同的是,传统茶道(茶修)是修己,而本书所说的茶疗法是一种结合自然疗法的修己及人、辅助身心健康的疗愈手段。同时,茶疗法还可以与作业疗法、艺术疗法等自然疗法相互结合,延伸到茶的生物学、茶作业(种植与加工)、茶文化体验等过程中,进行不同匹配,营造出不同体验场景的多维疗法组合。在森林环境中开展茶疗是将森林浴与茶疗相结合,良好的森林使人自然放松,更快让人进入一种静心的放松交流状态,促进身心健康疗愈。

在中国,茶已经成为一种独特的社交方式,文人墨客通过茶来交流思想,商贾则通过喝茶来交流商业,修行人也会通过品茶来开导彼此、梳理人生。禅师开惑的典型场景,便是在茶台上。通过品茗交流,可以了解对方的思想、性格和人生困惑,也可以借此来梳理对方的困惑找出事情的方向,这就是茶疗过程。在森林中开展茶疗,实现了森林浴与茶疗的无缝衔接,让森林康养活动易被接受并且效果更直观,是一种适合大众的自然疗法。森林茶疗将成为最具潜力的中国特色森林康养疗法。森林茶疗是一种生活品位,更是一种健康生活方式。

**(三)疗愈机理**

茶疗法在天然保健、预防疾病与促进身心健康等方面具有一定功效,其疗愈机理主要体现在以下几个方面。

**1. 天然保健并预防疾病**

茶叶具有天然保健与药用功能。根据加工工艺的不同,将茶分为基本类和再加工类两种。基本茶类包括绿茶、白茶、青茶(乌龙茶)、黄茶、红茶与黑茶六大类;再加工茶类包括花茶、紧压茶、萃取茶、香味果味茶、药用保健茶和含茶饮料等。

不同的工艺导致六大基本茶类中所含的茶多酚等化学物质的种类和数量也不尽相同。据分析,茶叶中含有450多种对人体有益的化学成分,如叶绿素、维生素、类脂、咖啡碱、茶多酚、脂多糖、蛋白质和氨基酸、碳水化合物、矿物质等,这些内含物成分对人体的营养价值和药理作用各有不同,也就是说茶既有天然保健的作用又有药用功能。近年来,国内外越来越关注茶叶的功能性化学成分，开展了对茶多酚的抗氧化和促氧化活性研究，还开展了饮茶对预防癌症、心血管疾病、高血压、高血脂、高血糖、肾脏疾病、神经退行性疾病以及在抗辐射、抗过敏、抗菌和抗病毒功效等方面的研究，研究表明茶叶具有非常好的抗疲劳、消炎杀菌、利尿、抗衰老、抗癌等保健功能。

2. 放松身心并促进心理平衡

茶叶在疗愈心理问题方面有明确的功效，具体体现在以下两个方面。一方面是前面所述的茶叶化学成分对心理问题有防治的作用。如茶氨酸对脑神经物质及精神放松的影响与效用，茶多酚对紧张情绪的缓解作用，咖啡碱对大脑中枢神经系统的兴奋作用。另一方面是茶文化、茶道等仪式及营造的茶美学空间对心理问题有舒缓作用。以听涵视、藉听求真是我国传统文化的智慧。在良好的森林环境中，森林浴让人放松，再以茶艺营造良好沟通氛围，通过品评好茶，打开人的五感，结合心理学的倾听、呵护与陪伴，让茶疗服务对象经历生命中一段奇妙的心灵旅程，实现放松心情、呵护心灵、释放压力、焕发新生。

**（四）形式和应用**

茶疗法在综合文化、心理、生活方式的基础上，充分利用茶在药理上的药用功能，发挥东方哲学与茶文化的精神健康作用，实现对顾客身体与心灵的康养。

1. 茶疗法

茶疗法可以理解为以东方人生哲学与文化为核心，以茶道辅助五感、倾听等手段，沉浸式体验引导五感的精微觉察，放空自我，探寻天人合一，促进身心健康的一种自然疗法。

茶疗法主要通过茶疗师与访客互动、交流，在这个过程中通过综合应用心理、药理及茶道仪式等，设计干预内容，以维护健康、呵护心灵为原则，最终实现身心放松的疗愈。因此，茶疗法是一种健康生活方式，是一项综合的身心放松技术，在传统茶道文化基础上，秉持自然疗法理念，融入音乐、嗅觉、觉察导引和视觉影像，充分利用人类的感知力，以五感和逻辑思维想象力，结合西方心理学咨询技巧，在茶疗师的呵护与陪伴下，让服务对象经历生命中一段奇妙的心灵旅程。这个过程中，茶疗师与访客彼此心神相通、互相抚慰、呵护心灵、释放压力、焕发新生，不断探寻自我、超越自我，最终实现疗愈自我的美好心路历程。

2. 茶疗法基本流程

茶疗法的基本流程如下：首先是茶疗空间布置。茶疗空间布置包括茶室或茶席、空间布置、音乐准备，目的在于营造一个有利于促进放松、平静祥和的自然环境。其次是茶艺展示。在茶艺展示前，茶疗师要与访客交流，量身选茶并进行健康饮茶方式指导。选茶一般要根据年龄、性别、体质、工作性质、生活环境以及季节，进行针对性选择适合顾客品饮的茶叶品类。做到因人因时选择茶叶，并控制合理的饮茶用量。最后是茶疗过程。选好适合访客的茶叶后，通过茶艺展示进入茶疗过程。茶疗过程主要是通过品鉴过程打开五感，在茶艺和品茗互动中陪伴、倾听，通过茶实现人与自然连接，实现身体放松、心灵平静，释怀过去，活在当下，达到疗愈效果。

（1）茶疗空间布置

茶疗法提倡以工夫茶为其标准泡茶方式，茶疗本质是茶与茶疗师、疗愈对象、茶空间、森林环境、茶器等多维因子匹配，共同营造出疗愈空间。我们可以选择森林中的室内或室外空间，进行适当的空间布置，营造一个茶文化美学空间，这个空间应具有一种平和宁静的氛围和空灵虚静的环境。茶室、茶席、茶具等以需求为主。

在良好的森林环境中，茶疗师需要准备自己需要的茶具和茶席（可用各色茶布或者竹、木质的茶席），各种茶具的摆放有一定规定。确定摆放器皿的位置，都在茶疗师方便取用又不会彼此碰撞的位置上。以客为主，器皿与花艺最美的一面面向客人。我国的茶艺与焚香、插花、挂画一起被作为文人"四艺"。在整个茶席中，"四艺"可单个呈现，不用全部齐全，搭配要协调，以不突兀为主。空间色彩调和、搭配妥当，茶席的环境、器具、泡茶人的着装也遵循协调搭配。茶疗师可根据自己的喜好、要求来布置茶席，但个性不能太突兀，一切追求自然。

（2）茶艺展示

茶艺作为现代茶疗法的基本功，是茶疗师必须要掌握的基本技能。茶疗师与客人围桌而坐，一同赏茶鉴水、闻香品茗。在茶空间里的每一个人都是茶疗参与者而非旁观者，大家一起在感受茶艺美的创作与体验中，领略到茶的色香味韵，营造出良好的放松氛围，自然而然地进入疗愈过程。

建议茶疗师要能熟练掌握工夫茶艺及各种茶类冲泡技巧。工夫茶艺盛行于我国东南沿海的闽、粤、港台地区，影响早已遍及全国、远及海外。现在日本的煎茶道、中国台湾的泡茶道都来源于我国闽南及潮州地区的工

夫茶。下面我们将以冲泡乌龙茶(武夷岩茶)为例介绍泡茶技巧,茶具可以
选择盖瓯(三才碗)、紫砂壶杯具、大小茶壶、飘逸杯等,工夫茶冲泡流程
如下:备器→烧水→温杯→投茶→冲水→刮沫(或淋壶)→出汤→分茶→奉
茶→品茶→续茶(重复多次冲水→出汤→分茶→品茶)。茶艺过程中可结合
鉴赏干茶外形色泽、干茶香、杯盖香、水中香、杯底香、叶底香、茶汤色
泽、茶汤滋味。冲泡要掌握高冲低斟、茶水分离、茶汤热饮。

　　泡茶品鉴过程是茶疗师与访客互动和体验茶文化的过程,通过仪式感
强的工夫茶艺,促进两者互动,消除紧张感、陌生感,快速地让访客进入
放松状态,自然而然进入茶疗的疗愈过程中。

　　(3)茶疗过程

　　茶疗过程就是在茶艺展示与品茗过程中,茶疗师倾听访客心声、平等
平静交流,最终实现身心疗愈;也可以是在良好的森林环境中,茶疗师带
领访客练习茶艺、修习茶道,进而在学习过程中完成疗愈。在茶疗师的陪
伴下,访客逐渐打开五感,打开通向心灵的通道。如果需要,茶疗师可根
据访客精神状态,适当结合一些呼吸、呵护、抚触等功法,引导访客进入
放松与平衡的状态。茶疗过程中,茶疗师倾听、陪伴访客梳理人生,打开
心中的阴霾,进而使其更好地面对未来的生活。

　　倾听技巧是茶疗师需要通过长期训练掌握的一项重要技能,它不仅是
耳朵听到相应声音的过程,而且是一种情感活动,需要通过面部表情、肢
体语言和话语的回应,向对方传递一种信息——我很想听你说话,我尊重
和关心你。茶疗师在倾听时要保持高度的警觉性,随时注意对方倾谈的重
点,要能站在对方的立场仔细地倾听。倾听过程中茶疗师不要用自己的价
值观去指责或评断对方的想法,要与对方保持共同理解的态度。

　　在整个茶疗的过程中,茶疗师不是开导者,不是教育者,不是拯救
者,不是给品茶者做逻辑分析,不是替品茶者消灾免难,也不能将茶疗师
本身的价值观强加于品茶者身上,仅仅是陪伴与同在。相对于传统的心理
医生或咨询师,森林康养的茶疗是一个辅助的疗愈手段,借由品茶,打开
五感、打开精微觉察、打开通往自我内心的通道,可以将疗愈化为无形、
润物于无声的一种自然疗法。

　　**(五)注意事项**

　　茶疗师应具备茶科学品饮、茶保健知识等基础技能,熟悉中国哲学、
心理学等相关基础知识,拥有一定的茶道修为,能引导消费者科学健康饮
茶,可以慰藉、调整人的一般心理情绪。

初级茶疗师要注意根据访客个人的健康状况和喜好，确定选择茶的种类、茶器与茶疗空间，引导人们感受茶文化、放松身心，实现疗愈。高级茶疗师不但要具备丰富的茶文化知识与修养，还要掌握与人身体相关的保健技能，包括呼吸疗法、抚触放松、芳香呵护等，最终实现在茶空间特殊语境中解决人们身心问题，实现疗愈。

**（六）传统中医茶疗、茶道以茶疗为主题的森林康养基地案例介绍**

本书的茶疗法是继承中国茶道与传统中医茶疗，引入现代医学、心理学等基本原理，以促进身心健康为目的的自然疗法。茶疗师的疗愈水平与能力取决于茶文化修养与知识及茶道修为水平。因此，茶疗师必须接受茶道训练并掌握茶文化、传统中医茶疗的基本知识，同时要对茶道有简单的了解，这有利于茶疗师加深对茶疗法内涵的了解。

1. 传统中医茶疗

传统中医茶疗指依托茶叶生理学特性，借助茶丰富的营养物质，以茶入药，辅助调理身体。唐代中医陈藏器的《本草拾遗》中提到"诸药为各病之药，茶为万病之药"。通过几千年实践，茶逐步发展成为一种特色辅助健康疗法，特点是饮用方便、针对性强、药性温和，简单来说就是广泛存在于各地，实现有病治病、无病调理、喝茶喝出健康的效果。中国人长期以来掌握了茶具备的多种药用功效，如安神除烦、明目、消食、利水、通便、去腻等。传统中医茶疗以中医学理、法、方、药理论原则为指导，依据辨证或病症结合原则对病情的判断，进而选方用药，常用一味茶叶组成单方或配伍其他中草药组合成复方，用来内服或外用，最终实现防治疾病、病后调理或健康养生。

2. 茶道

茶道是一种烹茶饮茶的生活艺术、以茶为媒的生活礼仪、以茶修身的生活方式，是茶疗师开展茶疗法的基本素质。它通过沏茶、赏茶、闻茶、饮茶，增进友谊、美心修德、学习礼法、品赏茶的美感之道、领略传统美德，是一种很有益的和美仪式，是一种充满中国文化特色的养生之道。喝茶能静心、静神，有助于陶冶情操、去除杂念。通过茶道修行，有效地引导访客在安静、愉悦的体验过程中让心灵重归平静、和谐的状态。茶文化的代表人物有唐代《茶经》的作者茶圣陆羽和在少室山茶仙谷茶仙泉隐居时写下《茶谱》《七碗茶诗》的唐代诗人卢仝。因此，传统养生茶艺是东方人的特色养生方法，是一种特色的健康疗法。喝茶贵在坚持，茶道贵在静心。茶在手，一人得幽、二人得趣、三人成品。以平常之心，喝盏中清茶，尝惬意时光。喝茶是一种生活方式，也是一种适合东方人修己的健康疗法。

目前，国内比较流行的茶会有七碗茶会和申时茶会，都是根据唐代茶仙卢仝的《七碗茶诗》所编创，大致流程如下：首先，介绍七碗茶；其次，诵读开茶偈和茶语；再次，同饮七碗茶；最后，喝茶后的身体修整及收尾分享。茶会时间安排在每天15：00~17：00，此时为申时，是全天最佳的喝水排毒时间，此时饮入适量温热茶汤，有助于身体排出毒素和废物。上述茶会注重仪式感，以人和茶的静心融合为主，茶席布置和泡茶方式可最简化，不用插花和熏香，但对坐姿、呼吸及持杯都有要求。如持杯要求如下：左手拿杯以为礼，右手托杯以为敬，感恩之心以为品。双手手臂抬起，呼吸会更加深入，尽可能放松肩膀、平和情绪。

3. 以茶为主题的森林康养基地情况

福建、广东、浙江、云南等地茶文化源远流长，森林环境、生态茶园分步广泛，开展茶疗条件良好。位于福建省漳州市华安县的光照人森林康养基地，有1000多亩有机茶园，连续多年获得中国、欧盟、美国、日本等方面有机认证。近年来，该基地引入专业团队建设专业的森林康养步道，形成独具特色的红豆杉、降香黄檀、沉香等珍贵树种与茶园混交的森林浴场，探索传统茶疗与自然疗法相结合，以有机茶为依托，探索推出过敏、高血压、糖尿病和其他慢性病以及亚健康人员传统茶疗解决方案，一定程度上缓解了病患和亚健康人员的问题困扰，是福建省内较早进行茶疗法探索的基地之一（图4-7）。同时，福建省凭借丰富优质的闽茶、丰富多彩的茶文化，大力探索发展茶疗的森林康养基地遍布八闽大地，如闽东绿雪芽

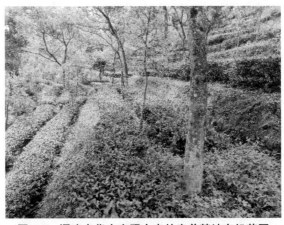

**图 4-7　福建省华安光照人森林康养基地有机茶园**

白茶庄园森林康养基地、闽南平和九龙江高峰谷森林康养基地、闽中大田雾海茶森林康养基地、闽北武夷山庄森林康养基地等。

## 十一、其他相关疗法

其他相关疗法主要包括艺术疗法，我国古代很早就有利用音乐和诗歌等艺术形式排遣心中积郁的实例。清代医学著作《理论骈文》中提出："七情之病者，看书解闷，听曲消愁，有胜于服药者矣。"肯定了琴、棋、书、画等艺术形式在治疗身心疾患中的重要地位。但艺术治疗真正始于西方 20 世纪 20 年代对精神病患类艺术家的研究，1922 年波林祖恩发表了《疯者艺术》，1956 年杰科比提出精神分裂者的绘画特点，均对精神疾病和艺术间的关系做了探讨。1969 年，美国成立艺术疗法协会，开始正式把艺术和治疗疾病结合在一起，形成了真正的艺术疗法。

艺术疗法作为心理治疗的一种，是使用艺术作为主要沟通媒介的疗法。通过艺术创作本身或对创作过程及艺术作品的思考，提升自我意识、提高压力应对能力、改善认知功能、体会艺术创作的乐趣，从而达到治疗的目的。虽然当代艺术疗法是一个相当新的概念，但是在人类历史开始初期，艺术就被作为思想和观念的沟通工具。

艺术疗法依据不同的分类标准可划分为不同形式，本书根据治疗介质不同，将其分为绘画艺术疗法、音乐疗法、舞蹈疗法等。森林艺术疗法就是结合应用森林环境进行绘画艺术疗法、音乐疗法和舞蹈疗法，在森林康养中也常会用到这三类艺术疗法。

### (一)绘画艺术疗法

1. 起源与发展

绘画艺术疗法的历史可以追溯到 4000 多年前旧石器时代的岩洞壁画，尽管研究者尚不清楚岩洞壁画准确的目的，但有理论认为其可能是宗教仪式的一部分或发展族群关系的介质。随着历史的发展，艺术逐渐成为一种自我表达的工具。直到 20 世纪 40 年代，艺术被作为一种治疗的手段并发展为一门独立的学科，被应用于临床中许多疾病的治疗，艺术治疗师利用其专业的知识和心理治疗技术，选择并设计出适合来访者需求的干预方法和课程，以实现治疗目标。

2. 定义和内涵

绘画艺术疗法是通过绘画者、绘画作品和治疗师三者之间的互动，以绘画创作活动为媒介的一种非言语性的心理治疗，目的是为了发展象征性的语言，触及内心潜意识，并创造性地整合到人格里，直至发生治疗性的改变。

3. 疗愈机理

绘画艺术疗法主要以心理投射理论和人类大脑半球分工功能理论为理论基础。心理投射技术是用非语言的象征性工具对自我潜意识的表达，是一种类似自由意志物在意识中的反映。大脑半球分工功能理论则来源于美国神经生理学家 Sperry 的裂脑实验。该实验认为大脑左半球主要处理与语言性相关的活动，而大脑右半球则处理非语言性的视觉图像的感知和分析、艺术能力以及情绪反应等，所以绘画艺术疗法对处理同属右半球控制的情感等问题有很明显的疗效。

国内外关于绘画艺术疗法的作用机理主要采用绘画艺术治疗大师 Robin 的论述，他认为：第一，人类的思维和心理活动大多是呈视觉性，而绘画艺术疗法正是运用可视图画去呈现来访者的内心世界，通过来访者对可视图画的表达和思考，从而达到认识和解决问题的目的；第二，人类大多情绪体验是言语所无法描述的，包括记忆等，但这些却通过图像存储在人们的大脑中，这种图像很难被言语所提取即难以通过语言来达到治疗的目的，而绘画艺术疗法可将这些无意识释放和表达出来，从而达到治疗的目的；第三，绘画本身是一种符号，其价值也是中立的，来访者运用这一工具能较为安全、顺畅地表达自己的内心冲突、情感、愿望等，特别是那些不被自身、他人或社会所接纳的部分，从而达到治疗的目的；第四，在绘画艺术疗法中，艺术创作和心理治疗是平行的，在心理治疗的过程中，通过艺术创作，那些破坏性的力量将得以升华，进而转为建设性的力量来帮助来访者。

4. 形式和应用

当前，绘画艺术治疗媒介主要是油画、国画、涂鸦等。对于大多数普通人而言，在没有经过美术基础、造型能力训练的情况下，短时间内驾驭油画、国画是相当困难的，很容易让人望而却步、无从下手，从而使参与者陷入"不会画、画不好"的不安情绪中，影响艺术治疗的初期进程。相比较而言，版画更易让人接受。版画制作具有"绘、刻、印"三个步骤，环环相扣的绘制程序可以让参与者不断地修改和弥补作品的不足，从而让参与者的满意度大大提高，准确地表达自身的情感。随着生活中版画的普及、版画艺术衍生品的蔓延，人们对版画熟识度不断提升，版画作为艺术治疗的媒介成为可能，版画艺术治疗应时而生。

绘画艺术疗法作为一种心理治疗方法，在处理情绪和认知功能、提高社交功能和自尊水平等方面均有着独特效果。与传统的心理治疗相比，绘画艺术疗法具有不受语言、年龄、地理环境、认知能力及疾病限制，患者易接受、阻抗小，治疗实施操作简单等独特优势，正被广泛应用于临床治疗，特别是作为精神疾病的治疗，癌症、艾滋病等无法治愈的疾病和慢性疾病的辅助治疗。绘画艺术疗法不仅可以减轻由患者自身恐惧担心所引起的焦虑、抑郁情绪，还可减轻由疾病本身所带来的精神和躯体症状，从而显著提高患者的生活质量。随着绘画艺术治疗师和临床医师的不断探索和努力，相信在不久的将来，绘画艺术疗法的临床应用范围将变得更加广泛，从而使更多的患者从中受益。

（1）对精神分裂症的临床应用

孟沛欣等（2005）在研究中发现，绘画艺术疗法不仅可以改善精神分裂症的精神症状，还可以提升自我概念、改善社交功能和情绪功能。Richardson（2007）等在对门诊治疗的慢性精神分裂症患者进行绘画艺术心理辅助治疗的六个月随访观察中，发现患者的阴性症状得到了显著的减轻。

（2）对抑郁症的临床应用

Gussak（2007）在对佛罗里达州北部的一个监狱进行研究表明，绘画艺术疗法能显著减轻服刑者的抑郁症状。Gerding（2009）通过用绘画艺术心理治疗来帮助处于抑郁状态的退伍军人，发现绘画能增加其沟通和社交能力，达到缓解抑郁情绪和减少创伤后症状。潘润德（2008）在心理咨询门诊中对有情绪障碍的中学生进行绘画艺术心理治疗，发现绘画能更好地减轻抑郁状态、了解情感冲突的原因，从而有利于心理治疗。在对大学生抑郁症状影响的实验研究中，西南大学的汤万杰（2007）发现绘画艺术疗法能有效地缓解大学生的抑郁状态。

（3）对儿童孤独症的应用

国外学者 Kanareff（2002）在一次对 4 名孤独症儿童进行共 38 期（两周一次）的团体绘画艺术干预的研究中发现，绘画能有效提高其社交技能、改善孤独症状。张雯（2009）在一项针对 60 例 4~13 岁的自闭症儿童进行的随机对照研究也表明，经过绘画艺术疗法的干预组在心理健康发展和认知功能恢复上有明显的优势，绘画能显著提高孤独症儿童的语言表达能力和沟通交流能力。

（4）对癌症患者的临床应用

癌症患者大多都会产生焦虑、消极、恐惧、孤独的情绪，甚至一些自暴自弃的想法，而这些均不利于癌症本身的治疗。国内外多项研究均发现绘画艺术疗法能够有效缓解患者疼痛和焦虑、减轻疲乏综合症等躯体症状，从而提高患者的生活质量。因此，绘画艺术疗法作为癌症的一种辅助治疗方式有着重要的意义。

（5）对其他临床疾病的应用

绘画艺术疗法除了被运用于上述的临床疾病外，还被广泛运用于其他疾病，如神经疾病、艾滋病、红斑狼疮、肥胖症等。国外学者 Wilk（2010）已经发现绘画艺术干预能显著提高中风和脑损伤等患者的认知功能。对于患有脑瘫的儿童，绘画艺术干预也能显著提高患儿的语言可懂度，有效改善其社交能力。

**（二）音乐疗法**

1. 起源与发展

音乐疗法古已有之，早在 4000 年前就有关于音乐治疗疾病的记载，埃及在远古时代的记载中就有"音乐是灵魂之药"的说法。我国于唐代之前就已发展了以宫、商、角、徵、羽五音调和心、肝、脾、肺、脏五脏相对应的音乐治疗理论。我国现存最早的一部医学专著《黄帝内经》中指出"内有五脏，以应五音""喜伤心，怒伤肝，忧伤肺，思伤脾，恐伤肾。故音乐者，所以动荡血脉流通精神而和正心也"。

国外的音乐疗法起步较早。1890 年，奥地利医生厉希腾达尔发表了"音乐医生"的观点，音乐的治疗作用正式得到了人们的关注。1944 年和1946 年，在美国密歇根州立大学和堪萨斯大学先后建立了专门的音乐治疗课程来训练专业音乐治疗师。1950 年，美国率先成立了音乐疗法协会（National Advanced Manufacturing Testbed，NAMT），标志着音乐治疗学作为一门新兴的学科由此诞生。Hyde 等（2009）通过音乐训练表明，音乐可以改变 15 个月以后儿童的大脑构造，从而提高他们的运动和听力技巧。

中国的音乐疗法起步较晚。1979 年，美国音乐治疗博士刘邦瑞教授应邀到中央音乐学院讲学，第一次把欧美音乐治疗学介绍到国内，拉开了我国音乐治疗学科建设的帷幕。中国从 20 世纪 80 年代开始进行音乐疗法，在不到 30 年的时间，我国的音乐治疗取得了出人意料的发展，如音乐电疗、疗养院精神院音乐疗法、对心身疾病的音乐治疗临床探索、对老年病的音乐治疗、对儿童智障的音乐疗法等。1989 年，中国音乐治疗学会成立。1992 年，中国音乐治疗学会北京设备研制中心成立。

2. 定义和内涵

音乐疗法是指治疗师根据受治者的实际情况，选择有针对性的经过专门设计的音乐内容，运用音乐的审美体验和演奏音乐等活动，通过音乐在心理、生理方面的效应，使受治者在音乐艺术的体验中，获得情绪释放、消除心理障碍、达到身心调节、恢复健康的治疗技术。

音乐疗法是以心理治疗的理论和方法为基础，运用音乐特有的生理、心理效应，使求治者在音乐治疗师的共同参与下，通过各种专门设计的音乐行为，经历音乐体验，达到消除心理障碍、恢复或增进心身健康的目的。

3. 疗愈机理

同中医理论并行的五行音乐疗法机理，在中国古代，音乐和中医理论被视作修身养性、延年益寿的娱乐疗法之一。远在秦代的《吕氏春秋》中，就提出了音乐能够"和心""适行"的医学美学观。音乐疗法的作用机制可以从以下几个方面进行分析。

从中医的角度分析，音乐治疗的基本原理是利用不同的音乐类型调节机体的阴阳，同时在人与自然、社会之间重新建立一种平衡，从而达到治疗疾病、恢复健康的目的。中医学将人的情志活动归纳为喜、怒、忧、思、悲、恐、惊"七情"。因此，可以利用不同情调的音乐克服和纠正人们不正常的情绪变化，也可借助同样情调的音乐达到情感的宣泄和平衡。

从心理学的角度分析，不同的音乐能传递出愉悦、幸福、愤怒、悲怆、惋惜等信息，这些信息在引起受治者情感共鸣的同时，也让个体受压抑的情绪通过音乐得以表现和释放，这本身就是一种治愈过程。由于现实世界中客观事物的彼此联系，反映现实内容的音乐在大脑中枢中产生的联觉和"通感"能引起受治者的"遐想"，产生想象的意象世界，不仅可以让受治者得到精神上的满足，还可以让其在自由想象的空间中达成现实与非现实世界的沟通，从而恢复自身与自然、社会环境的平衡与协调。

从生理学的角度分析，音乐疗法是治疗师根据受治者病症而选择的专门设计的音乐内容来进行的治疗，这些音乐都是具有特定规律和组织的乐音。首先，具有治疗作用的音乐能通过听觉系统形成神经冲动，作用于大脑皮质下的脑干网状结构及非特异投射系统，促进大脑皮质各部位的协调运作；其次，这些具有特定声波的音乐在频率、节奏、强度上与人体内的生理振动如心率、心律、呼吸、血压、脉搏等趋于一致时，就会产生生理共振共鸣，机体细胞也能产生相应的有张有弛反应，整个机体参与到协调、平衡、统一的韵律活动，给人以舒适的感觉，从而可以缓解疲劳和紧张，产生镇静、止痛、降压等良效；最后，优美愉悦的音乐还能促使人体分泌一些有益于身体健康的激素、酶和神经递质等活性物质，调节体内血管流量和神经传导，改善神经系统、心血管系统、内分泌和消化系统的功能。

### 4. 形式和应用

随着医学和心理学的发展，音乐疗法得到了飞速发展，音乐治疗学也发展成为一门现代学科。目前，音乐疗法被广泛应用于精神病的康复治疗、胎教、儿童心理障碍矫治、各种神经症的心理治疗及心身疾病的辅助治疗等领域。国内外很多研究和临床实践证明，音乐对人心身的调节作用是肯定的，音乐疗法对身心疾病治疗、康复具有明显的效果。20 世纪 80 年代开始我国医疗工作者借鉴国外的有关经验，相继开展了有关音乐治疗的科研及临床实践工作，并结合中医特点，创造了音乐电流疗法、音乐松静导引新疗法等。

音乐疗法主要有两种：一是主动性音乐治疗。该疗法通过让患者唱歌、跳舞、演奏来调节情绪，逐步建立适应外界环境的能力。主动性音乐治疗在国外是精神病院和康复医疗机构的主要治疗方法之一。二是被动性音乐治疗，该疗法让患者感受音乐，在欣赏音乐的过程中，通过音乐的旋律、节奏、和声、音色等因素影响人的神经系统，达到治疗作用。被动性音乐治疗是目前国内音乐治疗的一种主要方法。

另外，国内还有音乐引导气功疗法及音乐电疗法。音乐引导气功疗法是以音乐为引导，诱导患者入静治病。音乐电疗法是把音乐信号转换成与音乐同步的中低频电流，导入穴位或病患部位治疗疾病的方法。

### (三)舞蹈治疗/舞蹈疗法

#### 1. 起源与发展

舞蹈治疗的概念最早起源于 19 世纪末的欧洲。美国在舞蹈治疗这方面走在了世界的前端，玛丽安·雀丝作为美国舞蹈治疗的奠基人，其地位首屈一指。她是这样评价舞蹈治疗的："舞蹈作为一种非言语沟通方式，满足了人类最基本的需求。作为一种直接的表达和沟通方式，它可以接触到那些难以抵达的内心深处。"这句话直接总结了舞蹈治疗的独特功效。美国舞蹈治疗协会(American Dance Therapy Association，ADTA) 于 1966 年成立，其行业标准是世界其他国家和地区的参照，其在美国 7 所大学开设有舞蹈治疗的硕士和博士专业，并于 2015 年在圣地亚哥举行了美国舞蹈治疗协会的第 50 届年会。直到近年才成立了欧洲舞动治疗协会（Association for Dance Movement Therapy，EADMT），并在 2014 年举办了第一届年会。和美国舞蹈治疗协会不同的是，欧洲舞动治疗协会组织结构上相对比较复杂，只接受国家协会会员，不接受个人会员。在中国，舞蹈治疗起步比较晚，但发展比较迅猛。伏羲玉兰将其带入中国，2005 年亿派学院被引入中国并开始进行推广，2010 年中国正式开始了 ADTA 美国全体系舞蹈治疗职业认证培训。

2. 定义和内涵

美国舞蹈治疗协会对舞蹈治疗的定义：舞蹈治疗（dance therapy），又称舞蹈动作治疗（dance movement therapy，DMT），是利用舞蹈或即兴动作的方式治疗情感、认知包括身体方面的障碍以及增强个人意识、改善人们心智的一种心理治疗。从 ADTA 对舞蹈治疗的定义来理解，它针对的是有心理疾患需要临床治疗的病患，或者是需要心理干预的有心理障碍的亚健康人群，或者是"正常"高功能人群需要使用舞蹈治疗做个人成长等。所以，在此提到的舞蹈治疗是一个广义上的心理治疗。

无论是舞蹈治疗，还是国内有时所称的舞动治疗，或者是舞疗，与我们平时提到的舞蹈理疗或者舞蹈医疗是不同的概念。这里讲到的舞蹈治疗是定义在心理治疗下的一个分支，它针对的是关于个体的身体、情感和认知这三个层面上的一些内容和问题，关注的是与个体自己身心上的关系，以及自己和他人及社会之间的关系。

3. 疗愈机理

舞蹈治疗是通过舞蹈或即兴动作的形式来治疗身体生理、心理以及社会适应有障碍的人群，用来调节身心平衡。舞蹈治疗将身体的运动和心理的治疗密切地结合起来，通过被治疗者跟随自身内心的舞动，激发内在的感觉，逐步达到促进身体机能和情感共同改善，从而提高社会适应能力。

（1）生理学原理

舞蹈治疗是舞蹈和心理治疗的结合产物，随着身体的舞动，机体势必要产生一系列有规律的生理变化。舞蹈运动时引起身体生理变化的主要是人体机能的变化。神经调节、体液调节和自身调节是调节人体机能变化的三种方式，舞蹈治疗主要通过神经调节和体液调节来影响人体机能。

（2）心理学原理

舞蹈治疗是将舞蹈艺术和心理学结合在一起用于治疗心理问题的一个

产物，它通过自然放松的肢体运动形式来帮助人们缓解心理的问题，从而达到消除不良情绪、改善自身身体状态的目的。

### 4. 形式和应用

舞蹈治疗的治疗方式和手段有很多，因人而异。舞蹈治疗师与病人在情感、心态呼应上临阵发挥的躯体动作引导，就像传统治疗师与病人的口头谈话技巧一样。作为舞蹈治疗师必须具备以下四种最基本的治疗理念和方式，即本真动作、镜像动作、两极动作及使用传导体动作。许多具体手段、技巧都是在这些基本方式的基础上创造出来的。

舞蹈可以改善不同人群的生活质量，舞蹈治疗应用于提升生活质量和幸福感，治疗抑郁症、精神分裂症、饮食失调症、肥胖症、自闭症谱系障碍、阿尔茨海默病等方面的研究多有报道。

森林艺术疗法，除了在森林环境中进行绘画艺术、音乐、舞蹈疗法外，还可以进行手工艺术创作如插花和压花花艺等，利用自然材料进行艺术创作，体现访客作品的独一无二，这在森林康养中深受大家的喜爱。森林手工的材料选择具有多样性，大自然中的一切材料都可以用于森林手工，如树叶、树枝、树皮、种子、花朵、小草、石头、沙子、土壤等。森林手工的形式也是多样的，如树叶画、花朵画、果实画、种子画、自然综合画、插花艺术、压花艺术等。

## 第二节　森林康养方案订制要素

### 一、了解森林康养活动的参与者

森林康养应该以不同人群的康养需求为导向，有针对性地设置能够满足不同需求的康养项目，开发不同类型的森林康养产品。明确森林康养活动参与者的类型、特征与健康状况、森林康养需求与动机以及参与森林康养活动的限制条件，以更好地选择合适的森林康养产品。

#### （一）了解参与者的群体类型与康养需求

了解森林康养活动参与者的年龄与时期特征、健康程度、需求与动机、支付意愿等，选择合适的森林康养活动（表 4-13）。

表 4-13  参与者群体分类、类型与康养需求

| 分类依据 | 类型 | 康养需求 |
|---|---|---|
| 年龄 | 少儿型、青年型、中年型和老年型 | 少儿型偏重对森林和环境的认知，促进身心健康；青年型主要为增强体质、提高免疫力、缓解焦虑；中年型主要为缓解焦虑与释放压力，延缓衰老；老年型以养老康复、健康管理为主要需求 |
| 健康程度 | 健康类、亚健康类和不健康类 | 健康类多偏重在"康"上，目的是维持身心的健康、培养环保意识、建立自信自尊；亚健康类则在"康"的基础上，通过适度的"养"而达到健康的状态；不健康类主要偏重在"养"上，以修复和恢复身心健康为需求 |
| 需求与动机 | 养身型、养心型、养性型、养智型、养德型 | 养身型以维持和修复身体健康为主；养心型以维持和修复心理健康为主；养性型偏重维持和修复良好的性情；养智型以获取知识、提高智力为主；养德型则是提高品德修养 |
| 支付意愿 | 免费类、低收费类、中收费类和高收费类 | 根据自身的需求和消费能力，选择不同费用的森林康养活动 |

## （二）了解参与者参与森林康养活动的限制条件

1. 时间限制

制订方案时需考虑参与者的学习时间与工作时间，康养活动时间与频率不应该给参与者造成额外的负担。

2. 经济状况

考虑参与者的经济条件，在支付意愿与条件安排合理的情况下选择康养活动与场所。

3. 认知限制

了解参与者对森林康养的认知以及对自身健康问题的认知，这些都可能影响森林康养活动的开展。

4. 人数限制

了解康养活动的人数限制。参与森林康养活动的人数不宜过多，每组10~15人为宜。

5. 其他限制

了解参与者的行动能力与其他注意事项，考虑参与者是否存在影响参与森林康养活动的疾病和过敏等症状。

## 二、了解开展森林康养活动的场所

了解森林康养活动场所的康养要素、设施和风险，是规划活动路线和活动内容、降低活动风险的前提。

### (一)了解森林康养场所应该具备的要素及指标

1. 康养要素及指标

研究证明，当森林康养场所的环境因素达到以下标准时(表 4-14)，其健康效益会最大化。

表 4-14　森林康养场所的康养要素及指标

| 要素 | 指标 | 衡量标准 |
| --- | --- | --- |
| 环境 | 活动面积 | 活动面积在 1 hm² 以上为宜，并在康养活动场地中有多处满足 3~5 人同时坐下且互不干扰的活动空间 |
| | 森林面积 | 森林面积以不低于 100 hm² 为宜 |
| | 声环境 | 当噪声在 30~50 dB 时人体感觉最舒适，且自然的声音(如蝉鸣声、溪流声、落叶声)具有调整情绪、缓解压力的功能 |
| | 植物精气 | 植物精气又称植物杀菌素、芬多精，可以有效预防和缓解人体疾病，松柏科植物是释放芬多精的主要树种之一 |
| | 郁闭度 | 森林郁闭度以 0.3~0.7 为宜 |
| 气候 | 温度 | 根据人体学试验，人体最适宜的温度是 18~24℃ |
| | 湿度 | 人体比较适宜的湿度在 45%~65% |
| | 风速 | 风级在 0 级无风和 1 级软风时让人感觉舒适 |
| | 光 | 一般适宜的照度在 500~1000 lx |
| 地形 | 高度 | 海拔在 800~2500 m |
| 水体 | 优产度 | 色度、浑浊度、臭味、pH 值测试标准符合国家要求 |
| 空气质量 | 洁净度 | PM₂.₅ 低于 35 μg/m³ 时，空气质量最优 |
| | 空气负离子 | 又称空气维生素，1000 个/m³ 以上时康养效果好 |
| 绿色效应 | 绿视率 | 绿色在人的视野中为 25% 左右时，让人感觉最为舒适 |
| | 景观与物种多样性 | 多样化的景观或者物种有较好的健康恢复效果 |
| 交通 | 可达性 | 乘坐公共交通工具能够到达，距离交通枢纽和干线≤2 h |

2. 相关指标的定义

①植物精气。指森林植物的器官和组织在自然状态下释放的气态有机物。植物精气不仅能保护植物免受细菌、真菌和寄生虫等的侵害，而且对人类健康有广泛的积极作用，是目前森林康养研究的核心因素。

②郁闭度。指森林中乔木树冠在阳光直射下在地面的总投影面积(冠幅)与此林地(林分)总面积的比。

③空气负离子。指带负电荷的氧离子，无色无味，其含量是衡量空气质量好坏的重要指标。

④绿视率。指视野范围内绿色所占的面积比例。

⑤景观与物种多样性。指不同景观类型的空间布局与比例以及森林环境的物种主要组成成分与比例。

**(二)了解森林康养场所的康养设施**

了解满足森林康养活动所需的基础设施、配套辅助设施与专业仪器。

1. 基础设施

①平台。设置在步道沿线，与步道相隔一定距离；宜视野开阔，适合远眺；材料注重安全、舒适。

②步道。步道选线应考虑植物、水体、地形等要素，提供丰富的视觉、听觉、嗅觉、味觉、触觉体验；避免坡度过陡，宜小于7%；宜满足2 km以上、多条、循环的漫步长度要求；铺设路面材质不宜硬化，少台阶；宜无障碍。

③环境监测设施。包括环境温度、湿度、风速、辐射、空气负离子、芬多精、细颗粒物等监测设施。

④标识设施。在康养步道沿线、康养活动场地、配套康养设施、险要地段等关键节点是否有标识设施；应按所在位置及实际需求标明信息，包括场所的面积、海拔、环境指标等基本信息，以及线路、坡度、距离、运动量、适宜的康养活动和森林防火标识等其他信息。

2. 配套辅助设施

①具有集合与活动的室内空间。

②具有干净、方便的卫生间。

③具有工具材料储存间。

④具有数量充足、档次合理的住宿餐饮。

⑤具有防灾避难设施。

3. 专业仪器

(1)健康诊断与效果评估仪器

常规医疗检测仪器主要包括血压计、心率仪、血糖仪、唾液皮质醇测试设备等以自助式检测设备为主的医疗仪器;智能仪器包括智能手环与手表、皮肤电测试仪、脑电波仪、脉搏血氧饱和度仪、健康检测仪、鹰眼检测仪等;主观测量量表包括压力与焦虑量表、心理健康量表、康养环境效果认知量表等。

(2)医学急救仪器

医学急救仪器包括氧气瓶、除颤仪、简易呼吸器、心脑按压泵、负压骨折固定装置等设施。

**(三)了解森林康养的风险并制定应对措施**

自然区域的户外活动存在各种类型的风险,如人身损伤、物质损害。在编制活动方案时,必须识别和评估这些风险,制定预防措施,将活动的固有风险最小化,创造安全的空间,让参与者可以拥有令人满意的与自然亲密接触的体验。

风险是可能发生的危险。风险管理应贯穿森林康养活动的每个环节。风险管理包括以下环节。

1. 识别风险类型

(1)自然环境风险

自然环境的风险多来自自然灾害、动植物伤害、地形、水文等方面,表 4-15 详述了自然环境的风险类型、危害与控制措施。

表 4-15　自然环境的风险类型、危害与控制措施

| 风险类型 | 危害描述 | 危害后果 | 控制措施 |
|---|---|---|---|
| 自然灾害 | 山体滑坡、落石、泥石流 | 失踪、伤亡 | 掌握相关知识;定期演练;关注天气情况,决定活动是否开展;穿合适的衣服和鞋子 |
| | 雪崩 | 失踪、伤亡 | |
| | 雨雪、冰雹天气 | 迷路、失温 | |
| | 低温 | 冻伤、失温 | 冻伤部位要进行保温或浸泡于 38℃ 的温水中;喝热水 |
| | 高温 | 中暑、热衰竭 | 将患者放置阴凉处,用冷水浸湿的毛巾擦拭头、胸、腋下等部位降温,脸转向一侧方便呕吐 |

（续）

| 风险类型 | 危害描述 | 危害后果 | 控制措施 |
|---|---|---|---|
| 植物伤害 | 植物密度大 | 迷路、摔跤 | 定时清点人数，提醒安全事项 |
| | 有毒植物 | 触摸或食用导致中毒 | 活动前交代安全注意事项 |
| | 引起过敏的植物 | 严重者休克 | 了解活动区域内植物状况和参与者信息；参与者自备口罩、药品 |
| | 尖锐的自然物体（如树枝、树根） | 受外伤 | 避开危险区域，及时提醒 |
| 动物伤害 | 蚊虫叮咬 | 肿痛甚至患病 | 着装覆盖皮肤，携带药品 |
| | 有攻击性野生动物 | 中毒、咬伤、死亡 | 了解当地野生动物情况；清点人数，保证参与者在视线范围内；与当地医疗机构保持联系，及时呼救 |
| | 动物粪便及其他异物 | 踩踏、触碰后可能感染病毒 | 提醒参与者保持距离 |
| 地形 | 活动面积和活动距离 | 活动的面积过大、距离过长，耗费体力且增加其他风险；落入沟渠、陷阱等 | 根据参与者的能力、需求调整活动范围；选择平整面路 |
| | 陡坡、悬崖等复杂地形 | 摔落陡坡或悬崖 | 定时清点人数，提醒安全事项 |
| | 海拔 | 高原反应 | 提前服药；携带氧气瓶等；与当地医疗机构保持联系，及时呼救 |
| 水文 | 水域深度 | 溺水 | 定时清点人数，提醒安全事项 |
| | 水位变化 | 中断道路、溺水 | 清楚天气状况，选择其他安全的替代路线；定时清点人数 |
| | 水进眼睛 | 引起不适或疾病 | 提醒安全事项，预备常用药品；及时送医 |

（2）设施风险

设施风险包括住宿、餐饮条件不满足安全、卫生要求，水电设施、通信设施规划不合理，消防设施存在年久失修等问题。

（3）人员风险

①活动组织者和教学者风险。即活动组织者和教学者缺乏风险识别能力、未在活动范围内及时采取安防措施、缺乏事故应变力、无法维持秩

序、传授错误技术动作、缺乏危险行为的监管。

②参与者风险。即参与者身体有生理缺陷或伤病，因知识经验不足无法识别、判断风险，安全意识弱，活动时注意力分散，不服从安排擅自行动，户外技能掌握不牢固、技术不规范。

2. 风险评估

风险评估是指在风险识别的基础上，用定量分析、定性分析相结合的方法，估计和预测风险发生的概率和损失程度。

3. 风险处理

(1) 回避风险

回避风险是指考虑到风险事件发生的可能性和损失程度，主动放弃或拒绝实施可能导致风险损失的活动方案。通过回避风险，可以在风险事件发生之前完全消除某一特定风险可能造成的损失。

(2) 转移风险

转移风险是指为避免承担风险损失，有意识地将损失或与损失有关的财务后果转移或者分散的方法。风险转移策略有很多种，最重要的风险转移方法是保险，如活动组织机构为受众购买短期综合意外险等商业保险。

(3) 控制风险

活动组织者、森林康养专业人员以及参与者应在森林康养活动前和活动过程中采取系统、有效的措施控制风险。

①活动组织者应完善各种规章制度、规范各种作业程序；严格审查从业人员资质、经验、能力，并经常对康养师进行培训；购买标准技术装备、设备，对其使用、保养情况进行监管；与康养基地管理部门、服务部门保持良好沟通；要求活动设计者不断完善活动方案；熟悉活动流程和可能的风险点；编写风险点及应对措施的手册。

②森林康养专业人员应在活动前详细检查技术装备、生活装备、场地设施；在活动前详细收集活动地天气情况并做好应对准备；在活动前与受众负责人进行最后沟通确认；在活动前与森林康养基地管理部门、服务部门进行沟通确认；对参与者进行安全教育，充分讲解、示范和指导；对出现损伤的参与者进行及时处理，活动结束后回访；采用安慰、鼓励、赞赏等方法缓解参与者压力；在活动中集中存放和照看参与者的贵重物品；在活动中分工明确，专人看守、巡护；时刻提醒安全注意事项，关注参与者行为并给予警示。

③参与者应服从指挥、不擅自行动；在活动中保持注意力集中；身体

不适及时退出。

（4）自留风险

自留风险是指将风险可能造成损失的全部或者一部分留给活动组织者承担。在康养活动中，不可避免地会出现擦伤等轻微伤害；此外，户外活动中，蚊虫叮咬、感冒、肠胃疾病也很常见，携带急救包以及特殊医疗物资如血清，能有效避免人身伤害的发生和加重，这是主要的风险自留方式，最好的自留风险方式是聘请专业医生随队。

4. 风险回顾

通过总结风险发生和处理的经验，加强风险认知能力。

5. 准备必要的法律文书

在参与活动之前还需具备以下法律文书。

①个人和公众责任保险。

②户外风险评估文件。该文件主要包括活动内容、地点、特征和所用设备的简要描述；任何可能影响风险的当地因素，如危险的动植物、湿滑路况、污染的水体；危险发生的可能性与严重程度；降低与消除风险的方法。

③合格的急救员证书。应该保证每次活动中都有经过专业训练并持有急救员证书的工作人员。

## 三、明确森林康养方案的目标

### （一）了解森林康养的总目标

1. 改善参与者健康状况

①身体健康。言语流利、运动敏捷、睡眠良好、体重正常、呼吸平稳、血压正常等。

②心理健康。性格完好、情感适当、意志合理、态度积极、无过激行为、提升满意度与幸福感等。

③社会健康。与人交往中有自信心和安全感，能与人友好相处，知道如何帮助他人和向他人求助，能聆听他人意见、表达自己的思想，能以负责任的态度行事并在社会中找到自己合适的位置。

④智力健康。智力正常、认知正确。

⑤道德健康。有健康、积极向上的信仰，有高尚的品德与情操，有完美的人格。

2. 降低成本

①社会成本。国民健康指数提高，为社会创造更大的价值。

②家庭成本。为家庭减少经济花销，为下一代提供优良基因。

③医疗成本。预防疾病，减少病房压力。

**(二)明确森林康养活动的预期目标**

森林康养活动对人体身心健康、社会和谐有重要促进功能。

1. 身体层面

森林康养活动能够减少肥胖、减少糖尿病、降低血压、改善术后恢复、改善急性和慢性疼痛、减少心血管疾病的发病风险、减少多动症症状、提升视力、利于过敏与呼吸系统疾病的预防和治疗、增强免疫功能、提高睡眠质量等。

2. 心理层面

森林康养活动可以减少压力、缓解紧张情绪、减少抑郁和焦虑、提升幸福感和目标感、增强认知功能、增强记忆和注意力、抑制冲动、提高想象力和创造力等。

3. 社会层面

森林康养活动能够增加社会和谐度、增强社会联系、促进社会参与等。

## 四、评估从事森林康养的人力资源

随着森林康养产业的迅速发展，森林疗养师、自然体验师、森林康养师等新兴职业发展势头良好，民间机构和组织开展了相关培训，同时相关大学与职业学院也开始培养专业的森林康养人才。

在森林康养活动开始之前，应明确已有的森林康养人力资源，评估现从事森林康养产业人员的数量，确定参与森林康养活动的人员类型与人数，从而制定并组织康养活动方案。如果森林康养人才紧缺，可以考虑对原来从事林场管理、旅游、森林保护、康复医疗等方面的人才进行系统培训。

**(一)森林康养工作人员应该具备的素质**

1. 基本素质

对大自然热爱、对人的敏感程度高、具有良好的洞察力和交往能力、对人真诚和友善、具有平等观念等。

2. 专业素养

需要掌握林学、园林、生态学、心理学、运动医学、中医药学、护理、体育保健与康复、预防医学、户外探险、健身运动类等知识理论并具有实际操作能力。

**(二)森林康养从业人员应该具备的能力**

①具备运用森林康养、林学等理论、技术和方法，评估康养环境、选择康养场所的能力。

②具备规划设计并指导营建康养基地、康养浴场、康养步道等康养设施的能力。

③具备使用健康监测设备、健康评定量表等手段，采集、分析、评估康养对象健康状况和健康需求信息并制订康养计划和方案的能力。

④具备运用康养技术和自然养生疗法，组织和指导康养对象开展康养活动的能力。

⑤具备评估康养效果并调整康养方案的能力。

⑥具备提供森林或园林康养咨询服务的能力。

⑦具备应对突发事件处置和相应急救的能力。

## 五、确定采用的森林康养产品

在对上述康养人群特征与需求、康养环境、康养资源与设施等因素的分析和评估基础上，利用优势，突出特色，明确目标，确定合理的森林康养产品。

不同健康程度的人对森林康养的需求不一样。健康人群的森林康养产品更多地偏重在"康"上面，即通过开展诸如森林观光、森林运动、森林体验等活动，维持身心的健康；亚健康人群的森林康养产品介于"康"和"养"之间，在"康"的基础上，通过适度的"养"来修复身心健康，达到健康的状态；不健康人群的森林康养产品则主要偏重在"养"上面，即主要通过森林疗养、森林康复等活动，来修复和恢复身心健康。因此，森林康养应该以不同健康程度人群的康养需求为导向，有针对性地选择合适的康养产品（表4-16）。

表4-16　康养产品的具体内容与适宜人群

| 森林康养产品 | 适宜人群 | 具体产品项目 |
| --- | --- | --- |
| 森林主导康养 | 健康<br>亚健康<br>不健康 | 森林观光、森林浴、植物精气浴、空气负离子呼吸体验、森林冥想、林间漫步 |

（续）

| 森林康养产品 | 适宜人群 | 具体产品项目 | |
|---|---|---|---|
| 森林运动康养 | 健康亚健康 | 丛林穿越、森林瑜伽、森林太极、森林户外竞技运动、定向运动、森林拓展运动、山地自行车、山地马拉松、森林极限运动、森林球类运动 | |
| 森林体验康养 | 健康亚健康 | 森林食品体验 | 康养餐饮、森林采摘 |
| | | 森林文化体验 | 森林体验馆、康养文化馆 |
| | | 回归自然体验 | 森林探险、森林烧烤 |
| | | 森林休闲体验 | 森林露营、森林药浴 |
| | | 森林住宿体验 | 森林康养木屋、森林客栈 |
| 森林科普宣教康养 | 健康亚健康 | 森林自然讲解、森林野外课堂、森林通识展览 | |

## 六、确定森林康养活动的时间与频率

美国的相关研究表明，在森林中静坐 15 min 就可以明显降低压力。日本研究发现，在森林中度过 3 天 2 夜，免疫细胞数量和活性都有所增加，而且这一功效可以持续一个多月。英国对近 20 000 人进行的一项研究表明，每周花 120 min 在大自然中，可以改善自身的健康状况，提高满意度和幸福感。因此，在设计森林康养活动方案时，要根据不同疗法确定活动时间和频率（表4-17）。森林康养活动时间应该每次最少 15 min、每周最少 120 min。

表 4-17　森林康养活动所需时间和频次

| 森林康养活动 | 每次至少所需时间（min） | 频率 |
|---|---|---|
| 森林观光 | 30 | 一周三次 |
| 森林浴 | 15 | 一周三至四次 |
| 森林冥想 | 30 | 一周两次 |
| 森林瑜伽 | 30 | 一周两次 |
| 森林太极 | 30 | 一周两次 |
| 森林拓展运动 | 40 | 一周一次 |
| 森林探险 | 60 | 一月两次 |
| 森林露营 | 120 | 一月一次 |
| 森林药浴 | 40 | 一周一次 |
| 森林自然讲解 | 60 | 一月一次 |
| 森林野外课堂 | 60 | 一月一次 |

## 七、评估森林康养活动的效果

在森林康养活动设计中，应该对参与者参与活动前后的生理、心理有评估方案(表4-18)。

**表4-18    参与者生理、心理评估方法和指标**

| 评估内容 | 评估方法 | 评估指标 | 工具 |
|---|---|---|---|
| 生理 | — | 心率、血压(舒张压、收缩压) | 电子血压仪 |
| | | 唾液皮质醇 | 唾液收集管、人体唾液皮质醇试剂盒 |
| 心理 | 观察法 | 基本心理特征(情绪表达、外界接触等)及规律性 | — |
| | 会谈法 | 仪表和行为、言语和沟通过程、感觉和认识功能、情绪 | — |
| | 心理量表法 | 精力、紧张、愤怒、疲劳、抑郁、慌乱、自尊相关 | 压力量表、焦虑量表、抑郁量表 |

## 八、制定森林康养活动方案的替代与应急预案

在开展森林康养活动前即计划阶段，风险管理者应审查组织内、外部的组织资源协调情况。内部的组织安排方面、具体活动方案、人员分工，都会影响活动秩序，增加风险发生的概率；若没有制定风险应急预案，危险发生时人员就不能及时反应，延误补救时间；人员的安全意识和风险处理能力关系到个人及他人的安全。外部的沟通方面，救助系统不完善意味着危险发生时不能有效与活动所在地的管理部门、就近医院、公安、消防取得联系，无法及时获得外部援助。设计森林康养活动方案时，也应该考虑因为恶劣天气或者其他突发事件而导致的原定方案不可行，制定替代的室内活动方案。

# 第五章

# 森林康养基地的规划建设

## 第一节　森林康养基地规划建设要求

### 一、森林康养基地规划建设原则

#### (一)生态优先，合理利用

坚持尊重自然、顺应自然、保护自然的生态文明理念，严格保护区域内重要的森林生态系统、森林景观资源等主要保护对象。坚持因地制宜，科学划定功能分区，合理布局建设项目，在不影响场地正常生态功能发挥的前提下确定主要利用方向，严格控制开发建设强度，避免大拆大建，将对自然环境和历史人文环境的影响降到最低。

#### (二)系统规划，突出特色

项目规划建设应根据所在区域资源特色、产业基础、森林康养发展水平及客源市场等因素，确定森林康养基地的发展方向，整合资源，强化森林风景资源的原真性和生态环境的自然性，突出地域文化特色，形成独特风格。

#### (三)统筹协调，多方参与

规划建设应与区域国土空间等上位规划相衔接，协同推进多主体共建、多部门合作，合理配置资源，优化产业布局，推动森林康养与医疗、养老、体育、教育、文化等相关产业的融合。规划过程应确保各利益相关者的参与，在不违背相关政策及技术规范的前提下，充分尊重各利益相关者的权益、意见和建议。

#### (四)尊重市场，积极创新

以森林康养市场为导向，深化开放合作，引进先进理念、技术，汇聚和利用森林康养创新资源，更大范围、更深层次、更广领域地鼓励和推进森林康养产品的创新，推动森林康养基地可持续发展。

## 二、森林康养基地选址

森林康养基地的选址应选择具有较为适宜的发展基础的场所，尤其应考虑基地的自然资源条件以及基地所在区域的社会经济条件，降低建设难度与获客运营成本。

**（一）自然资源**

1. 气候条件

森林康养基地应选择气候条件舒适且具有舒适、独特森林小气候的区域进行建设，全年人居环境气候舒适度达《人居环境气候舒适度评价》（GB/T 27963—2011）中 3 级（舒适）的天数不少于 150 天。舒适康养期内平均气温应在 16~28℃，空气相对湿度应在 40%~85%。

2. 森林质量

森林康养基地的森林质量应满足以下几点。

①森林面积。基地及其毗邻区域的森林总面积不少于 1000 hm²，其中近成熟林超过森林总面积的 30%。

②森林覆盖率。基地范围内森林覆盖率应大于 30%。

③郁闭度。基地范围内森林平均郁闭度为 0.4 以上。

④生物多样性。生物多样性丰富，动植物物种及生境类型多样，野生动植物和古树名木保护良好，无明显生物入侵现象。

⑤树种组成。基地区域内森林应为针阔混交的中龄林以上的稳定林分，森林组成树种以松、桧、榉、栎、柏等为佳。

⑥森林健康。林业有害生物等级在《林业有害生物发生及成灾标准》（LY/T 1681—2006）规定的轻度危害及以下。

3. 环境质量

森林康养基地内部及周边环境应在确保对人体无害的前提下满足以下几点。

①污染源。基地内部及周边 5 km 范围内无大气污染、水体污染、土壤污染、噪声污染、农药污染、辐射污染、热污染等污染源。

②水环境质量。地表水环境质量和地下水环境质量至少达到《地表水环境质量标准》（GB 3838—2002）规定的Ⅲ类水，污水排放达到《污水综合排放标准》（GB 8978—1996）规定的一级标准。

③声环境质量。声环境质量达到《声环境质量标准》（GB 3096—2008）规定的Ⅱ类标准。

④环境天然外照射贯穿辐射剂量水平。远离天然辐射高本底地区，无工业技术发展带来的天然辐射，无有害人体健康的人工辐射，符合《电离辐射防护与辐射源安全基本标准》（GB 18871—2002）的要求。

⑤大气环境质量。达到《环境空气质量标准》（GB 3095—2012）规定的二级标准，康养期内空气负离子不小于 1000 个/cm³、空气细菌含量小于10 000 个/m³。

⑥土壤环境质量。土壤污染风险筛查和风险管控应符合《土壤环境质量 建设用地土壤污染风险管控标准（试行）》（GB 36600—2018）的要求。

4. 地理位置

森林康养基地的地理位置应满足以下要求。

①海拔。森林康养基地海拔以小于 2000 m 为宜。

②地貌条件。基地内应尽量包含多种地貌单元，拥有较大面积的水体及开阔平地，坡度平缓但有一定的起伏变化。

③地质条件。基地选址避免采空、塌陷、地裂缝、崩塌、滑坡、泥石流、洪灾等地质灾害频发地段。

④光照条件。全年日照时数应不小于 1000 h。

5. 自然景观

①地文景观资源。包括典型地质构造、标准地层剖面、生物化石点、自然灾变遗迹、名山、火山熔岩景观、蚀余景观、奇特与象形山石、沙（砾石）地、沙（砾石）滩、岛屿、洞穴及其他地文景观。

②水文景观资源。包括风景河段、漂流河段、湖泊、瀑布、泉、冰川及其他水文景观。

③生物景观资源。包括各种自然或人工栽植的森林、草原、草甸、古树名木、奇花异草等植物景观；野生或人工培育的动物及其他生物资源及景观。

④天象景观资源。包括雪景、雨景、云海、朝晖、夕阳、佛光、蜃景、极光、雾凇及其他天象景观。

**（二）人文资源**

森林康养基地内应具有一定特色的人文资源以利于开展森林康养活动，包括物质文化、非物质文化和康养特色资源。

1. 物质文化

物质文化包括历史古迹、古今建筑、社会风情、地方产品、特色民宿、红色文化、宗教文化及其他物质文化遗产。

2. 非物质文化

非物质文化包括中医养生文化、茶文化、体育文化、民间工艺等非物质文化遗产资源。

3. 康养特色资源

康养特色资源包括具有较强食疗特色的中草药、食用菌等可开展特色食养医养资源以及对人体具有保健养生作用的各类特色资源等，且具有一定的知名度。

### (三)社会经济

1. 基本情况

森林康养基地的选址需考虑基地周边区域的人口数量与素质、所在村镇的基础设施水平，确保能够支撑森林康养基地的运营管理、康养服务、自然教育等方面的人力、基础设施需求。

2. 旅游经济水平

森林康养基地所在区域接待国内外旅游者人次应具有一定规模，且当地的旅游业应为当地服务业的龙头产业和国民经济战略性支柱产业。

### (四)土地利用

1. 基地面积

基地应选在面积不小于 50 hm² 的集中区域，并且权属清晰、无争议，能够长期作为森林康养基地使用。

2. 土地利用性质

森林康养基地选址应避开生态红线、基本农田划定区域、自然保护地的核心与缓冲区域，且基地内部应具有一定面积的能够开展相关配套设施建设的土地利用类型，包括商业服务业用地、住宅用地、公共管理与公共服务用地、交通运输用地等。

### (五)基础设施

1. 市政基础设施

森林康养基地选址应选择具有一定基础设施建设的区域，包括内部道路系统、一定数量的停车场以及给排水、垃圾处理、供电、通信、网络等设施，或选择具有开展高水平基础设施建设条件的区域。

2. 医疗康体设施

森林康养基地选址应选择具有一定休闲、康复、健体等设施建设的区域。休闲设施包括较为完善的步道以及配套的休闲游憩设施。康复设施包括卫生院、急救站等医疗设施，具备治疗中老年常见病和进行意外伤害应急救护的能力，或距离当地的医疗卫生机构较近。健体设施包括能够开展养生健体活动的场所，如开展瑜伽、按摩、水疗、茶道、传统中医养生、亲水活动的场所等。

**(六)周边区域环境**

1. 相关产业发展情况

森林康养基地所在县(市、区)的医疗业、绿色有机农业、养生养老产业等相关产业应具有一定的发展规模，为当地的优势主导产业。

2. 区位及交通

森林康养基地应具有良好的交通条件，距离最近的机场、火车站、客运站或码头等交通枢纽距离不超过 3 h 车程。

## 三、森林康养基地规划

### (一)功能区规划

1. 森林康养区

森林康养区应充分体现基地的特色。根据森林康养基地中的不同资源禀赋，可将森林康养区分为两个子区，即养生康复子区和健身运动子区。

①养生康复子区。通过休闲、养生、养老、疗养等途径，结合检查、诊断、康复等手段，建立以预防疾病和促进大众健康为目的的区域。

②健身运动子区。利用森林康养基地的高山、峡谷、森林等自然环境及景观资源，建立以森林康养步道、生态露营地、健身拓展基地为代表的满足自然健身、运动康养需求的区域。

2. 体验教育区

体验教育区是依托森林康养基地现有的生物资源、水文资源、地文资源、天文资源和人文资源，通过自然教育、认知认养、科普研学等活动，满足自然体验、教育需求的区域。

3. 综合服务区

综合服务区是为满足森林康养基地管理和接待服务需求而划定的区域，可包括业务办公区、接待中心、停车场和一定数量的住宿、餐饮、购物等接待服务设施，应配套供水、供电、供暖、通信、环卫、污染及垃圾处理等设施，并根据需求划定必要的职工生活区域。

**（二）产品规划**

森林康养产品规划应在基地建设条件分析和评价基础上，与基地功能区划充分结合，根据各区资源、环境、设施及功能要求，将森林康养产品划分为两大类、四小类，具体为森林康养和体验教育两大类产品类型，以及森林疗养、保健养生、健身运动、体验教育四小类产品类型（表5-1）。规划应合理确定产品类型，同一功能区产品类型可为一类或多类。

**表 5-1　森林康养产品类型表**

| 产品大类 | 功能分区 | | 产品小类 | 主要形式 |
|---|---|---|---|---|
| 森林康养类 | 森林康养区 | 养生康复子区 | 森林疗养类 | 包括但不限于自然疗法、中医特色疗法、心理疏导、慢病康复等 |
| | | | 保健养生类 | 包括但不限于森林浴、日光浴、温泉浴、中药浴、森林绿色食品养生等 |
| | | 健身运动子区 | 健身运动类 | 包括但不限于散步、慢跑、登山、瑜伽、骑行、作业疗法、运动功法等 |
| 体验教育类 | 体验教育区 | 体验教育区 | 体验教育类 | 包括但不限于森林课堂、营地教育、校外素质教育、森林研修等 |

1. 森林康养类产品

针对森林康养区的资源禀赋和主要功能策划森林康养类产品，并依据具体功效将其细分为森林疗养、保健养生、健身运动三类产品。其中，针对养生康复子区的主要功能，策划森林疗养和保健养生两类产品；针对健身运动子区的主要功能，策划健身运动类产品。

①森林疗养类产品。以慢、特病（疾病治疗及生病后）、亚健康、老年人、职业病人群为主要服务人群，利用森林环境和资源，在森林中开展森林疗养活动，以疾病治疗、病后康复为目的，实现辅助治疗效果的产品。

②保健养生类产品。以亚健康、老龄化、职业病人群为主要服务人群，利用森林环境和资源，在森林中开展森林浴等静态养生活动，实现疾病预防、保健养生效果的产品。

③健身运动类产品。针对全年龄段的人群，利用森林环境和资源，在森林中开展健身运动如慢跑、登山等动态养生活动，实现增进身心健康效果的产品。

2. 体验教育类产品

针对体验教育区的资源禀赋和主要功能，规划体验教育类产品，主要服务人群为青少年和希望在自然中接受教育的人（健康人群），利用森林环境和资源，通过凝练特色主题、课程设计、活动策划等方式，为受众群体实现认知自然、了解自然、体验自然的产品。

**（三）设施规划**

1. 森林康养设施

森林康养设施一般包括养生康复设施、健身运动设施以及康养林经营建设。

①养生康复设施。包括森林康养类设施和保健养生类设施。森林康养类设施主要包括健康管理中心、体检中心、中医馆、心理咨询室、医疗应急设施、森林康养步道、森林康养活动场地、森林康养专类园等。保健养生类设施主要包括森林保健中心、温泉浴场、特色餐厅、森林浴场等。

②健身运动设施。包括各类无动力运动健身设施、运动场地、休闲座椅、步道、自行车道等设施。

③康养林经营建设。采用近自然林经营技术，在合适地段营建景观优美、林分健康、生态优良、功能健全的森林康养林体系。结合功能区布局，针对性营造、补植景观类、精气类和芳香类植物，提升森林康养功能。

2. 体验教育设施

体验教育设施按功能划分为室内设施、室外设施和解说设施三类。体验教育设施中各类展（场）馆应以中小体量建筑为主，层高以 1~2 层为宜。除特殊功能外，不宜设置大体量自然教育设施。

①室内宣教场馆。包括但不限于科普展示馆、博物馆、自然教育基地、自然学校、自然教育解说中心、森林体验馆、森林博物馆、森林创意坊、森林教室等。

②户外宣教展示点。包括但不限于自然教育宣教场地、自然观察径、活动平台、生态露营地、步道、观景台等。

③自然教育解说径。包括但不限于指示牌、标识牌、解说牌、智能解说系统等。该设施也可用于森林康养设施等相关场所，如森林康养步道等。

3. 综合服务设施

综合服务设施数量与布局应与接待服务能力相匹配，可设置森林康养接待中心、服务点、住宿和餐饮等设施，接待中心与服务点之间应有统一的服务信息平台。综合服务设施各类构筑物设计应与周边自然景色相协调，主体建筑装饰宜使用竹、木等天然材料。

（1）接待中心

应选择一定面积、地势相对平坦的区域建设接待中心。建设内容包含咨询区、纪念品区、管理中心、标识解说系统以及职工生活区等区域。

①咨询区。设置咨询区，提供地图、服务项目简介等咨询服务。

②纪念品区。设置纪念品区，售卖具有本土特色、弘扬森林文化的纪念品、森林食品等。

③管理中心。设置管理中心，内设康养基地管理人员工作办公室。

④标识解说系统。森林康养基地的出入口、边界、交叉路口、康养步道沿线、康养活动场地、康养专类园、配套康养设施、险要地段等均应设置标识设施。标识设施分为指示标识、解说标识、警示标识三种类型。标识设施包括标识牌和电子设备。标识牌分为导向牌、解说牌和安全标志牌等；电子设备分为显示屏、触摸屏和便携式电子导游机等。

（2）住宿类设施

应根据康养人员规模及淡旺季需求，确定客房的数量、类型、规格和档次。应尽量利用原有住宿设施合理规划建设住宿接待设施，避免开发过度。住宿设施应能满足冷水和热水入浴要求，配套建设森林康养设施，可进行静坐、瑜伽、吐纳、太极拳、五禽戏等活动，院落整洁、布局合理、绿化美观，宜合理搭配乔灌草。若住宿设施为露营地，应有专门的给排水系统、公共卫生间、服务中心。露营地建设应符合《休闲露营地建设与服务规范》（GB/T 31710）（所有部分）的规定。

（3）餐饮类设施

应根据基地环境特色、访客规模和需求设置餐饮设施。餐饮设施布局合理，可达性和舒适性要强。发展林业特色产业，建设林下种养基地，提供具有地方特色的绿色健康食品。结合地方传统工艺，加工具有地方特色的康养食品，开发功能性保健食品。建设生态餐厅，提供养生餐饮、素食、山野菜、菌类、药膳等森林食品、菜品。餐饮设施大气污染物排放应符合《餐饮业大气污染物排放标准》（DB 11/ 1488—2018）的规定。

4. 配套基础设施

配套基础设施一般包括交通设施、电力设施、通信设施、给水排水和环卫设施。

（1）交通设施

交通设施包括车行道、步道及停车场。

①车行道。车行道路宜达到三级公路标准，具体按照《公路工程技术标准》(JTG B01—2014)要求执行，在适当距离内设置错车道，符合安全行车的基本要求。车行道路沿途宜依据地形设置道路眺望点，以便路旁停车、眺望、赏景或拍摄。

②步道。可根据实际需要规划登山步道、徒步步道、康养步道等。康养步道应结合运动医学进行设置，避免坡度过陡，路面材料宜就地取材，体现自然化特色。步道原则上要求环形闭合、长短结合，单条步道以 6 h 完成往返为最长限度，宽度以 1.0~2.0 m 为宜。步道转弯或分道处设置路旁指示牌，并根据需要设置休憩平台、风雨亭等休闲设施。

③停车场。停车场应与环境相协调，采用生态式设计，一般宜在接待区。

(2)电力设施

电力工程规划包括供电现状分析、供电负荷预测、规划目标、设施设备建设、建设地点布局、规格要求等。基地电力工程规划按照《城市电力规划规范》(GB/T 50293—2014)要求执行。

(3)通信设施

通信设施规划包括电信、邮政、互联网等内容，应根据基地布局、保护管理和功能需要合理规划，形成完整的通信网络。通信设施规划按照《城市通信工程规划规范》(GB/T 50853—2013)要求执行。

(4)给水排水

给排水规划应包括生产、生活和消防用水的供给、用水质量、供水方式，以及生活污水、生产污水、雨水的排放系统。给排水规划按照《城市给水工程规划规范》(GB 50282—2016)和《城市排水工程规划规范》(GB 50318—2017)要求执行。

(5)环卫设施

厕所应数量充足、卫生文明、干净无味、实用免费、有效管理，符合《旅游厕所质量要求与评定》(GB/T 18973—2022)的相关规定和要求。主要康养点、游憩欣赏点、线路沿线、休闲步行区等区域的厕所应符合《旅游厕所质量要求与评定》的规定和要求。高峰期应配有流动备用厕所，社会单位厕所能向公众开放。主要康养点、游憩欣赏点或访客活动相对密集的场所应环境整洁。应进行垃圾分类，合理配置分类垃圾收集点、垃圾箱(桶)、垃圾清运工具等，并保持外观干净、整洁、不破损、不外溢，做到日产日清。无垃圾随意抛撒、倾倒和焚烧现象。各康养、游憩等场所卫生条件应达到《公共场所设计卫生规范》（GB 37489）规定的要求，游泳场所达到《公共场所设计卫生规范 第 3 部分：人工游泳场所》（GB 37489.3—2019）规定的要求。

**（四）服务能力规划**

1. 森林康养服务团队

服务团队应明确专业森林康养服务人员的类型和数量、专业标准和行为规范，保持服务团队工作制度化、规范化、程序化，保证组织协调、有序高效运行。森林康养基地团队可包括管理咨询团队、康养服务团队、体验教育服务团队、食宿服务团队、森林保育服务团队以及后勤保障团队等。

2. 森林康养培训体系

对相关康养服务人员进行定期的技术培训和知识更新。包括制定培训目标、培训内容，明确培训师资要求、培训形式、培训管理方式，以及建立培训评价机制。

3. 社会服务体系

通过社会机构合作和志愿者服务等手段，补充和提升森林康养的服务和接待能力，丰富森林康养的内容和形式，引导构建社会服务体系。

4. 运营推广体系

依据森林康养基地自身条件与运营需求，选择自行推广或者委托推广，并建立相应的运营推广制度。确定目标访客和经营方针，制定广告宣传对策。建立健全运营管理机构，制定短期与长期运营目标。制定包含预约制度、局部区域管制方法、森林局部轮休或整体休业计划等管理制度。

**（五）支撑体系规划**

1. 森林康养资源监测

森林康养基地应当建立系统的森林康养资源监测体系，包括对森林康养基地的空气、水质、土壤、噪声、生物多样性、森林、湿地等资源要素的监测，突出对森林康养各项环境指标的针对性，确定监测基础设施、设备的建设位置、规模等。

2. 自然生态系统保护

森林康养基地的主要保护对象包括森林、湿地、环境资源、景观资源、水资源、野生动植物及其栖息地、文物古迹及自然遗迹文化等。森林康养基地保护规划应明确保护对象、保护工程实施的位置、规模、技术措施等内容。

3. 防灾及应急管理

防灾管理内容包括火灾、有害生物、台风、暴雨、地质灾害等防控工程。针对可引起自然灾害的极端天气做好预警工作，制定突发事件应急预案。

4. 区域协调发展

(1) 土地利用

土地利用协调规划包括土地利用现状分析、土地资源综合评价、土地利用规划等内容。土地利用现状分析应包括土地利用现状特征、现有土地权属以及土地保护、利用和管理存在的问题分析。土地资源综合评价应包括对土地资源的用途、功能或价值进行评价。土地利用规划应突出土地利用的重点与特色，因地制宜地合理安排土地利用方式与结构。

(2) 社区协调与共建共管

社区协调与共建共管规划应包括社区共建共管的组织形式、运作机制和重点内容；改进社区经济结构与经济发展模式；支持社区发展和参与式保护的社区共管项目。

(3) 区域产业联动

规划建立森林康养基地与周边医疗、服务、运输等相关机构的联动机制。森林康养基地与旅游、养老、中医药、教育、体育等相关机构相互补充，协调合作，共同发展。区域产业联动规划内容包括联动组织构架功能、位置、联动的方式。

# 第二节　森林康养基地认定

## 一、森林康养基地认定办法与程序

### (一)森林康养基地认定办法

1. 认定原则

(1) 系统性

国家级森林康养基地认定是一个有机整体，各项标准、指标的重要性排序不分先后。同时，它们之间又是相互联系、相互平衡的。

(2) 可操作性

认定将促进国家级森林康养基地发展，认定方法易于认定审核员掌握。

(3)真实性

认定结果要综合反映国家级森林康养基地的真实情况。

2. 认定依据、方法与要求

(1)认定依据

国家级森林康养基地标准是认定的重要依据。

(2)认定方法

在国家级森林康养基地认定中,现地认定是同等条件中首要的方法。一般采用文件审核和现地认定两种形式相结合的方法,缺一不可。但有些指标需要采用两种及以上形式相结合的方式进行认定,即多方验证。

①文件审核。主要审核森林康养基地认定标准和指标中涉及的与森林资源、森林康养、经营管理等相关的文本及其记录。

②现地认定。需对主要的森林康养设施和活动进行认定。

(3)认定要求

认定过程要公开。认定审核员的职责是实事求是地寻找证据并客观反映到认定报告中,认定结果要得到国家级森林康养基地的认同。原则上来说,要成立由 3 名及以上认定审核员组成的认定组。认定组应与国家级森林康养基地有充分的沟通,共同确定认定时间和地点。认定组根据国家级森林康养基地的实际情况和改进的难易程度,与国家级森林康养基地共同确定严重不符合项和轻微不符合项的改进时间和要求。

3. 认定结果

最终出具的认定结果包括森林康养基地认定报告与森林康养基地认定审核表。其中,森林康养基地认定报告包括森林康养基地公共摘要信息和森林康养基地认定报告两类。

**(二)森林康养基地认定程序**

1. 认定过程

(1)认定申请

首先,由国家级森林康养基地法人(法人代表)作为申请人,向国家级森林康养基地认定机构提出国家级森林康养基地认定申请。其次,由具有资质的认证机构开展国家级森林康养基地认证工作。最后,由国家级森林康养基地认定机构予以认定。另外,对于多现场认定,申请人应说明各场所名称和地址以及申请认定的范围。

(2)审查受理

认定机构自收到申请人提交的书面申请之日起,应当在 15 个工作日内完成形式审查。符合申请条件的，与申请人签署认定合同；不符合申请条件的，书面通知申请人并说明理由。需要补充材料的，申请人应在收到通知书1个月内将修改补充资料报认定机构，逾期不报视为放弃认定申请。申请人对不予受理有异议的，可以向认定机构申诉；对认定机构处理结果有异议的，可向国家级森林康养基地认定机构投诉。

（3）认定审核

认定审核阶段由认定机构委派具备相应能力的认定审核组，按照双方协商的审核方案实施，并出具认定审核报告。

①认定审核组。根据经营规模和强度，认定审核组由3名以上（含3名）人员组成。

②认定审核报告。认定机构应在现地认定结束后20个工作日内完成认定审核报告，需书面送达申请人，并提出是否通过认定的建议。认定审核报告应经申请人确认。申请人在收到报告后的10个工作日内向认定机构反馈意见，逾期不报视为同意。申请人应对认定审核过程中发现的不符合认定标准的问题进行实质性整改，整改时间不得超过3个月。

（4）认定决定及申述

认定机构应按规定的程序对所有的认定审核资料和认定报告进行评审、批准，做出认定决定，并及时向申请人送达认定决定和认定报告。认定通过的，认定机构向申请人签发认定证书和牌匾，认定证书和牌匾有效期为5年。申请人对认定决定有异议的，可以向认定机构申诉。

（5）获证后的监督审核

获证后的监督审核主要包括中期审核、特殊认定监督审核。

①中期审核。中期审核时间在获证后的第36个月进行。重点审核上次认定审核发现的不符合项及认定证书的使用、管理认定评审的有效性，查看提交的申述、投诉与争议的记录，并确认当出现不符合或不能满足认定机构要求的情况时，获证组织是否已审核其自身体系与程序并采取了适当的纠正措施。中期审核应覆盖国家级森林康养基地标准的全部内容。

②特殊认定监督审核。若获证组织发生了可能影响认定的变化或重要事件时，应对获证组织实施特殊认定监督审核。可能影响认定的变化或重要事件包括：改变经营管理模式或林地利用模式；发生重大森林灾害（如火灾、病虫害、水灾、风灾、雨雪冰冻灾害、地质灾害等）；造成重大事故的；经营管理不利导致严重水土流失或其他严重破坏生态环境的灾害等；因变更企业所有者、组织机构、经营条件等，可能影响基地管理体系

有效性的；出现重大投诉事件并经查证为获证组织责任的；认定机构有足够理由对获证单位的符合性提出质疑的。

(6) 再认定

在认定证书到期前 3 个月，获证组织按要求提出再认定申请。再认定通过后，认定机构签发新的认定证书和牌匾。因不可抗拒的特殊原因不能按期进行再认定时，获证组织应在证书有效期内向认定机构提出书面申请，说明原因。经认定机构确认，有效期最多可延长 6 个月。

2. 认定的保持、暂停、撤销、注销、恢复与变更

(1) 认定的保持

在认定证书有效期内，符合条件的获证组织保持认定资格，包括获证组织法律地位保持有效，其资质持续符合国家、行业的最新要求；获证后的监督结果表明经营管理体系与康养活动持续符合国家级森林康养基地标准要求，未发生重大事故；获证组织能及时有效地处理访客或相关方的投诉；获证组织持续遵守认定证书使用、信息通报等有关规定；获证组织履行与认定机构签署的认定合同。

(2) 认定的暂停

对于出现下列情况之一的，暂停使用认定证书，包括未经批准变更认定标准和认定范围，从而更改了其管理体系的；出现严重问题或有重大投诉，经查实尚未构成撤销认定资格的；未按照有关规定使用认定证书的；不能按期接受中期审核或中期审核结果有一项严重不符合项的；获证组织对严重不符合项未在规定时间内进行整改的；获证组织有其他违反认定规则或规定情况的。

(3) 认定的撤销

对于出现下列情况之一的，撤销认定证书，包括在暂停期间获证组织仍使用认定证书的；发生重大事故且造成严重后果和影响的；中期审核时发现获证组织管理体系存在严重不符合要求，且在规定期限内没有进行有效整改的；在暂停期间，未能按要求采取适当措施整改的；当出现获证组织违背与认定机构之间的协议而构成撤销认定资格的；获证者的法律地位、资质不再符合认定注册条件的。

(4) 认定的注销

对于出现下列情况之一的，注销认定证书，包括获证组织申请注销的；认定证书到期，获证组织不申请再认定的；获证组织已破产的；发生其他构成注销认定资格情况的。

（5）认定的恢复

在认定证书暂停期间，原获证组织希望恢复认定证书的，应在6个月内完成整改并向认定机构提出恢复认定证书的申请。认定机构在审核提交材料后，经验证整改措施符合要求并有效的，做出恢复使用认定证书的决定，并书面通知获证组织；不符合要求的，撤销认定。

撤销、注销认定证书后，原获证组织希望重新取得认定证书的，应在12个月后提出申请，其他按初次认定程序执行。

（6）认定的变更

获证组织名称、地址变更后应向认定机构提交认定证书变更申请及相关证明资料。当变更不涉及经营管理体系有效性时，认定机构在核实确认后，换发新认定证书；当变更涉及经营管理体系有效性时，认定机构应进行现场认定审核，根据现场认定审核的结果决定是否换发新认定证书。

（7）认定的暂停、撤销与注销程序

认定机构有足够证据证明符合暂停、撤销、注销条件的，应核实相关事实并确认无误，按规定的程序批准后，做出暂停、注销、撤销认定证书的决定。暂停、注销、撤销认定证书的决定做出后，应书面通知获证组织。在认定证书暂停期间，获证组织不得使用认定证书；在撤销、注销认定证书后，原获证组织应交回认定证书，不得再使用认定证书。认定机构应将撤销、注销认定证书的名录进行通报和公告。

3. 认定证书和认定标志

认定机构对获得认定资格的申请人颁发认定证书、准予使用认定证书。获证组织应遵循认定机构关于认定证书的管理规定，正确使用认定证书。获证组织可以在规定的范围内直接或在宣传材料等传媒中正确使用认定证书，表明其已经通过了认定。获证组织应确保不采用误导的方式使用认定证书。当有暂停、撤销或注销情况发生时，获证组织应立即停止涉及认定内容的宣传与广告。

认定证书内容包括：获证组织的名称、地址；认定范围；认定依据的标准、技术要求；证书编号；发证机构、发证日期和有效期；其他需要说明的内容。

4. 认定后的信息通报

获证组织应及时向认定机构通报因改变相应的经营管理模式、措施、经营目标等可能影响其符合性的信息。认定机构指定专人负责信息通报工作。通报内容应准确、属实，并由认定机构负责人或其委托人签发、加盖认定机构公章。

## 二、森林康养基地评定与审核

依据《森林康养基地质量评定》(LY/T 2934—2018)行业标准要求,规范森林康养基地的评定与审核程序,为森林康养基地的建设提供依据。

### (一)森林康养基地评定

1. 评定原则

①生态优先。有效保护森林资源和生态环境,实现可持续发展和利用。

②效益兼顾。有利于充分发挥森林的生态效益、社会效益和经济效益,具有科学性、可行性、前瞻性,引导绿色发展、绿色生活模式。

③突出特色。遵循自然规律,突出区域特色,惠及区域民生。

④合法合规。遵守和符合相关法律法规及上位规划要求。

2. 评定内容

国家级森林康养基地评定内容主要包括场地选址的合理性、功能分区的合理性、建设内容的完整性、森林康养设施的安全性、森林康养项目的特色性五方面,具体如下。

(1)场地选址的合理性

场地选址的合理性评定主要包括森林质量、面积指标、交通状况、环境质量、景观资源五个方面的合理性。

①森林质量方面。包括森林面积、森林覆盖率、郁闭度、生物多样性四个方面。其中,基地及其毗邻区域的森林总面积不少于 1000 hm²,其中近成熟林超过30%;基地区域内森林覆盖率大于30%;基地区域内森林平均郁闭度0.4以上;生物多样性方面,植被良好,动植物物种及生境类型多样。

②面积指标方面。要求基地面积不小于 50 hm² 的集中区域,并且权属清晰、无争议。

③交通状况方面。基地具有良好的交通条件,距离最近的机场、火车站、客运站或码头等交通枢纽距离不超过 3 h 路程。

④环境质量方面。包括污染源、水质及使用、声环境质量、环境天然外照射贯穿辐射剂量水平、大气环境质量五个方面。其中,污染源包括周边无空气污染、水体污染、土壤污染、噪声污染、农药污染、辐射污染、热污染等;地表水环境质量和地下水环境质量达到Ⅲ类,污水排放达到规

定要求，并且合理利用地下水包括矿泉水、温泉水等；声环境质量达到Ⅱ类标准；环境天然外照射贯穿辐射剂量水平方面，远离天然辐射高本底地区，无工业技术发展带来的天然辐射，无有害人体健康的人工辐射；大气环境质量达到国家三级标准。

⑤景观资源方面。森林康养基地及周边的景观资源可分为地文景观资源、生物景观资源、水文景观资源、人文景观资源、天象景观资源等，应有利于森林康养活动，并执行中国森林公园风景资源质量等级评定评价标准。

（2）功能分区的合理性

基地功能布局科学合理，形成森林康养区、体验教育区、综合服务区等不同功能区，有利于保持基地生态功能和自然景观的完整性和稳定性，有效衔接基地各类基础及服务设施，注重突出当地资源特色和民俗文化特色。

（3）建设内容的完整性

建设内容的完整性评定主要包括森林康养产品、森林康养设施、综合服务设施建设、体验教育设施、医疗应急设施、配套基础设施、森林康养服务团队、森林康养培训体系、社会服务体系、基地营销体系、环境监测体系、自然保护体系、防灾应急体系、区域协调体系 14 个方面的完整性。

①森林康养产品方面。针对不同的森林康养人群，设定森林康养目标，提供休闲、健身、养生、养老、疗养、认知、体验等不同类别的森林康养产品，开展与之相适宜的活动、课程、节事等，丰富森林康养产品，提高产品成效。

②森林康养设施方面。一般包括开展森林静养、动养以及与温泉、饮食、文化等结合的森林康养场所和相关设施。森林康养设施应保证安全性好，标识科学、简明、清晰，养护规范，满足森林康养活动的正常开展。

③综合服务设施建设方面。包括森林康养接待、住宿和餐饮等设施。第一，森林康养接待设施的数量和布局应与接待能力相匹配，可设置森林康养接待中心和若干服务点。接待中心与服务点之间应具有统一的服务信息平台。第二，住宿设施应根据康养人员规模及淡旺季需求变化情况，确定客房的数量、规格和档次。充分利用原有住宿设施，根据实际情况结合社区建设合理规划接待设施，避免过度开发。第三，餐饮设施的布局合理、可达性好、舒适性好，总体规模应与基地接待能力相匹配。第四，其他设施，如售卖的商品应富于地方特色，考虑淡旺季需求变化预留临时性

娱乐购物设施场地。

④体验教育设施方面。以森林康养知识和自然认知为主导方向，配备相应的体验教育设施设备。明确科普宣教设施设备、解说标识系统的功能、建设位置、数量和规格，科普宣教材料的内容、形式及数量等，满足开展森林体验教育的需求。

⑤医疗应急设施方面。基地应建设应急救护设施，并能够提供森林康养人员健康咨询服务。医疗应急设施也可利用基地周边的医疗机构的现有资源，形成资源共享联动机制。

⑥配套基础设施方面。森林康养基地应配套道路、通信、标识、供电、给排水、供热、燃气、污水垃圾处理、无障碍设施、公厕及业务管理用房等。

⑦森林康养服务团队方面。森林康养服务团队应明确专业森林康养服务人员的类型和数量，保证其服务能力可以满足基地内森林康养项目开展的需求。应设有运营管理机构及相应的人员，明确职能责任范围，形成管理体系。

⑧森林康养培训体系方面。为满足森林康养服务的需求，应具备完整的师资力量，形成一定的课程体系、培训管理体系和培训效果评估机制。

⑨社会服务体系方面。在当地政府和主管部门的领导下及行业协会的指导下，通过引入社会机构合作等方式，提升森林康养的服务和接待能力，形成公共服务、基地康养机构从业人员服务和康养人员依法依规自我服务于一体的综合服务体系。

⑩基地营销体系方面。能够根据森林康养消费人群的显性和隐性需求，建立高效营销团队，使基地与消费者、分销商、网络机构等形成稳定的营销体系。森林康养基地可依据自身情况选择自行推广或者委托推广，并建立相应的运营推广制度。

⑪环境监测体系方面。森林康养基地应建立监测平台，对森林康养各项环境指标进行动态监测，主要针对森林康养基地的空气、水质、土壤、噪声以及森林、湿地生态系统的环境因子提供监测数据。

⑫自然保护体系方面。森林康养基地自然保护体系包括森林、湿地生态系统保护、景观资源保护、野生动植物及其栖息地保护、水资源保护、文物古迹及自然遗迹保护等内容。各部分保护体系建设应有明确的保护对象、保护目标，实施的保护措施合理可行。

⑬防灾应急体系方面。应急防灾包括火灾、有害生物、台风、暴雨、

地质灾害等防控体系，针对可引起自然灾害的极端天气做好监测预警工作。森林康养基地要制定自然灾害、安全生产、食品安全、拥挤踩踏、防恐防暴等突发事件的应急预案，明确突发事件发生后应急工作的组织领导、职责、工作程序和措施。

⑭区域协调体系方面。基地建设应基于土地利用现状，合理进行土地资源综合评价，科学制定基地土地利用规划。基地建设发展要与周边社区协调，促进共建共管，推动社区经济结构的调整和发展模式的升级，实现利益共享。基地建设应与周边医疗、服务、运输等相关机构协调合作。

（4）森林康养设施的安全性

森林康养设施的安全性评定主要包括服务及游憩场地的选址安全性、健身运动设施及场地的安全性、森林康养路网的安全性、森林康养项目的安全性四个方面。

①服务及游憩场地的选址安全性方面。服务及游憩场地选址应按地质灾害危险性评估规范要求进行安全性评估，确保基地环境安全，无崩塌、滑坡、山洪、泥石流、地裂缝等地质灾害隐患。不存在疫源疫病传播风险及其他对森林康养活动及人体健康存在危险隐患。

②健身运动设施及场地的安全性方面。健身运动设施应选择符合相应安全标准的器具，安装牢固，定期维护。健身运动场地远离机动车道，远离人流密集的通道。健身运动场地外侧应预留一定的缓冲区，减少意外伤害。缓冲区内不应有任何突出地面的固定障碍物。

③森林康养路网的安全性方面。森林康养道路的场地标高宜高于该段路面标高，避免地面径流冲刷。道路选线及标高设置应考虑防洪需求。单向通行的森林康养步行道宽度不低于 0.9 m，双向通行的森林康养步行道宽度不低于 1.5 m。道路纵坡坡度和横坡坡度参照《公园设计规范》（GB 51192—2016）。道路铺装材料应选用防滑材料，但不宜过度粗糙，应避免尖角。主要森林康养道路均应设置无障碍通道及设施。根据需要设置围栏等隔离防护措施，确保使用安全。森林康养道路应考虑森林康养基地及局部场地可容纳量极限，与康养人员容量需求匹配。

④森林康养项目的安全性方面。森林康养项目活动内容要进行安全性评估，确保项目参与人群的安全。森林康复和疗养类型的项目，要经过临床医学科学论证。

（5）森林康养项目的特色性

森林康养项目应充分发挥本基地的资源优势，设置不同于其他基地的特色森林康养项目。森林康养项目及活动内容的设置注重提升康养人员主动性、积极性，提升康养人员的互动和参与程度。考虑技术支撑和后续更新的可持续性，拓展和延伸森林康养项目运营周期，实现效益最大化。

3. 评定计分方法

从场地选址的合理性、功能分区的合理性、建设内容的完整性、基础设施的安全性、森林康养项目的特色性五个方面，采取量化分级打分的方法进行质量评定，初始分值乘以调整系数后总分共计100分。

**(二)森林康养基地审核**

对于符合申报要求的基地，由国家级森林康养基地法人(法人代表)作为申请人，向国家级森林康养基地认定机构提出国家级森林康养基地审核申请，并提交申报材料，按程序申报。

申报流程主要分为五步。第一，各申报主体将完整的申报资料报上一级林业主管部门盖章推荐，并在上一级业务主管部门、机构或第三方媒体平台上对合法合规用地、安全经营等事宜进行为期7天的公示，便于社会各界监督；第二，省林业主管部门或行业协会进行初审，符合条件的列入推荐名单，以推荐函形式发至中国林业产业联合会森林康养分会(以下简称中产联森康分会)；第三，进行专家审查认定，由国家级森林康养基地认定机构负责组织林业和草原、民政、卫生健康、中医药、文化和旅游、规划等部门的专家对各地的申报材料进行综合审查，审查分为预审查、审查(必要时进行现场查验)，提出审查意见；第四，进行审查公示，为确保审查公开、公平、公正，根据专家评审意见，对达到森林康养试点建设要求的，在相关网站进行公示，公示期为7个工作日；第五，公布入选名单，公示无异议后，由国家级森林康养基地认定机构将发文予以公布。

## 三、森林疗养基地认定办法与程序

目前，国内森林疗养基地的认定由中国林学会森林疗养分会作为唯一的认证机构，根据《森林疗养基地认证标准》和《森林疗养基地认证审核导则》，秉承科学性、真实性、公正性主持工作，履行认证程序。

**(一)审核启动**

接受拥有一定面积森林资源的自然风景区、森林公园、林场或其他经营管理机构、自治体、民间企业、团体及其共同体等，或委托单位提出的认证申请。申请方需提交组织机构法人证书、林权证、申请书等文件。

认证机构根据申请方资源的情况，派遣专家赴现地踏查，依据踏查结果，确定是否受理申请。申请受理后，由中国林学会森林疗养分会复函申请方并签署认证委托合同。随后，中国林学会森林疗养分会指定作为第三方的森林疗养基地认证服务机构与申请方接洽，认证服务机构通过文件审核、现地审核和访谈审核等方式进行认证审核，然后向申请方说明审核情况并向认证机构提交审核结果。认证机构依据认证服务机构的审核结果召开评审会议履行审定、批准程序。

**（二）审核过程**

依据《森林疗养基地认证标准》中的认证指标，认证服务机构审核组需获得林地权属文件、森林自然环境资料文件以及包括能够体现森林疗养基地选址、外部交通、环境及疗养客容量、基地范围红线、设施建设等信息的基地规划设计方案及文本文件，标示清晰明确的基地范围红线高清遥感图像或高清卫星图、森林疗养课程、签约森林疗养师证件材料、森林疗养配套管理制度、宣教材料、未来构想等文件，森林疗养基地现场照片（15~30张），基地所处地域的介绍及其他关联资料等文件。

重点审核森林疗养步道、疗养活动场地、一站式服务窗口及其他与疗养相关的设施建设。现场体验森林疗养必选课程，体验针对性餐食、住宿等。在对认证指标进行查验、测定和调查的基础上填写《现地审核记录表》。

**（三）举行审核工作会议**

举行审核工作会议，参加会议的人员包括审核组成员、申请方代表。审核组向申请方通报初步审核结果，并对问题点提出相应的整改建议。

**（四）审核报告编写、评审与批准**

认证机构聘请相关专家对认证服务机构提交的审核报告进行评审并提出评审意见，由认证机构审定并给出认证结论，最后认证机构负责人签字盖章。

## 四、森林疗养基地评定与审核

森林疗养基地评定与审核需遵从《森林疗养基地认证标准》中的四项认证原则，即"疗养效果为循证医学（EBM）认可""当地具有特殊疗养素材和疗养方法""自然环境条件达标、污染控制得力"和"具有合格的疗养设施"；以及八大指标体系的要求，包括森林健康、森林物理环境、无环境污染、生态保护、风险、疗养设施、疗养课程和经营常态化等，具体指标要求如下。

**（一）森林健康**

感观良好、林分类型多样，能提供一定程度的感官刺激、天然起源，或人工林经过近自然改造、郁闭度控制在 0.6±0.1、有害生物等级在轻度危害以下。

**（二）森林物理环境**

面积在 80 hm² 以上、夏季正午高度 1.5 m、空气负离子平均浓度不低于 1000 个/cm³、空气细菌含量平均值小于 300 个/cm³。

**（三）无环境污染**

$PM_{2.5}$、臭氧及其他空气污染物浓度符合《环境空气质量标准》一级浓度限值要求；地表水符合《地表水环境质量标准》Ⅱ类水质标准；土壤无化学污染，达到《土壤环境质量 农用地土壤污染风险管控标准（试行）》（GB 15618—2018）规定；电磁辐射与天然本底辐射年有效剂量不超过 1 mSv，噪声夜间不大于 30 dB（A）。

**（四）生态保护**

建设合法，符合总规和土地利用总规，进行预约或有访客容量控制措施，不存在对生态影响较大的生产活动，农林业生产采用可追溯、绿色或有机方式。

**（五）风险**

有疫源疫病相关检测设施、无有害植物和物质、有防灾避难场地和设施、有负面健康影响因素清单，森林疗养能够区分禁忌，部分森林疗养能够区分适应症。

**（六）疗养设施**

建设有两条以上森林疗养步道和相关设施，至少一半的森林疗养步道需符合自然释压系统要求，总长度不少于 8 km，满足不同群体需求，设有如芳香、作业、药草、水疗、运动、动物角等专业园。具有休息、急救和环境监测等设施，建筑设施基本满足疗养需求（住宿餐饮设施可以是建筑，也可以是露营地）。餐饮设施提供的餐饮以营养餐为主，体现当地特色，建筑、配套设施、标识体系定期维护。

**（七）疗养课程**

有多种不同类型且不少于 50 种课程菜单，体现当地森林资源特色，森林文化活动丰富。

**（八）经营常态化**

常驻医师或森林疗养师直接参与并引导，常驻医师或森林疗养师不少于3人、森林疗养师(初级)若干人，能够提供常态化的疗养服务产品。

除此之外，森林疗养基地需设立健康管理中心，对疗养者进行体检、问询和后期跟踪。

### 五、主要省市森林康养基地验收标准

#### (一)贵州省

1. 基地认定程序

贵州省林业厅于2018年制定了《贵州省省级森林康养基地管理办法》和《贵州省省级森林康养基地评定办法》，要求省级森林康养基地先试点后评定，试点基地发布1年后可申报"贵州省森林康养基地"，3年未申报的单位取消试点资格。

贵州省省级森林康养基地每年评定1次，每年8月由评定专家委员会办公室受理申报材料，并于当年9~10月进行评定，通过对申报基地采取申报材料审查、实地核查、集体合议等方式出具评定意见。具体评定内容包括森林康养基地风景资源质量及森林康养基地现状评价，总分达到60分为合格。

申报贵州省省级森林康养基地应提供以下材料。

①贵州省森林康养基地评定申报书。

②省级林业主管部门批准的基地总体规划，基地相关照片和视频资料。

③申报单位统一社会信用代码(复印件)。

④试点基地区位交通分布图、森林资源现状分布图、功能分区图和总体布局图(显示比例)。

⑤试点基地空气质量现场抽样检测报告。

⑥试点基地林权证或林权流转协议(复印件)。

⑦土地使用合法性手续(复印件)。

⑧试点基地运营基本情况：住宿、餐饮、设施、设备、人员、森林康养产品、年接待康养人次、经营收入及相关管理制度等。

2. 基地认定标准

贵州省省级森林康养基地具体评价标准包括森林康养基地风景资源质量及森林康养基地现状评价。其中，森林康养基地风景资源质量评价总分为30分，森林康养基地现状评价总分为70分，总分达到60分为合格。贵州省森林康养基地风景资源质量评价表见表5-2、表5-3所列，贵州省森林

康养基地现状评价表见表 5-4、表 5-5 所列，森林康养基地评价分级表见表 5-6 所列。

评定专家委员会出具评定意见后，由省级林业主管部门进行审核并向社会公示 5 个工作日，无异议即可认定"贵州省森林康养基地"称号并进行发文与颁牌。

**表 5-2　贵州省森林康养基地风景资源质量评价因子评分值**

| 评价因子 | 权值 | 极强 | 强 | 较强 | 弱 |
|---|---|---|---|---|---|
| 地文资源 | | | | | |
| 典型度 | 5 | 5 | 4~3 | 2 | 1~0 |
| 自然度 | 5 | 5 | 4~3 | 2 | 1~0 |
| 吸引度 | 4 | 4 | 3 | 2 | 1~0 |
| 多样度 | 3 | 3 | 2 | 1 | 1~0 |
| 科学度 | 3 | 3 | 2 | 1 | 1~0 |
| 水文资源 | | | | | |
| 典型度 | 5 | 5 | 4~3 | 2 | 1~0 |
| 自然度 | 5 | 5 | 4~3 | 2 | 1~0 |
| 吸引度 | 4 | 4 | 3 | 2 | 1~0 |
| 多样度 | 3 | 3 | 2 | 1 | 1~0 |
| 科学度 | 3 | 3 | 2 | 1 | 1~0 |
| 生物资源 | | | | | |
| 典型度 | 10 | 10~8 | 7~6 | 5~3 | 2~0 |
| 自然度 | 10 | 10~8 | 7~6 | 5~3 | 2~0 |
| 吸引度 | 8 | 8~6 | 5~4 | 3~2 | 1~0 |
| 多样度 | 6 | 6~5 | 4 | 3~2 | 1~0 |
| 科学度 | 6 | 6~5 | 4 | 3~2 | 1~0 |
| 人文资源 | | | | | |
| 典型度 | 4 | 4 | 4~3 | 2 | 1~0 |
| 自然度 | 4 | 4 | 4~3 | 2 | 1~0 |
| 吸引度 | 3 | 3 | 2 | 2~1 | 1~0 |
| 多样度 | 2 | 2 | 2~1 | 1~0.5 | 0.5~0 |
| 科学度 | 2 | 2 | 2~1 | 1~0.5 | 0.5~0 |

（续）

| 评价因子 | 权值 | 极强 | 强 | 较强 | 弱 |
|---|---|---|---|---|---|
| 天象资源 | | | | | |
| 典型度 | 1 | 1~0.8 | 0.7~0.5 | 0.4~0.3 | 0.2~0 |
| 自然度 | 1 | 1~0.8 | 0.7~0.5 | 0.4~0.3 | 0.2~0 |
| 吸引度 | 1 | 1~0.8 | 0.7~0.5 | 0.4~0.3 | 0.2~0 |
| 多样度 | 1 | 1~0.8 | 0.7~0.5 | 0.4~0.3 | 0.2~0 |
| 科学度 | 1 | 1~0.8 | 0.7~0.5 | 0.4~0.3 | 0.2~0 |
| 组合状况 | | | | | |
| 组合度 | — | 1.5~1.2 | 1.1~0.8 | 0.7~0.4 | 0.3~0 |
| 特色附加分 | | | | | |
| 附加分 | — | 2~1.5 | 1.4~1.0 | 0.9~0.5 | 0.4~0 |

**表 5-3　贵州省森林康养基地风景资源质量评价理想值计算**

| 资源类型 | 评价因子 | 标准评分值 | 实际评分值 | 得分 | | 权数 | 资源基本质量加权值 | | 资源质量评价值 | |
|---|---|---|---|---|---|---|---|---|---|---|
| | | | | 理想值 | 评分值 | | 理想值 | 加权值 | 理想值 | 加权值 |
| 地文资源 $X_1$ | 典型度 | 5 | 5 | 20 | | $20F_1$ | | | | |
| | 自然度 | 5 | 5 | | | | | | | |
| | 吸引度 | 4 | 4 | | | | | | | |
| | 多样度 | 3 | 3 | | | | | | | |
| | 科学度 | 3 | 3 | | | | | | | |
| 水文资源 $X_2$ | 典型度 | 5 | 5 | 20 | | $20F_2$ | $26.5B$ | | $30M$ | |
| | 自然度 | 5 | 5 | | | | | | | |
| | 吸引度 | 4 | 3 | | | | | | | |
| | 多样度 | 3 | 2 | | | | | | | |
| | 科学度 | 3 | 2 | | | | | | | |
| 生物资源 $X_3$ | 地带度 | 10 | 8 | 40 | | $40F_3$ | | | | |
| | 珍稀度 | 10 | 8 | | | | | | | |
| | 多样度 | 8 | 7 | | | | | | | |
| | 吸引度 | 6 | 5 | | | | | | | |
| | 科学度 | 6 | 5 | | | | | | | |

（续）

| 资源类型 | 评价因子 | 标准评分值 | 实际评分值 | 得分 | | 权数 | 资源基本质量加权值 | | 资源质量评价值 | |
|---|---|---|---|---|---|---|---|---|---|---|
| | | | | 理想值 | 评分值 | | 理想值 | 加权值 | 理想值 | 加权值 |
| 人文资源 $X_4$ | 珍稀度 | 4 | 4 | 15 | | $15F_4$ | | | | |
| | 典型度 | 4 | 4 | | | | | | | |
| | 多样度 | 3 | 3 | | | | | | | |
| | 吸引度 | 2 | 2 | | | | | | | |
| | 科学度 | 2 | 2 | | | | 26.5B | | 30M | |
| 天象资源 $X_5$ | 多样度 | 1 | 0.5 | 5 | | $5F_5$ | | | | |
| | 珍稀度 | 1 | 0.5 | | | | | | | |
| | 典型度 | 1 | 0.5 | | | | | | | |
| | 吸引度 | 1 | 0.5 | | | | | | | |
| | 利用度 | 1 | 0.5 | | | | | | | |
| 资源组合 Z | 组合度 | 1.5 | 1.5 | | | | | | | |
| 特色附加分 T | | 2 | 2 | | | | | | | |

注：$B = \sum X_i F_i / \sum F$；$M = B + Z + T$。

表 5-4　贵州省森林康养基地生态环境质量评价表

| 评价因子 | 评价依据 | 赋值 |
|---|---|---|
| 空气质量 | 达到《环境空气质量》一级标准 | 8 |
| | 达到《环境空气质量》二级标准，且康养区达到一级标准 | 5 |
| 地表水质量 | 达到《地表水环境质量》Ⅰ类标准 | 7 |
| | 达到《地表水环境质量》Ⅱ类标准 | 4 |
| 土壤质量 | 达到《土壤环境质量》一级标准 | 6 |
| | 达到《土壤环境质量》二级标准 | 3 |
| 空气负离子水平 | 平均浓度 1200 个/cm³ 以上，康养区达到 50 000 个/cm³ 以上 | 12 |
| | 平均浓度 1200 个/cm³ 以上，康养区达到 5000 个/cm³ 以上 | 8 |
| | 平均浓度 1200 个/cm³ 以上，康养区达到 2000 个/cm³ 以上 | 5 |

（续）

| 评价因子 | 评价依据 | 赋值 |
|---|---|---|
| 人体舒适度指数 | 一年中人体舒适度指数为 0 级（最舒适）的天数在 250 天以上 | 8 |
| | 一年中人体舒适度指数为 0 级（最舒适）的天数在 200 天以上 | 6 |
| | 一年中人体舒适度指数为 0 级（最舒适）的天数在 150 天以上 | 4 |
| 空气细菌含量 | 空气细菌含量为 300 个/m³ 以下 | 6 |
| | 空气细菌含量为 400 个/m³ 以下 | 4 |
| | 空气细菌含量为 500 个/m³ 以下，且康养区达到 300 个/m³ 以下 | 3 |
| 声环境质量 | 达到《声环境质量标准》的 0 类标准 | 3 |
| | 达到《声环境质量标准》的 I 类标准，且康养区达到 0 类标准 | 2 |

注：各单项指标评分值累加得出生态环境质量评价分值，满分值为 50 分。

**表 5-5　贵州省森林康养基地开发利用条件评价表**

| 评价因子 | 评价依据 | 赋值 |
|---|---|---|
| 区位条件 | 距离交通枢纽和干线 0.5~1 h 车程 | 5 |
| | 距离交通枢纽和干线 1~2 h 车程 | 3 |
| 外部交通 | 高速公路、国道或省道相连，有交通车随时可达；或水路较方便，在当地交通中占有重要地位 | 5 |
| | 省道或县级道路相连，交通车较多；或水路较方便，有客运 | 3 |
| 内部交通 | 区内有多种交通方式可供选择，具备游览的通达性 | 5 |
| | 区内交通方式较为单一 | 3 |
| 设施及管理情况 | 有自有水源或自来水，有充足变压电供应，有康养宣传设施，有较为完善的内外通信、健康管理中心等设施，有康养食谱，有总体发展规划 | 6 |
| | 通水、电，有通信和接待能力，无康养宣传设施，无健康管理中心，无康养食谱，无总体发展规划 | 2 |

注：各单项指标评分值累加得出开发利用条件评价分值，满分值为 20 分。

**表 5-6　贵州省森林康养基地评价分级表**

| 级别 | 评价依据 | 分值范围 |
|---|---|---|
| 优 | 生态环境质量评价分值 | >25 |
| | 森林风景资源评价分值 | >40 |
| | 开发利用条件评价分值 | >15 |

（续）

| 级别 | 评价依据 | 分值范围 |
|---|---|---|
| 良 | 生态环境质量评价分值 | >22 |
| | 森林风景资源评价分值 | >35 |
| | 开发利用条件评价分值 | >13 |
| 合格 | 生态环境质量评价分值 | >20 |
| | 森林风景资源评价分值 | >30 |
| | 开发利用条件评价分值 | >10 |

3. 运行监测评价程序与标准

贵州省林业主管部门对省级森林康养基地实行动态管理。基地在被评为省级森林康养基地后第 3 年开展第一次运行监测评价，此后每 3 年开展一次运行监测评价。监测当年向县级林业主管部门提交监测评价材料，经各级主管部门审查后，由省级林业主管部门组织评定专家委员会对进行监测评价的基地采取申报材料审查、实地核查、集体合议等方式出具评定意见。评定内容与打分机制同基地认定程序与标准，运行监测合格线为 70 分，运行监测合格的基地继续保留"贵州省森林康养基地"称号，不合格的基地限期整改，整改不合格的基地取消"贵州省森林康养基地"称号。

### （二）浙江省（温州市）

1. 基地认定程序

温州市林业局于 2017 年出台了《温州市森林康养基地评定办法（试行）》，由温州市林业局负责"温州市森林康养基地"的评定，成立温州市森林康养基地评定专家委员会，承担基地评定、监测等工作。

依托温州生态资源本底，结合温州"山、海、城"的自然格局特征，按照森林资源的分布特征，将森林康养基地划分为三大板块，即内陆远郊型森林康养基地、都市近郊型森林康养基地、沿海靠山型森林康养基地。各康养单位根据自身分类板块相对应的资源环境及建设要求，申报"温州市森林康养基地"。

2. 基地认定标准

申报单位需向所在县（市、区）林业主管部门提交申报材料，由县（市、区）林业主管部门进行审核并向市林业局推荐，市林业局组织专家委员会进行评审，评定合格线为 80 分，评定标准见表 5-7 所列。评审合格后，由温州市林业局授予"温州市森林康养基地"牌匾。

表 5-7　浙江省温州市森林康养基地分类评定标准

| 评分标准 | | 内陆远郊型森林康养基地 | 都市近郊型森林康养基地 | 沿海靠山型森林康养基地 |
|---|---|---|---|---|
| | 森林覆盖要求（8分） | 有良好的森林景观资源和生态环境，基地所处的连片森林面积≥50 hm²，基地内森林覆盖率≥70% | 有良好的森林景观资源和生态环境，基地所处的连片森林面积≥30 hm²，基地内森林覆盖率≥60% | 有良好的森林景观资源和生态环境，基地所处的连片森林面积≥25 hm²，基地内森林覆盖率≥60% |
| 生态要求 | 生态物种要求（5分） | 有色彩、层次、空间非常丰富的植物景观，有彩叶、观花、观果类植物20种以上，基地内种植芳香保健植物20种以上 | 有色彩、层次、空间较为丰富的植物景观，有彩叶、观花、观果类植物15种以上，基地内种植芳香保健植物10种以上 | 有色彩、层次、空间丰富的植物景观，有彩叶、观花、观果类植物15种以上，基地内种植芳香保健植物10种以上 |
| | （5分） | 无明显林业有害生物危害 | 无明显林业有害生物危害 | 无明显林业有害生物危害 |
| | （5分） | 能提供12种以上本地森林蔬菜或食品 | 能提供6种以上本地森林蔬菜或食品 | 能提供6种以上本地森林蔬菜或食品 |
| | 空气指数要求（6分） | 空气负离子年均浓度达到2000个/cm³以上 | 空气负离子年均浓度达到1000个/cm³以上 | 空气负离子年均浓度达到1500个/cm³以上 |
| | （6分） | PM₂.₅年均浓度≤20 μg/m³ | PM₂.₅年均浓度≤35 μg/m³ | PM₂.₅年均浓度≤35 μg/m³ |
| | 环保要求（5分） | 基地外延5 km范围内没有污染源 | 基地外延2 km范围内没有污染源 | 基地外延2 km范围内没有污染源 |
| | 地质安全要求（5分） | 无地质灾害等安全隐患 | 无地质灾害等安全隐患 | 无地质灾害等安全隐患 |
| 设施建设要求 | 交通要求（4分） | 基地交通便捷，可达性较好，基地内部提供充足的停车场 | 基地交通便捷，可达性较好，基地内部提供充足的停车场 | 基地交通便捷，可达性较好，基地内部或附近提供充足的停车场 |
| | 步道标识要求（5分） | 具有5 km以上的森林康养步道，配有休息、避雨和清洁厕所等设施，配有各类引导标志标识和植物、森林康养、动物、地质等科普标识牌/板 | 具有3 km以上的森林康养步道，配有休息、避雨和清洁厕所等设施，配有各类引导标志标识和植物、森林康养、动物、地质等科普标识牌/板 | 具有2 km以上的森林康养步道，配有休息、避雨和清洁厕所等设施，配有各类引导标志标识和植物、森林康养、动物、地质等科普标识牌/板 |
| | 餐饮住宿要求（5分） | 食宿设施齐全，数量充足、安全舒适，森林养生食谱与设施较完备 | 食宿设施齐全，数量充足、安全舒适，森林养生食谱与设施较完备 | 食宿设施齐全，数量充足、安全舒适，森林养生食谱与设施较完备 |

（续）

| 评分标准 | | 内陆远郊型森林康养基地 | 都市近郊型森林康养基地 | 沿海靠山型森林康养基地 |
|---|---|---|---|---|
| 设施建设要求 | 安全设施要求（5分） | 基地安全生产和消防、治安管理措施落实，桥梁、栈道、水池及其他危险地段等安全防护设施和消防设施齐备有效，警示标志明显，无安全隐患 | 基地安全生产和消防、治安管理措施落实，桥梁、栈道、水池及其他危险地段等安全防护设施和消防设施齐备有效，警示标志明显，无安全隐患 | 基地安全生产和消防、治安管理措施落实，桥梁、栈道、水池及其他危险地段等安全防护设施和消防设施齐备有效，警示标志明显，无安全隐患 |
| | 活动场所要求（4分） | 具有一定规模的服务设施，供人们观赏、游览、休息、运动、健身和进行科学文化活动的场所 | 具有一定规模的服务设施，供人们观赏、游览、休息、运动、健身和进行科学文化活动的场所 | 具有一定规模的服务设施，供人们观赏、游览、休息、运动、健身和进行科学文化活动的场所 |
| 康养产品要求 共性 | 静态康养产品和服务（3分） | 提供两种以上的静态康养产品和服务 | 提供两种以上的静态康养产品和服务 | 提供两种以上的静态康养产品和服务 |
| | 运动康养产品和服务（3分） | 提供3种以上的运动康养产品和服务 | 提供两种以上的运动康养产品和服务 | 提供两种以上的运动康养产品和服务 |
| | 中医药康养产品和服务（3分） | 提供两种以上的中医药康养产品和服务 | 提供两种以上的中医药康养产品和服务 | 提供1种以上的中医药康养产品和服务 |
| | 文化康养产品和服务（3分） | 提供两种以上的文化康养产品和服务 | 提供两种以上的文化康养产品和服务 | 提供两种以上的文化康养产品和服务 |
| | 个性（15分） | 能彰显森林运动康养特色，或中医药康养特色，或森林文化康养特色，或森林医疗康复特色 | | |
| 从业人员要求（5分） | | 有一定数量的森林康养从业人员 | 有一定数量的森林康养从业人员 | 有一定数量的森林康养从业人员 |
| 评定分值≥80分为申报合格 | | | 分值_____ | |

## 3. 运行监测程序

已评定为"温州市森林康养基地"的单位，自评定年份下一年起参加年度抽检，重点审查是否按照原审批的期限、面积、范围和用途使用林地，连续两年抽检合格单位，则两年抽检一次。

### (三)四川省

1. 基地认定程序

为进一步规范四川省森林康养基地申报、推荐、评定和监测等工作，四川省于2017年印发了《四川省森林康养基地评定办法(试行)》，并于2021年年底起草了《四川省森林康养基地评定办法(征求意见稿)》。

基地认定首先应由县级林业和草原主管部门对申报单位的申报材料进行合格审查并签署意见后向市(州)林业和草原主管部门推荐。市(州)林业和草原主管部门对申报材料进行复审，确认合格签署意见后向四川省林业和草原局推荐上报。四川省林业和草原局和省级相关部门直属单位可直接申报。四川省森林康养基地实行年度申报制。各市(州)林业和草原主管部门、省级部门直属单位须在每年9月30日前向四川省林业和草原局推荐上报，逾期将顺延至下一年度。

四川省林业和草原局会同省级相关部门组建四川省森林康养基地评定专家组，对各市(州)林业和草原主管部门、省级部门直属单位推荐的基地采取申报材料审查、实地核查等方式进行审核，并提出专家评定意见。评定专家组根据评定需要，可抽取部分申报基地开展实地核查，核查相关申报材料真实性、基地总体规划实施情况、基地运营效果等，并提出实地核查意见。四川省林业和草原生态旅游发展中心根据专家评定意见，择优提出拟命名省级森林康养基地建议名单，面向社会公示5个工作日。公示合格后，由四川省林业和草原局发文公布，并颁发"四川省森林康养基地"证书及牌匾。

2. 基地认定标准

申报四川省省级森林康养基地的资源环境，应符合四川省地方标准《森林康养基地建设 资源条件》(DB51/T 2262—2016)规定的相关要求，且满足认定标准方可申报四川省省级森林康养基地，具体标准如下。

①符合区域国土空间规划管控规定，具有明确的空间范围，四至边界清晰，面积不少于50 hm²。所有权与经营权明晰，权属无争议。

②按照林业行业标准《森林康养基地总体规划导则》(LY/T 2935—2018)要求，编制有森林康养基地总体规划，并按照总体规划实施建设。

③森林康养主体功能区海拔不超过2800 m。森林康养基地内森林覆盖率不低于60%，植被季相变化明显，有彩叶、芳香、观花、观果等植物，

无重度及以上林业有害生物发生(危害)。能提供 3 种以上本地森林蔬菜或森林食品。

④连接基地的外部道路等级应达到Ⅲ级道路标准以上，符合安全行车要求。原则上距县城不超过 50 km 或 1 h 车程。基地无地质灾害、洪水安全隐患，无疫源疫病风险记录。

⑤基地基础建设达到四川省地方标准《森林康养基地建设 基础设施》(DB51/T 2261—2016)规定要求。具有创新性、创意性发展的森林康养基地，可适当放宽申报条件。

⑥基地配备有相关康养环境监测设备，环境质量达到总体规划规定要求，五官体验评价达到良(含)以上。

⑦基地正式对外营业满 1 年及以上，近 3 年无违法违规行为记录，未发生相关安全事故。

3. 申报与监测程序

四川省林业和草原局对省级森林康养基地实行动态管理，建立省级森林康养基地运行监测评价制度。每两年开展一次运行监测评价，第一次运行监测评价在基地被评定为四川省森林康养基地后的第二年进行。四川省林业和草原局依据行业标准《森林康养基地质量评定》和市(州)林业和草原主管部门提出的监测评价建议，对在运行监测评价年份的省级森林康养基地进行监测评价。

**(四)湖南省**

1. 基地认定程序

具备一定的基础设施条件和森林康养产品服务功能的基地可进行自愿申报。各级主管部门审核后，由省级林业主管部门委托第三方机构对申报主体建设条件进行评估，达到相应要求的，会同民政、卫生健康(中医药)等主管部门审核认定。

2. 基地认定标准

申报单位评分需达到《森林康养基地建设与管理规范》(DB43/T 1494—2018)中森林康养基地量化指标分级和分值表评分值 85 分以上，且具备一定的基础设施条件和森林康养产品服务功能。具体量化指标分级和分值表见表 5-8 所列。

### 表5-8　湖南省省级森林康养基地量化指标分级和分值表

| 序号 | | 评价依据 | 赋分值 |
|---|---|---|---|
| 1 | 基地选址<br>（10分） | 四至界线清楚、权属清晰且无争议，能够长时间作为森林康养基地使用；交通便利，基地边缘距离交通主干道或城镇规划区 1 km 以上，距离矿山、机场、工业区 5 km 以上，距离对人体有害的植物检疫有害生物发生区、放射性污染源直线 10 km 以上；附近有急救资格的医疗机构和从业人员，并与其形成联动模式，能及时到达现场提供医疗急救服务 | 10 |
| 2 | 森林面积<br>（15分） | 集中连片的面积>400 hm$^2$，森林覆盖率≥70%，集中连片区域内高含量植物精气树种的森林面积≥50 hm$^2$ | 15 |
| | | 集中连片森林面积≥300 hm$^2$，森林覆盖率≥70%，集中连片区域内高含量植物精气树种的森林面积≥30 hm$^2$ | 13 |
| | | 集中连片森林面积≥200 hm$^2$，森林覆盖率≥70%，集中连片区域内高含量植物精气树种的森林面积≥20 hm$^2$ | 11 |
| 3 | 森林景观<br>（10分） | 森林风景资源质量等级达到《中国森林公园风景资源质量等级评定》（GB/T 18005—1999）规定的一级标准 | 10 |
| | | 森林风景资源质量等级达到《中国森林公园风景资源质量等级评定》规定的二级标准 | 7 |
| 4 | 森林结构<br>（7） | 基地及其周边的森林生态系统健康，林分类型多为混交林，郁闭度≥0.6，树龄以中龄林、近熟林和成熟林为主，平均树高≥6 m，森林康养林的林木等级达到《森林抚育规程》（GB/T 15781—2015）中规定的 I 级木标准 | 7 |
| | | 基地及其周边的森林生态系统健康，林分类型多为混交林，郁闭度≥0.6，树龄以中龄林、近熟林和成熟林为主，平均树高≥6 m，森林康养林的林木等级达到《森林抚育规程》中规定的 II 级木标准 | 5 |
| 5 | 地形地貌<br>（7分） | 以中、低山地貌为主，有 10 hm$^2$ 以上的平地或坡度≤15°的缓坡地可作为建设用地，森林康养主体功能区海拔在 100~1500 m | 7 |
| | | 以中、低山地貌为主，有 6 hm$^2$ 以上的平地或坡度≤15°的缓坡地可作为建设用地，森林康养主体功能区海拔在 100~1500 m | 6 |
| | | 以中、低山地貌为主，有 4 hm$^2$ 以上的平地或坡度≤15°的缓坡地可作为建设用地，森林康养主体功能区海拔在 100~1500 m | 5 |
| 6 | 空气负离子<br>（8分） | 主要地段平均浓度 1500 个/cm$^3$ 以上，局部地区达到 60 000 个/cm$^3$ 以上 | 8 |
| | | 主要地段平均浓度 1500 个/cm$^3$ 以上，局部地区达到 30 000 个/cm$^3$ 以上 | 7 |
| | | 主要地段平均浓度 1500 个/cm$^3$ 以上，局部地区达到 10 000 个/cm$^3$ 以上 | 6 |
| | | 主要地段平均浓度 1500 个/cm$^3$ 以上，局部地区达到 3000 个/cm$^3$ 以上 | 5 |

### (五)福建省(三明市)

1. 基地认定程序

福建省于 2021 年制定了最新版的《福建省森林康养基地评定标准细则(试行)》,由申报单位自愿申报,专家现场打分,现场评定结果总分值大于等于 70 分方有资格获评省级森林康养基地称号。

2. 基地认定标准

《福建省森林康养基地评定标准细则(试行)》的具体评分标准细则见表 5-9 所列。

**表 5-9　福建省森林康养基地评定标准细则**(试行)

| 序号 | 二级指标 | 三级指标 | 指标要求 | 评定分值 | 评定得分 |
|---|---|---|---|---|---|
| 1 | 资源条件(9分) | 基地面积 | ≥100 hm² | 2 | 2 |
| 2 | | | 30~100 hm² | 1 | |
| | | 基地及其毗邻区域森林面积 | ≥1500 hm² | 1 | 1 |
| 3 | | | 1000~1500 hm² | 0.5 | |
| | | 基地森林覆盖率 | ≥70% | 1 | 1 |
| 4 | | | 50%~70% | 0.5 | |
| 5 | | 森林郁闭度 | 0.5~0.7 | 1 | 1 |
| | | 中近熟林比例 | ≥50% | 2 | 2 |
| | | | 30%~50% | 1 | |
| 6 | | 森林健康 | 林木生长发育良好,无明显林业有害生物灾害,有至少 1 处面积不小于 10 hm² 的森林康养林,编制基地康养林经营方案 | 2 | 2 |
| 7 | 环境条件(11分) | PM₂.₅ | 年平均浓度<10 μg/m³ 且 24 h 平均浓度<25 μg/m³ | 2 | 2 |
| 8 | | | 年平均浓度 10~15 μg/m³ 且 24 h 平均浓度≤20~25 μg/m³ | 1 | |
| | | 空气负离子 | 年平均值≥1200 个/cm³,浓度等级 I 级(如基地没有检测结果,参照所在县域数据评价) | 2 | 2 |
| 9 | | | 年平均值 500~1200 个/cm³,浓度等级 II 级 | 1 | |
| | | 地表水环境质量 | 达到《地表水环境质量标准》规定的 I 类标准 | 2 | 2 |
| 10 | | | 达到《地表水环境质量标准》规定的 II 类标准 | 1 | |
| | | 声环境质量 | 达到《声环境质量标准》规定的 0 类标准 | 2 | 2 |
| 11 | | | 达到《声环境质量标准》规定的 I 类标准 | 1 | |

（续）

| 序号 | 二级指标 | 三级指标 | 指标要求 | 评定分值 | 评定得分 |
|---|---|---|---|---|---|
| 12 | 环境条件（11分） | 五感体验 | 无视觉、嗅觉、听觉、触觉、味觉不舒适的感觉 | 1 | 1 |
| | | 交通条件 | 具备良好的交通条件，距离机场、火车站、客运站或高速出口不超过0.5 h车程 | 2 | 2 |
| | | | 具备良好的交通条件，距离机场、火车站、客运站或高速出口不超过1.0 h车程 | 1 | |
| 13 | 基本条件（5分） | 星级标准 | 达到福建省森林人家标准四星级以上(含四星级) | 1 | 1 |
| 14 | | 基地建筑 | 建筑物3层以下，容积率0.6~1.0，接待服务区绿地率30%以上 | 1 | 1 |
| 15 | | | 具备良好的照明、采光、通风和隔音条件 | 1 | 1 |
| 16 | | 室内装修 | 设施齐全、干净卫生，装修及家具绿色环保、无异味 | 0.5 | 0.5 |
| 17 | | 温湿度 | 室内温度21~26℃，室内空气相对湿度45%~65% | 0.5 | 0.5 |
| 18 | | 特色功能 | 具有睡眠中心、养老院(社区)、疗养院等特色接待功能，需配备相应的专业设施 | 1 | 1 |
| 19 | 餐饮设施（2分） | 餐厅 | 严格执行食品卫生、保鲜等有关法规和标准，就餐环境干净整洁 | 1 | 1 |
| 20 | | 食材 | 选用绿色生态食材，设置食品留样机制 | 1 | 1 |
| 21 | 医疗设施（9分） | 医务室 | 有至少1个且条件符合《医疗机构基本标准(试行)》及《医院候诊室卫生标准》(GB 9671—1996)要求的医务室 | 2 | 2 |
| 22 | | | 医务室配备1套医疗急救设备(如心脏自动体外除颤器、氧气机等) | 1 | 1 |
| 23 | | | 医务室配备感冒、发烧、摔伤、蚊虫叮咬等常用药品 | 1 | 1 |
| 24 | | 健康管理中心 | 能提供咨询、诊疗、保健、养生、康复、运动处方等服务内容 | 1 | 1 |
| 25 | | | 面积不少于60 m²，必须设置健康检测和康复场所，至少达到《医疗机构基本标准(试行)》中规定的诊所设置标准 | 1 | 1 |
| 26 | | | 能依照循证医学理念，为康养人员在进入和离开基地时分别进行基础健康和国民体质指标检测、数据采集和对比分析，并建立健康档案，为组织实施森林康养课程提供健康支持 | 1 | 1 |
| 27 | | | 健康检测和康复场所必须配备相应的办公设施(办公桌、计算机、打印机等)、检测设施(自助检测一体机、运动体质检测仪等)和康复设施(理疗床、TDP治疗仪等) | 1 | 1 |

（续）

| 序号 | 二级指标 | 三级指标 | 指标要求 | 评定分值 | 评定得分 |
|---|---|---|---|---|---|
| 28 | 医疗设施（9分） | 健康管理中心 | 设置康养主题（或中医药养生）文化宣传场所，采用多样化方式展现康养文化，配有相应的内容、手册、文化课堂等 | 1 | 1 |
| 29 | 安全设施（4分） | 应急设施 | 配备必要的安全救助场所、应急疏散场所和设施设备，在显著位置设置通道逃生线路图和指标 | 2 | 2 |
| 30 | | 消防设施 | 配备消防设备、器具和火警监控系统，设置消防通道并保持畅通 | 2 | 2 |
| 31 | 康养设施（16分） | 步道系统 | 步道70%以上路段穿越森林，沿线环境安全可靠 | 1 | 1 |
| 32 | | | 步道沿途至少有两种风景资源类型，所经区域景观优美 | 1 | 1 |
| 33 | | | 步道总长度不少于9 km，且50%以上铺装以软性环保材料为主 | 1 | 1 |
| 34 | | | 步道宽度以舒适度和安全通行为衡量标准，山地丘陵地区步道平均宽度1.5 m以上 | 0.5 | 0.5 |
| 35 | | | 路面平均坡度小于1：10，特殊情况不应大于1：3 | 0.5 | 0.5 |
| 36 | | | 配套设施完善，包含休憩设施、森林康养设施、自然教育设施、医疗应急设施、生态公厕等至少3项，部分路段根据需要设置无障碍设施，满足特殊人群使用需求 | 1 | 1 |
| 37 | | | 步道沿线平均每千米设置不少于1处平台或林下空间 | 1 | 1 |
| 38 | | | 拥有1条及以上特色鲜明的森林康养步道，长度不少于2 km，宽度最窄不少于1.2 m，平均坡度在7%以内，起始点和交叉点应设置解说标示牌，提供距离、高差及运动强度、能量消耗量和科学的步行建议等 | 1 | 1 |
| 39 | | 疗愈场所 | 提供开展五感（视觉、嗅觉、听觉、触觉、味觉）森林疗愈的场所，应满足环境优越、场地安全、交通方便、景观丰富、视野开阔等基本要求 | 1 | 1 |
| 40 | | | 通过自然景色或者具有疗效的色彩进行视觉森林疗愈，场地可选择在具有变化的森林环境，如有观花、观叶、观果、观形树种或者自然景点周边；配备相应的场地、操作手册、疗愈课程、解说及配套设施，如平台、休憩座椅、疗愈步道等 | 1 | 1 |
| 41 | | | 通过植物精气或自然气味进行嗅觉森林疗愈，场地可选择在能够释放植物精气的森林环境，如松、柏、樟等树种；配备相应的场地、操作手册、疗愈课程、解说及配套设施，如平台、休憩座椅、疗愈步道等 | 1 | 1 |

（续）

| 序号 | 二级指标 | 三级指标 | 指标要求 | 评定分值 | 评定得分 |
|---|---|---|---|---|---|
| 42 | 康养设施（16分） | 疗愈场所 | 通过各种令人舒适的自然声音进行听觉森林疗愈，场地可选择在能够听到虫鸟鸣声、水声、雨声等地方；配备相应的场地、操作手册、疗愈课程、解说及配套设施，如平台、亭廊、休憩座椅、疗愈步道、音乐广播设备等 | 1 | 1 |
| 43 | | | 通过皮肤感受，增加对外界的感知进行触觉森林疗愈，场地可选择在具有特别触感的自然物质附近，如温泉、山泉、溪水、岩石、植物等；配备相应的场地、操作手册、疗愈课程、解说及配套设施，如平台、休憩座椅、疗愈步道等 | 1 | 1 |
| 44 | | | 通过舌头品尝食物进行味觉森林疗愈，场地可选择在果蔬种植园，让人可以参与果蔬采摘，增强人与人之间的交流，提升自我价值；配备相应的场地、操作手册、疗愈课程、解说及配套设施，如平台、亭廊、休憩座椅等 | 1 | 1 |
| 45 | | 康养解说系统 | 在疗愈场所、康养步道等必须设置专业化康养解说系统 | 2 | 2 |
| 46 | | | 基地范围内设置完善的康养解说牌，配备 AR（增强现实）\ VR（虚拟现实）\ 智能语音等智慧解说硬件，充分体现森林康养基地的浓厚氛围 | 1 | 1 |
| 47 | 管理服务设施（7分） | 服务中心 | 设立服务中心或服务点，提供预订、接待、咨询、结账、物品寄存等服务 | 1 | 1 |
| 48 | | | 用文字和图形符号公布服务项目，标明营业时间、收费标准和注意事项 | 0.5 | 0.5 |
| 49 | | | 配有公共卫生间，公共卫生间的设置应符合《旅游厕所质量要求与评定》的基本要求，配有第三卫生间 | 0.5 | 0.5 |
| 50 | | 停车场 | 有专用停车场，面积与接待容量相适应，停车位能满足游客需求 | 1 | 1 |
| 51 | | 环卫器具 | 配置垃圾收集点、垃圾箱（桶）、垃圾清运工具等，在主要活动区域合理布局生态厕所，管理规范、卫生文明 | 1 | 1 |
| 52 | | 无障碍设施 | 通道（坡道、盲道）、出入口、楼梯、电梯、公共厕所、浴室、客房等应充分考虑残障人士、老年人等特殊人群的需求，提供无障碍服务 | I | 1 |
| 53 | | 导览标识设施 | 按照旅游景区导览标识规范要求，在基地内科学合理地设置导游图、景物介绍牌、道路导向指示牌、警示关怀牌及服务设施名称标识 | 2 | 2 |

（续）

| 序号 | 二级指标 | 三级指标 | 指标要求 | 评定分值 | 评定得分 |
|---|---|---|---|---|---|
| 54 | 运营管理（3分） | 管理机构 | 具备运营管理机构，明确职能责任范围、短期与长期运营目标 | 1 | 1 |
| 55 | | 管理制度 | 设置合理的服务流程规范、技术等级要求、收费标准、预约制导、局部区域管制方法等管理制度 | 1 | 1 |
| 56 | | 质量管理 | 有完善的服务标准、培训制度和投诉处理机制，服务人员岗位职责明确、分工合理 | 1 | 1 |
| 57 | 安全管理（3分） | 安全制度 | 有健全的安全管理制度和操作规程，设有专门的管理机构和职责明确的安全责任人 | 1 | 1 |
| 58 | | 应急预案 | 有制定应急管理预案与安全预警机制 | 1 | 1 |
| 59 | | 应急演练 | 每年至少组织一次安全应急演练，档案记录完整 | 1 | 1 |
| 60 | 专业人员（5分） | 森林疗养师 | 配备5名及以上经过培训并取得认证资格的专职森林疗养师 | 3 | 3 |
| | | | 配备3~4名以上经过培训并取得认证资格的专职森林疗养师 | 2 | |
| | | | 配备1~2名以上经过培训并取得认证资格的专职森林疗养师 | 1 | |
| 61 | | 其他专业人员 | 配备至少3名户外活动的工作人员，其中有1名持有国家等级技能认定证书的安全工作人员或培训师，如红十字急救等 | 1 | 1 |
| 62 | | | 配备至少1名具有专业资质的营养师，提供膳食指导服务和特色康养食疗服务 | 1 | 1 |
| 63 | 产品服务（14分） | 康养活动 | 充分利用场地及资源条件，能开发以五感体验为核心的森林康养活动 | 1 | 1 |
| 64 | | | 开发6种及以上森林康养活动，且具备相应的指导人员、课程、场地、设施等开展活动的条件 | 3 | 3 |
| | | | 开发4~5种森林康养活动，且具备相应的指导人员、课程、场地、设施等开展活动的条件 | 2 | |
| | | | 开发1~3种森林康养活动，且具备相应的指导人员、课程、场地、设施等开展活动的条件 | 1 | |
| 65 | | 活动课程 | 根据森林疗法原理设计多样化的康养活动课程，如森林气候疗法、森林作业法疗法、森林芳香疗法、森林环境心理疏导、园艺疗法、运动疗法、声景治愈、森林温泉疗法、森林食物疗法等，课程类型不少于3类 | 2 | 2 |

（续）

| 序号 | 二级指标 | 三级指标 | 指标要求 | 评定分值 | 评定得分 |
|---|---|---|---|---|---|
| 66 | 产品服务（14分） | 活动课程 | 能根据需求设计由不同森林疗法、康养活动、康养周期组合而成的课程，提供不少于20个活动课程 | 1 | 1 |
| 67 | | 康养产品 | 基地至少有1款主打且具有鲜明特色的森林康养产品，必须具备主要功效、适用人群、康养周期、活动课程等相关内容 | 1 | 1 |
| 68 | | | 能提供至少1个3天2夜及以上长周期的森林康养产品（须含至少两类向导式康养活动，且活动课程总时长不少于6 h） | 1 | 1 |
| 69 | | | 能提供至少1套包含森林疗养课程、服务和商品的疗养手册 | 2 | 2 |
| 70 | | | 能根据儿童、老年人、更年期妇女、孕产妇、亚健康者等不同人群的健康需求，定制功效不同的森林康养产品 | 1 | 1 |
| 71 | | | 注重心理学、中医药等研究，与专业机构（科研院校、医院等）展开合作，提供专业化康养产品 | 1 | 1 |
| 72 | | | 由专业人员（疗养师、营养师等）科学搭配康养食疗菜单，运用健康食材开发不少于20种的地方特色菜和食疗药膳 | 1 | 1 |
| 73 | 建设水平（12分） | 疗休养 | 列入省级及以上职工疗休养基地名录 | 3 | 3 |
| | | | 列入市级职工疗休养基地名录 | 2 | |
| | | | 列入县级职工疗休养基地名录 | 1 | |
| 74 | | | 针对性开发3天2夜及以上的长周期职工疗休养森林康养产品及服务 | 1 | 1 |
| 75 | | 养老 | 按照相关养老服务设施标准建成，能提供规范养老服务，并经当地民政部门备案 | 3 | 3 |
| 76 | | | 针对性开发适合老年群体的特色森林康养产品及服务 | 1 | 1 |
| 77 | | 医保 | 基地中至少有1家符合条件的医疗机构纳入医保定点，配套相关设备并开通医保系统，属于医保范围内的医疗费用按规定予以支付 | 3 | 3 |
| 78 | | | 在符合本项第一条的基础上按规范张贴或悬挂医保定点标识，收费标准在服务场所公布或提供查询设备 | 1 | 1 |

注：森林康养活动一般分为运动类，如森林漫步、慢跑、登山、骑行、瑜伽、太极等；作业类，如园艺劳作、林下采集、木作手工等；舒缓类，如森林冥想、森林禅修、森林绘画等；认知类，如自然观察、林中阅读等；浴疗类，如温泉浴、泉水浴、日光浴等；饮食类，如森林食疗、森林药疗、林副产品等。

# 第六章

# 森林康养基地运营管理与服务规范

## 第一节　商业运营管理

### 一、运营管理制度与范围

森林康养基地运营管理制度不仅受到一线管理部门(如属地林业局、旅游局、发展和改革委员会等)的直接影响,而且还可能受到职能部门(如人事部、市场部、技术部、营销部、培训部等)的多重影响,因此要考虑的运营管理因素较多。如今我国社会正跨步迈向大健康产业的路上,因此森林康养相关产业孕育而生,并借鉴其他产业发展出新的运营管理制度。制度是指各种行政法规、单位章程、工作制度、基地公约的总称。森林康养基地运营管理相关制度的制定过程及其范围见下文。

#### (一)标识和解说系统管理

森林康养基地的标识系统,是由各种动植物标识、景观介绍图版和各种文化符号组成的康养供给辅助系统。标识系统是体验者在进行森林康养活动的重要保障,担负着体验者进行基地的保健、养生、康复、导览、休闲、学习的重要辅助功能,为体验者在康养过程中提供隐性服务,使其在体验基地的森林康养效益时,又能获得心理上的满足。一般来说,森林康养基地标识系统不仅包括地图、路标、游览路线标示图等,还包括路口提醒、交通接送及车次显示系统等。无论是动态或静态类型的森林康养基地都要布局内部的交通网络,因此交通系统的标识至关重要。

森林康养基地的基地解说系统,包括景点介绍、疗愈效益说明、环境疗愈因子、基地导览手册、广播系统、信息公布栏、公共信息系统等。通过专业的培训后所产生的森林疗养师、康养师、健康管理师等,可以进行森林康养基地的课程解说、课程服务以及进行森林疗愈活动。因此，体验者一进到森林康养基地内，基地就应该为体验者提供最佳的导览服务，让体验者们了解森林康养基地的各项疗愈服务功能。

### (二)消防安全管理

森林火灾的发生，经常对森林康养基地及人员造成巨大危害，因此不可不慎。对植被覆盖率高、林分郁闭度较大、木构建筑物较多的较容易产生火灾安全隐患的森林康养基地，需进行加强式的消防安全管理，需要建立严谨且有效的安全制度及机制保障。该类基地须严格按照国家有关规定合理设置消防水源、消防设施及消防灭火设备，并做好消防安全标识，还要建立基地的消防制度即奖惩制度。除此之外，须制定灭火和应急疏散预案，组建基地消防队伍，定期组织消防演练。该类基地内的消防器材应登记造册，并被配备有专职人员负责管理、检查、维修和保养工作。

### (三)应急救援保障管理

森林康养基地应按照"以人为本、救援为先；属地救护、就近处置；及时回报、妥善沟通"的基本原则，以保障体验者生命安全为根本目的，尽可能在第一时间提供必要的救援工作，包含组织保障、机制保障、队伍保障等。其中，组织保障是指为某一特定目的服务的组织机构、相关人员的组成及其运行。如设置"指挥领导办公室"，由基地各部门主管所组成；其下设"应急救援办公室"；日常工作则由保安部门来监管。机制保障包括组织保障和制度保障及国家相关法律法规的规定等，包含合理布置一定数量的医务室、健康管理中心、救护车以及森林康养基地可能发生的意外情况，配备必要的药品及急救物品。队伍保障则是根据森林康养基地实际需要，建立各种不脱产的专业救援队伍，包含紧急救援队、医疗救护队、义务消防队、通信保障队、治安纠察队等。

### (四)设施设备维护管理

森林康养基地的设施设备是基地的主要固定资产，是森林康养基地各种产品物质基础和经营的依托。森林康养基地的设备是指单一的物质产品，而森林康养基地的设施是由各种设备组成的系统整体。森林康养基地的设施种类繁多，根据其性质和功能，可分为配套基础设施、综合服务设施、森林康养设施、体验教育设施四大类，各类设施包含内容详见本书第五章第一节中对于森林康养基地设施规划的要求。关于森林康养基地设施设备的管理工作及任务，主要包括负责基地设施设备的配置；保证基地设施设备的正常运作及使用；负责基地设施设备的检查、维护、保养及修缮；负责基地设施设备的更新与改造；负责基地设施设备的资产管理，这些设施设备都是构建森林康养基地不可或缺的服务范围。

## 二、管理流程、技术规范和服务标准

### (一)管理流程

森林康养组织管理是指森林康养基地向社会大众提供满意的森林康养服务和产品，实现体验者的休闲娱乐、度假及部分疗愈效益，从而达到该企业或政府单位获取经济收益的宗旨或目标。在分工合作基础上构成的森林康养组织，通过建立组织结构、规定职务或职位、明确责权关系等，以有效实现森林康养组织目标的整个过程。森林康养基地在正式运营前，需要做好筹集运营资金、招募并培训员工、实施竣工验收、采购设备物资、制定营销计划、健全规章制度、申办营业执照七项工作。

1. 筹集运营资金

运营资金是企业流动资产和流动负债的总称；流动资产减去流动负债的余额称为净运营资金。运营资金的筹措是否到位，将直接影响到森林康养基地是否能够正常开业与运转。

2. 招募并培训员工

森林康养基地是服务性企业，主要通过高质量的服务来为游客创造一种愉快的康养环境。因此，基地服务人员的态度和专业人员的专业知识技能会对基地的服务质量产生重要的影响，也将直接影响体验者的体验感及对基地的印象。做好森林康养基地服务人员招募及员工培训，是森林康养基地管理流程中一项非常重要的工作。

3. 实施竣工验收

森林康养基地建设工程的竣工验收是指建设工程已按照设计要求完成全部工作任务，准备交付给发包人投入使用时，由发包人或者有关主管部门依照国家关于建设工程竣工验收制度的规定，对该项工程是否合乎设计要求和工程质量标准所进行的检查、考核工作。森林康养基地建设工程的竣工验收是工程建设全过程的最后一道程序，是对工程质量实行控制的最后一个重要环节。

4. 采购设备物资

有效的物资采购是维持森林康养基地正常经营生产的关键，也是森林康养基地运营方成本支出的重要方面。做好采购设备物资的准备，可以利于优化基地资源配置，减少不必要的资源浪费，能够强化对物资采购行为的监督，以及调节基地的相关原物料库存的压力。

5. 制定营销计划

森林康养基地在开业前的营销除了具有一般营销的性质外，与经营管理阶段的营销相比，它更具有结合推广性和战略性为一体的特点。做好开业前营销计划的目的是在短时间内引起体验者对森林康养基地的关注。

6. 健全规章制度

健全的规章制度可以保障森林康养基地的运作有序化、规范化，降低基地经营及运营成本，可防止基地管理的任意性，保护员工的合法权利，满足员工公平感的需要。

7. 申办营业执照

森林康养基地想要正常开门营业，就要取得相关资质许可证书，如果没有就开门营业，被工商局查到除了将面临巨额罚款，严重的还会被吊销营业执照。营业执照是工商行政管理机关发给工商企业、个体经营者的准许从事某项生产经营活动的凭证，其格式由国家工商行政管理局统一规定。营业执照分正本和副本，二者具有相同的法律效力。

**(二)技术规范**

技术规范是对标准化的对象提出技术要求，也就是用于规定标准化对象的能力。技术规范是标准文件的一种形式，是规定产品、过程或服务应满足技术要求的文件。技术规范可以是一项标准(即技术标准)、一项标准的一部分或一项标准的独立部分，其强制性弱于标准。当这些技术规范在法律上被确认后，就成为技术法规。森林康养基地技术规范可分为：地方标准、行业标准和团体标准。其中，地方标准，如《贵州省康养基地规划技术规程》(DB52/T 1197—2017)、《贵州省森林康养基地建设规范》(DB52/T 1198—2017)、《森林康养基地建设规范》(DB4205/T 84—2021)；行业标准，如《森林康养基地质量评定》(LY/T 2934—2018)、《森林康养基地总体规划导则》(LY/Y 2935—2018)、《中国森林认证 自然保护地森林康养》(LY/T 3245—2020)；团体标准，如《森林疗养基地建设技术导则》(T/CSF 001—2019)、《国家级森林康养基地标准》(T/LYCY 012—2020)、《国家级森林康养基地认定办法》(T/LYCY 014—2020)、《特色(呼吸系统)森林康养规范》(T/LYCY 3023—2021)等。

**(三)服务质量标准**

服务质量标准是森林康养基地员工的行动指南，具有指导作用和现实的可操作性，为有效降低服务质量的波动性奠定了基础。服务质量标准应当反映疗养者的期望，服务质量标准的细化量化、自上而下的认可。其中，自上而下的认可是管理人员对服务质量标准的理解，服务人员的能力要与企业的资源状况相一致，若超过基地服务人员的能力，企业资源难以与服务质量标准相匹配，会造成服务质量降低。森林康养基地对服务质量标准过程进行有效控制，可全面改善服务质量，以提高体验者的满意度。因此，要把输出的服务结果与服务质量标准相比较，若在活动过程期间发现偏差，可以寻求问题的症结所在，以便及时地进行改进。对森林康养基地服务质量标准的质量进行控制，具体内容如下。

1. 标准化服务

森林康养基地提供的服务存在大量重复性劳动，进行标准化设计可保证服务质量的稳定。因此，科学化、规范化、制度化、程序化是标准化服务的核心。

2. 统计过程控制

在森林康养基地，服务过程的质量可通过服务绩效来衡量，而服务绩效可用关键指标来判断，用较为精确的统计方法对服务过程进行间接控制。

3. 基地人员素质要求

森林康养基地的服务质量与基地人员素质有极大的关系，服务质量的控制也必须关注森林康养基地人员的素质。森林康养基地内的决策人员、管理人员、服务人员，都会通过不同的途径影响基地的服务标准质量，具体如下。

①决策层对服务标准质量的影响。森林康养基地的决策层主要对基地的文化塑造、战略规划和发展方向、重大决策负责。决策层对服务质量的影响是长远的、根本性的。

②管理层对服务标准质量的影响。管理层在森林康养基地中起承上启下的作用，是上下交流的主要桥梁。管理层需要通过有效的管理工作不断地调动服务资源，使服务标准系统的运作效率达到最佳状态。

③员工对服务标准质量的影响。员工参与森林康养基地服务的全过程，直接决定了最终输出的服务标准质量。

## 三、森林环境保护与监测制度

我国的森林康养产业突飞式地在各地开花，部分森林康养基地同时也是 A 级景区或是森林旅游区域，在基地开发建设或实施康养活动过程中，经常会对森林康养基地环境产生负面的影响，这些负面作用往往是缓慢且不可逆地在发生。对于森林康养基地在建设或活动过程中所涉及的单要素、单个建设项目，若能在对基地环境产生破坏前进行环境评估、监测与保护，将可对森林环境所产生的负面影响降至最低。在森林康养基地开发、建设与活动过程中，会产生一些固体、气体或液态形式存在的废弃物，这些废弃物若不进行一定的处理，将直接或间接对森林康养基地的环境造成威胁。因此，通过提出森林康养基地环境评估规划方案的修改与建议，做到预防或减缓外部环境对基地环境的负面影响，尤其是森林康养基地最重要的森林环境，将有助于及时了解基地整体环境的现况，以此来实现森林康养基地对体验者生理及心理健康促进效益的可持续发展。

**（一）森林康养森林资源保护的内涵**

森林资源是指森林、林地及生活和生长在林地上的生物的总称，包括林木、林下植物、野生动物、微生物、土壤和气候等自然资源。森林康养基地的森林资源是我国重要的自然资源，拥有经济与生态双重效益，是社会可持续发展的重要基础。森林康养的森林资源是指以森林为依托，对体验者具有吸引力的自然环境景观和历史文化遗产，以及直接用于康养目的的人工建筑物，包括森林景观、山川、河流、历史文物等。因此，森林康养森林资源是以森林景观和环境为主体，由各种可供康养、观赏的自然与人文景观等构成的森林生态系统的综合体。森林康养的可持续发展应以森林资源和景观环境的保护为前提，并将森林康养活动对森林生态环境的负面影响降至最低，是基地可持续发展的保证。森林康养森林资源保护与利用原则，包括生态功能与经济功能相结合的原则、行政手段与市场运作手段相结合的原则、坚持"生态优先、采育平衡、多种经营、综合利用"的原则以及尊重自然规律和经济规律的原则等。

**（二）森林康养森林资源保护的措施**

森林康养资源保护的措施包含以下四项内容：强化对森林康养基地内森林的资源意识和生态保护意识；遵照《中华人民共和国森林法》健全法制，依法保护基地内的森林资源；实施生态建设规划，坚持基地森林的可持续发展；积极开展国际交流合作，进行保护基地森林资源的国际行动。

森林康养基地在建设开发及康养活动过程中，对于基地的森林环境可能造成一定的危害。此外，基地的服务设施（如宾馆、饭店、康养木屋等）在经营过程中，一些污染物质将直接影响资源环境，污染源来自供水、供热、供能的锅炉烟囱，煤灶的排气，小吃摊排放的废气等。森林康养基地内的排放源分散、高度低、距离环境敏感区近，且多无除尘设施，对大气质量影响特别大。另一个被污染物质是水体，它既是森林康养资源，又是康养活动开展的环境背景。森林康养基地内各种旅游接待设施对水体的污染，基地内的各类酒店、宾馆、商店及娱乐场所排放的污水，固体垃圾以及废气对森林景区的水环境等环境造成了严重污染。另外，体验者频繁脚踏及其对上覆植被的破坏，导致土壤结构紧实、容重增大、孔隙度降低、蓄水能力明显减小，这样便加快了土壤侵蚀过程。部分体验者一些不文明的康养活动行为，也会破坏森林康养基地的土壤环境。此外，森林康养基地内的基础设施与康养项目设施的建设，可能降低了植物覆盖率，也可能破坏珍稀濒危动植物的栖息地，甚至导致野生动植物生存环境的破碎化，因此不可不慎。

**(三)森林康养基地环境管理**

森林康养基地环境管理是基于环境科学和生态学的理论，运用技术、经济、法律及教育和行政的手段，协调森林康养在经济发展和环境保护之间的关系，以处理国民经济各部门、社会集团和个人相关环境问题间的相互关系。森林康养产业经济发展在满足人们物质和文化生活需要的同时，需要防治环境污染、维护生态平衡，使人们享受良好的森林康养环境，促使森林康养产业的可持续增长。

森林康养的经济发展与环境保护必须同步规划、同步实施、同步发展，两者相辅相成，若没有经济发展，环境保护就会因缺乏资金、技术而不能进行。因此，在进行森林康养基地的环境管理时，必须将环境保护规划纳入森林康养经济发展规划中，纳入基地企业发展和企业经营管理，并通过利用和保护有机结合，制订环境保护的具体计划和措施，以确保康养环境保护与康养经济发展相协调。

# 第二节　人才队伍培养

## 一、初级森林康养指导师

### (一)职业技能

依据中产联森康分会规划的"初级森林康养指导师"职业技能，内容包括：通过森林浴打开五感刺激技巧(正念、止语、赤足、盲行、独处、自然游戏等)；森林心理疏导(森林自我疏导、团体疏导、树木叙事、大地艺术等）；植物识别与利用（药食同源、草本茶制作、草木染技术、芳香植物利用、森林资源解说等）；森系作业疗法（自然教育、森林劳动、园艺治疗、营林技巧等）；森系运动疗法（持杖行走、森林漫步、森林越野、气候地形疗愈等）、森系芳香疗法（制香闻艾、精油提取、芳香抚触、森林水疗、森林水疗等）；辅助健康疗法（森林瑜伽、森林太极、养生功、八段锦、易筋经、五禽戏、腹式呼吸、森林冥想等）；森林康养评估（基地评估、体验者健康状况及健康需求评估、森林康养课程套餐制定、森林康养健康效益评估等）；还需具备森林康养基地规划设计、建立客户健康管理档案，以及基地营销管理及运营指导等职业技能。2022 年 7 月 14 日，人力资源和社会保障部向社会公示了新修订的《中华人民共和国职业分类大典》，其中新增职业森林园林康养师（4-14-06-01），包含但不限于森林康养师、园林康养师等工种。森林康养师列入国家职业分类大典，这在国际上尚属首次，说明森林环境对于人类健康的促进效益得到了国家层面的认可，是行业发展的标志性里程碑。

**（二）课程内容**

中产联森康分会积极筹备"初级森林康养指导师"培训班，从 2020 年起至今已陆续开展七期的培训工作，每期 3 天。"初级森林康养指导师"培训内容大致可分成六类课程并分述如下。

1. 森林与健康课程

该类课程包含森林环境、森林康养活动对人体健康的促进作用，打开五感与植物精气对人体自愈力的恢复效益。

2. 服务对象课程

针对不同受众群体的特点及需求点，开展不同客户群体适宜的森林康养活动项目。

3. 解说技巧课程

该类课程涉及森林康养解说的内容与技巧，解说课程的设计与营销方案的建立。

4. 静养课程

该类课程涉及森林康养静态疗法对人体健康效益的意义与作用，包含森林禅茶、森林冥想、香道养性、芳香疗法、园艺疗法的学习体验。

5. 动养课程

该类课程涉及森林康养运动、森林养生功法对人体健康的意义和作用，包含作业疗法、森林太极、森林瑜伽、森林越野、森林行走与八段锦功法的学习体验。

6. 服务与产品课程

该类课程涉及健康管理服务体系的搭建方法，包含森林康养中心的建设方案策划、项目引入、搭建服务管理体系、获客留客模式设计等。

**(三)考核办法**

"初级森林康养指导师"培训班共分两个模块，首先须完成培训班(A类班)的学习，考核合格后颁发A类班结业证书；后续再参加培训班(B类班)，完成B类班课程学习并考核合格后颁发该模块的结业证书。取得两个模块结业证书的学员，再通过3个月的实习实践并提交森林康养实践成果，验收通过后，中产联森康分会将颁发"初级森林康养指导师"从业证书。2022年3月，中产联森康分会公布第一批经过"国家林业和草原局人才开发交流中心"和"中国林业产业联合会"能力等级测评的"森林康养指导师"，并颁发资格证书。

## 二、森林疗养师

### (一)职业技能

森林疗养有别于森林康养，它需要对森林环境进行科学评估。森林疗养课程需要得到医学证实，更需要森林疗养师、心理咨询师、医护人员等专业人士介入指导。因此，森林疗养师需掌握林学、医学和心理学等基础知识，还需熟悉基本药理学、急救和营养学以及常用的自然疗法，利用特定的森林疗养资源和疗愈手段，通过医学的询证研究，为疗养者提供可能的、有针对性的疾病预治、保健和康复等健康管理服务的专业人士。2015年开始开展森林疗养师培训班，至今已实施多期培训，每期实际学习和实操时间半年以上。目前，中国林学会森林疗养分会是森林疗养师认定的唯一官方机构。

### (二)课程内容

森林疗养师(forest therapist)必须能够独立面向特定人群策划和实施不同主题的森林疗养活动，能够在医生的指导下将森林疗养用于特定症状群体的康复和辅助治疗。因此，森林疗养师须具备一定的专业疗养技能，相关培训内容如下。

1. 森林疗养与健康

学习森林疗养概论、国内外森林疗养概况、与森林疗养相关的林学、森林医学、社会与环境心理学、营养学、护理学、健康管理学、中医养生基础知识等。

2. 森林疗养因子

学习森林疗养相关理论及假说、主要自然疗法基础理论、森林疗养资源学、森林疗养环境及疗愈因子等知识。

3. 森林疗养效益评价

学习森林疗养健康效益、学习生理仪器量测使用方法、掌握心理指标选择及评价方法。

4. 森林疗养师职业素养

学习森林疗养师职业道德与素养、野外安全管理、户外礼仪、沟通技巧等基本素养。

5. 森林疗法技能

学习五感刺激技能、森林作业疗法技能、正念冥想练习技能、芳香物质和疗法实操技能术、团体带领技能等，以及各种自然干预疗法技能等。

### （三）考核办法

森林疗养师培训内容涉及森林疗养效益的作用机理、实施方法、课程编制、效益评估和野外安全管理等诸多方面，培训课程分为理论知识培训、实操技能培训和在职训练实操三阶段。所有学员须按要求完成所有阶段培训且考试合格，通过实操考核者可获得森林疗养师资格。现阶段，森林疗养师具体培训流程及考核办法如下。

1. 理论知识培训阶段

通过资格初审及电话面试的学员，需在开通线上学习账号 5 个月内完成在线培训课程，然后提交一份学习心得、课程设计或学术论文。

2. 实操技能培训阶段

理论知识培训阶段合格者，则具备资格进入线下实操培训。实操培训每期 5 天，培训结束最后一天进行笔试考试。

3. 在职训练实操阶段

笔试考试合格者，在积累 3 个月以上在职训练经验后，可申请进行实操考核。实操考核合格者最终获得森林疗养师资格。

实操技能培训课程旨在森林疗养理论知识基础上，培训学员针对不同森林的森林环境、不同群体的疗养需求和目标编制森林疗养课程，并有效实施森林疗养课程。依据中国林学会森林疗养分会规划的森林疗养师职业技能，内容包括：倾听、肯定陈述；五感刺激技巧（正念、止语、赤足、盲行、独处、自然游戏等）；森林心理疏导（森林自我疏导、团体疏导、树木叙事疗法、大地艺术疗法等）；植物识别与利用（植物辨识、药食同源、草本茶制作、草木扎（敲）染、芳香植物利用等）；森林感统训练和自然游戏开发（破冰类、加强体验感类和功能类活动）；森系作业疗法（园艺、木育、食育、森林经营技术等）；森系运动疗法（北欧执杖行走、气候地形疗法）；森系芳香疗法（制香、精油调制、芳香抚触、按摩）；辅助疗养手法（伸展运动、呼吸法、森林冥想）；场地评估、受理面谈（人群识别和目标制定）、终了面谈、效果评估，荒野疗愈实践、野外安全防护和应急处置，以及相关自然疗法实操、中医主要技能和中药识别与应用等专业职业技能。

2020 年起，中国林学会森林疗养分会根据福建省及其他省份的需求，着手规划时间短、以实操为主且有别于森林向导内涵的培训模式和课程体系，称其为森林疗养师（初级）。截至目前已培训十余期，每期 8 天（其中含基础理论知识在线培训 3 天），培训内容不局限于林业知识，在国外森林向导培训内容的基础上，增加了医学、心理学的内容，为当地森林康养基地一线从业人员提供森林疗养的基础知识及实操技能。

### 三、森林康养其他专业人才

#### （一）非学校单位

1. 美国——园艺治疗师（horticultural therapist）

美国园艺治疗师是由美国园艺疗法协会所认证的专业人员，该协会是美国致力于推广和发展园艺疗法实践的非营利性组织。园艺治疗师的工作内容主要是通过园艺疗法对特殊群众进行治疗性心理干预和病体康复的一种治疗方法。其核心价值观包含：接触园艺植物以提升生活质量，提升人们对于大自然的向往与好奇心，以及通过与园艺植物的互动提升人们的心理和身体健康以及幸福感。要想注册成为美国园艺治疗师，需拥有园艺专业本科学位或拥有植物学科、人文学科和园艺治疗学科等相关专业的本科及以上学位；若未取得以上学位，需选修园艺治疗相关课程且进行不少于480 h 的园艺疗法实习。美国园艺疗法协会认可的大学课程与认证单位课程见表 6-1 所列。

表 6-1　美国园艺疗法协会认可的正规教育及认证单位课程

| 课程类别 | 课程名称 | 学校/机构 |
| --- | --- | --- |
| 园艺基础类别 | 药用植物开发及利用、人与植物的关系 | 科罗拉多州立大学、新泽西州立大学罗格斯分校 |
| 园艺疗法类别 | 园艺疗法基础、园艺治疗技术、园艺疗法规划、园艺疗法管理、疗愈花园设计、治疗性园艺策略、园艺疗法活动课程设计、特殊人群的花园设计、理疗复建与园艺疗法 | 科罗拉多州立大学、特拉华谷大学、佛罗里达大学、俄勒冈州立大学、新泽西州立大学罗格斯分校、田纳西大学诺克斯维尔分校、天普大学、园艺治疗研究所、纽约植物园、波特兰社区学院 |
| 心理咨询类别 | 社会心理学、环境心理学、青少年心理学、健康心理学、异常心理学 | 科罗拉多州立大学、俄勒冈州立大学、新泽西州立大学罗格斯分校 |
| 基础医学类别 | 老年医学、幼童语言发展、儿童特殊性与精神病理学、职业治疗导论、基本治疗技能、病体康复的园艺疗法 | 科罗拉多州立大学、俄勒冈州立大学 |

2. 韩国——森林治愈指导师

韩国政府推行森林生态系经营，涉林相关专业的毕业生相较于其他农林专业的毕业生收入较高，再加上森林治愈认证的实施更是为森林治愈相关本科专业学生提供了就业机会。韩国的森林治愈指导师共分两级。其中，二级森林治愈指导师共计140学时，报考条件为：已取得医学、保健、护理或林业相关专业学士学位，在相关领域工作至少2年者；从事森林康复相关业务4年以上者；取得《森林教育促进法》第十条第一项规定的森林教育专家执照后，在各资格对应的领域工作满3年以上者；在韩国国家技术资格法规定的条款中，获得韩国山林厅长官确定并公布的工程师资格者。一级森林治愈指导师共计170学时，报考条件为：已获得二级森林治愈指导师资格后，并从事5年以上的森林治愈相关业务者；已取得医学、保健、护理或林业相关专业硕士或博士学位者；根据韩国国家技术资格法，在技术人员中获得韩国山林厅长官确定并公开公布的技术人员资格者。

韩国森林治愈指导师认证核心课程，包括森林学、医学、心理学、护理学等相关专业，各级森林治愈指导师必须先参加授权培训机构开设的必修学分后，再通过国家认证考试方能获得森林治愈指导师国家专业证书。森林治愈指导师认证考试总分为100分，共分为4科，每科各占25分，总分高于60分且单科成绩不得低于10分即可通过认证考试，考试通过后可至森林治愈相关基地或机构工作。韩国的社会组织、大学等均可从事森林治愈指导师培训,但需获得韩国森林福祉振兴院的资质许可,森林治愈指导师资格证书也由韩国森林福祉振兴院代表国家颁发。韩国的森林治愈指导师相关必修课程见表 6-2 所列。

**表 6-2 韩国森林治愈指导师必修课程**

| 课程类别 | 课程名称 |
|---|---|
| 基础森林科学类别 | 高等森林旅游学、森林景观规划、高等林木生理学、药用植物学 |
| 基础森林疗愈类别 | 森林疗愈研究法、森林疗愈活动规划、森林疗愈活动评估、森林疗愈活动编制、森林疗愈活动宣传、森林疗愈活动指导 |
| 基础森林医学类别 | 压力与健康、预防精神病学、高等森林医学、自我健康管理 |
| 心理健康咨询类别 | 森林环境与心理健康、心理治疗、心理咨询 |

### 3. 日本——森林疗法向导、森林疗法师

日本林野厅在 2003 年《高龄社会中的森林空间利用调查》报告中,将"森林浴"指向"森林疗法"。2004 年,由林野厅及厚生劳动省(官)、森林综合研究所及大学医学部等(学)、相关企业(产)三方联合成立"森林疗法研究会",目的为提供"森林疗法"在科学上的证据、活用森林环境在各个年龄层以及推广森林疗养概念。森林疗法研究会成立后带动了森林疗愈的发展,包括启动"森林疗法总合企划"推动疗养基地的认定、推广、策略研拟及人才培养等,并于 2006 年认证了第一期 6 座森林疗养基地与 4 条森林疗养步道。2008 年,森林疗法研究会成立特定非营利活动法人——日本森林疗法协会,并于次年开始进行"森林疗法向导"及"森林疗法师"的资格认定。

森林疗法向导是通过远端函授方式进行课程学习,须先进行时长半年的初级课程学习(包含基础森林医学、森林学基础、心理健康学、户外安全与防护),所有课程结束后需提交一份论文报告,并在森林疗法基地中进行实操考核,总成绩及格者将被颁发森林疗法向导资格证书。完成初级课程且合格者,可申请进阶成为森林疗法师,学习内容包含更专业的森林医学知识及身心健康管理技能。森林疗法师培训课程,包含基础森林科学、基础森林医学、中医药保健、心理健康咨询四个模块。森林疗法师培训课程见表 6-3 所列。

表 6-3 日本森林疗法师培训课程

| 课程类别 | 课程名称 |
| --- | --- |
| 基础森林科学类别 | 林学基础学科、森林生态学科、保护生物学科、森林旅游学科、森林生态系统服务、森林疗法规划设计 |
| 基础森林医学类别 | 森林疗愈概论、森林疗愈与健康、日本森林疗法研究发展 |
| 中医药保健类别 | 森林药用植物学科、芳香植物疗法学科、中草药传统疗法 |
| 心理健康咨询类别 | 应激压力导论、精神医学学科、咨商辅导学科、心理治疗学科 |

**4. 中国台湾——森林疗愈师**

虽然中国台湾目前尚未有高校建设森林康养专业，但已有部分高校开设了森林康养相关课程。中国台湾将森林疗养称为"森林疗愈"或"森林益康"，内容与森林疗养殊途同归。目前，中国台湾的森林疗愈师资格由台湾林务单位委托台湾森林保健学会认证，并代为进行后续的培训工作。森林疗愈师招募对象与参加资格原则上需具备森林学、园艺学、心理学、医学、生命科学、运动学等相关专业的本科及以上学位证书，或具备森林疗愈相关产业五年及以上工作经验者优先，此外也开放对森林疗愈有兴趣且年满 18 岁者报名。森林疗愈师培训课程规划大纲，主要是汇整并参考各国森林疗愈与园艺治疗师培训的认证机制，通过整合森林、心理、园艺、园林设计、自然休闲旅游、户外急救及食品营养等各领域的专家，梳理前述汇整的各领域培训内容，并以日本森林保健学会的课程架构规划森林疗愈师的培训方案。

目前，森林疗愈师培训及发证单位主要是通过台湾森林保健学会执行，共可分成森林疗愈基础课程、森林科学基础课程、心理健康与解说课程、身体健康与户外课程 4 个模块进行人员培训。培训课程包含 60 学分的核心课程、15 学分的专业选修课程，以及 2 次随队实习与 3 次带队实习，然后通过考核以取得森林疗愈师的资格，认证有效时间为 5 年。另外，为加强两岸在"森林疗养"及"森林疗愈"领域的交流与合作，2022 年 3 月 12 日，中国林学会森林疗养分会与台湾森林保健学会签署了"森林疗养(愈)师资格互认合作协议"，内容包含资格互认、人员派遣、技术指导等，这也是两岸在森林疗养(愈)领域开展务实合作的第一份协议。中国台湾森林疗愈师相关培训课程见表 6-4 所列。

**表 6-4 中国台湾森林疗愈师培训基础课程**

| 课程类别 | 课程名称 |
|---|---|
| 森林疗愈基础类别 | 森林疗愈概论与研究、森林疗愈研究与推广、全球森林疗愈、森林疗愈活动设计规划、自然环境与公共卫生 |
| 森林科学基础类别 | 森林生态与气候变迁、生物多样性与森林资源、森林公益功能与保育、森林法与林业文化概论 |
| 心理健康与解说类别 | 心理健康与促进、心理咨询及辅导概论、沟通方法与伦理、解说与带领技巧、常见身心疾病和预防 |
| 身体健康与户外类别 | 体适能与健康促进、饮食与营养、户外运动与急救处置、户外安全与户外伦理 |
| 专业选修课程<br>（任选 5 门） | 持杖健走、精油基础认知、芳香疗法、森林咨商、林下经济、木材教育、植物辨识、认识野生动物、森林疗愈心理活动体验、园艺治疗、筋膜放松、平衡体验、民俗植物、森林疗愈场域规划、林业劳作 |

5. 中国大陆——健康管理师、自然教育师

（1）健康管理师

健康管理师是 2005 年 10 月我国劳动和社会保障部第四批正式发布的11 个新职业之一。2005 年 12 月，劳动和社会保障部 425 号文件《关于同意将医疗救护员等 2 个新职业纳入卫生行业特有职业范围的函》，将健康管理师列为卫生行业特有职业（工种），归入卫生部进行管理。国家卫生健康委人才交流服务中心负责该职业的职业技能鉴定相关工作，是该职业国家职业资格唯一的认证单位。

目前健康管理师专业仅开考三级，报考健康管理师（三级）应具备以下条件之一。

①具有医药卫生专业大学专科以上学历证书。

②具有非医药卫生专业大学专科以上学历证书，连续从事本职业或相关职业工作 2 年以上，经健康管理师三级正规培训达规定标准学时数，并取得结业证书。

③具有医药卫生中等专科以上学历证书，连续从事本职业或相关职业工作 3 年以上，经健康管理师三级正规培训达规定标准学时数，并取得结业证书。

2019 年 12 月，国务院常务会议决定分步取消水平评价类技能人员职业资格，推行社会化职业技能等级认定。为贯彻落实国务院常务会议精

神，统筹推进疫情防控和经济社会发展，促进就业创业，将健康管理师等80项职业资格退出国家职业资格目录。健康管理师评价由政府认定改为实行社会化等级认定，不再由政府或其授权的单位认定发证。"健康管理师"最终于2020年12月31日退出国家职业资格目录。

（2）自然教育师

为深入贯彻落实国家林业和草原局《关于充分发挥各类自然保护地社会功能大力开展自然教育工作的通知》精神，进一步推进全国自然教育工作持续健康发展，改变自然教育行业人才缺乏的现状，培养自然教育行业专业人才队伍，经批准，中国林学会于2021年起开展自然教育师培训工作。通过培训培养自然教育的专业师资人才，奠定自然教育事业的人才基础。培养的自然教育师应能掌握自然科学和心理学等专业基础知识，对常见的动植物、昆虫、鸟等生物的识别特征和生长特性有一定了解，具备教育心理学和自然教育基本知识，能够根据不同对象、不同类型自然教育场所，独立策划和实施丰富多彩、各具特色的自然教育活动。

培训分两个阶段：一是线上自学。线上自学课程分为选修和必修课程，但全部为必考项。学员须完成学习线上全部课程并通过考试，成绩达到合格者可获得线上培训合格（电子）证书，并取得参加线下面授的资格。二是线下面授。线下面授课程结束后，经面授培训机构考核合格后，由中国林学会自然教育委员会（自然教育总校）颁发自然教育师资格证书，该资格证书（学籍档案）由中国林学会自然教育委员会（自然教育总校）统一登记管理。

①线上自学课程。以自然教育基础理论和基础知识为主。线上自学课程面向全社会，通过自然教育师培训平台免费开放，任何个人均可报名进行自学。课程内容包括植物、动物、昆虫、鸟、生物、古生物、生态、心理、自然教育等几个方面，约36课时，每课时约30 min。

②线下面授课程。以自然教育实操和技能技法为主。线下面授课程经过中国林学会自然教育委员会（自然教育总校）授权，由具备资格的培训机构实施。课程主要包括自然教育实践概论、课程设计与技能技法、专业门类体验技法、风险管理、户外安全、成果展示等几部分，约3天48课时。

**（二）我国高校单位**

森林康养是森林旅游和休闲养生在新经济时代发展下延伸的一种新业

态。2019年3月印发的《关于促进森林康养产业发展的意见》提出，未来我国将向社会提供多层次、多种类、高质量的森林康养服务，同时加强人才培养，将森林康养专业人才培训纳入相关培训计划，支持高校和职业学校建设森林康养相关学科和专业，培养实用型、技能型专业人才，目的就是让人民群众能享有更加专业的森林康养服务。但是目前我国的森林康养人才匮乏及后勤保障不足，专业的人员配套及服务产业链还未形成体系架构。为此，北京林业大学、福建农林大学和山西农业大学积极深入探索森林康养学科建设，于2018年起先后设置森林康养班。其中，福建农林大学森林康养班率先开设森林康养方向的硕士点及博士点。

目前，除北京林业大学将森林康养班设在生态与自然保护学院外，福建农林大学和山西农业大学均将森林康养班设在林学院等。森林康养班主要培养学生具备森林康养、环境教育、生态旅游、环境心理调节、医学及中医学基础、植物资源开发与利用等方面的知识和技能，且能够在森林康养基地、国家公园、自然保护区、森林公园、自然教育机构、康复养老或相关企事业单位从事森林康养项目设计与管理、生态旅游开发与规划、森林植物与环境利用、休闲养生等工作的复合应用型专业人才。

迄今为止，北京林业大学共有两处森林康养校外实践基地（三明市明溪县森林康养基地、长治市沁源县森林康养基地）；福建农林大学有三处森林康养校外实践基地（三明市泰宁县境元森林康养基地、福州市闽侯县岁昌森林康养基地、福建农林大学金山校区森林兰苑）；山西农业大学尚未设有森林康养校外实践基地。在本科毕业学分要求方面，北京林业大学森林康养班毕业生最低总学分要求为165学分，其中必修课及专业选修共105.75学分，实践环节45.25学分，实践环节占总学分比例27.42%（不含个性选修课学分）；福建农林大学森林康养班毕业生最低总学分要求为162.5学分，其中必修课101学分，学科（专业）选修课22学分，实践环节29.5学分，实践环节占总学分比例18.15%（不含个性选修课学分）；山西农业大学森林康养班毕业生最低总学分要求为165学分，其中必修课及专业选修共137学分，实践教学环节28学分，实践环节占总学分比例16.97%。各校建设森林康养班设置的课程类别和课程名称见表6-5所列。

**表 6-5　各校本科森林康养方向专业课程**

| 学校名称 | 课程类别 | 课程名称 |
|---|---|---|
| 北京林业大学<br>（2018 年开设） | 森林康养类别 | 森林康养概论、森林康养资源学、森林生态文化概论、森林美学、森林食品、森林疗法、药用植物学、森林康养基地规划设计、森林康养管理、森林康养理论与实践、森林康养社区建设、森林康养项目规划设计 |
| | 心理与管理类别 | 管理学基础、森林旅游学、生态旅游导论、自然教育导论、环境心理学、森林康养与民俗文化、旅游心理学、国家公园概论 |
| | 医学基础类别 | 基础医学导论、预防医学与公共卫生、运动与康复、健康管理学 |
| | 中医药基础类别 | 中医学基础、中国传统养生学概论、营养学、食品安全管理、森林养生医学基础、中草药学 |
| 福建农林大学<br>（2019 年开设） | 森林康养类别 | 园林制图、森林康养概论、森林博物学、森林食品学、森林植物资源学、森林康养管理、森林康养规划与设计、森林疗愈与检测、食品营养导论、植物景观设计概论、森林康养活动设计 |
| | 林学基础类别 | 森林文化与美学、林政管理、药用植物学、森林培育学、林木育种学、自然保护区学、森林经理学、树木学、林业碳汇 |
| | 心理健康与传播类别 | 环境教育导论、环境心理学、消费者行为学、森林康养咨商技巧、绿色疗法、手工制作 |
| | 身体保健与运动类别 | 健康管理学、中医学基础、中医养生康复学、运动休闲学、生态旅游学 |
| 山西农业大学<br>（2020 年开设） | 森林康养类别 | 森林康养概论、森林康养资源学、森林旅游与康养、森林康养基地规划与设计、森林康养管理、森林康养产品加工利用、景观营造（风景园林规划设计）、景观游憩空间设计 |
| | 林学基础类别 | 森林资源保护学、森林培育学、森林生物资源利用、食用菌学、林业经济管理（含林业政策法规） |
| | 医药学基础类别 | 基础医学导论、运动解剖与生理学、公共卫生与预防医学、医疗康复保健、中医中药学 |
| | 环境心理与食品营养类别 | 环境心理学、食品营养学、运动营养学 |

注：福建农林大学自 2019 级面向全校新生开始招收"森林康养班"，并独立成班。另外，在同一年度也对全校 2018 级相关专业的全日制本科学生采取自愿报名参加选拔。

# 第三节　安全体系管理

## 一、森林康养基地安全管理概述

　　森林康养基地的安全及管理是森林康养产业发展的生命线。森林康养基地的安全管理工作不仅关系康养访客的生命和财产安全，也是保证康养活动能否顺利开展的前提，更关系森林康养基地的资源与环境的保护和林业发展的全局，责任和意义重大。当前社会背景下，森林康养产业已成为现代社会中人们对健康体魄、优质生活和精神需求不断提高的重要标志。但是，当人们前往异地他乡或远郊深山进行森林康养活动时，在此过程中难免要受到时间、空间、气候、交通和食宿等条件的限制和影响，从而使森林康养活动在为访客带来身心愉悦和乐趣的同时也不可避免地会出现各种不安全因素或遭遇不同程度的安全事故。因此，森林康养基地或康养企业要切实做好运营过程中的安全保障管理。

　　森林康养被视为森林旅游的高级阶段。根据调查资料显示，在旅游过程中访客最为关心的问题是安全问题。自 1990 年以来，先后发布了《旅游安全管理暂行办法》《旅游安全管理暂行办法实施细则》《重大旅游安全事故处理程序试行办法》《林业部办公厅关于建立森林旅游安全事故报告制度的通知》《关于加强森林旅游安全管理的通知》《旅游安全管理办法》等一系列规章制度，高度重视旅游安全工作。目前，随着森林康养产业的快速发展和受重视程度的提升，我国各省区根据当地森林康养资源的特点相继制定了本省区的森林公园和森林康养基地的相关管理办法、条例等。各级林业主管部门切实抓紧、抓好、抓实森林康养安全管理的相关工作。

　　森林康养基地在运营与管理过程中，针对不同类型的森林康养基地和康养活动区域的安全问题和潜在风险，应进行认真分析和总结，并要及时采取相应的防范措施与安全管理措施。为了切实加强森林康养基地的安全管理工作，保障访客的人身、财产安全，科学制定森林康养基地安全管理工作的方针和原则，谨慎制定一系列森林康养安全事故的处理办法和应急措施十分重要。但是，由于森林康养产业为新型行业，其发展和安全管理工作处于初始和探索阶段，相关安全管理工作的方针、政策、制度并未建立标准化，因此，森林康养基地安全管理工作的开展可参考我国著名学者王力峰主编的《森林生态旅游经营管理》、王军主编的《森林旅游景区服务与管理》、宋维明主编的《森林康养企业运营管理》和王昆欣、牟丹主编的《旅游景区服务与管理》等专著提出的观点和措施进行。

## 二、森林康养基地安全管理与防范措施

### （一）森林康养基地的安全管理

为保证访客和森林康养资源的安全，森林康养基地在运营过程中须进行必要的防护管理。根据《旅游区（点）质量等级的划分与评定》（GB/T 17775—1999），对景区安全问题有如下明确要求（森林康养基地景区可参考执行）。第一，消防、防盗、救护等设备齐全且有效。交通、机电、游览、娱乐等设施运行正常，无安全隐患。危险地段防护设备齐全、有效，标志和警示牌清晰明显；第二，严格执行公安、交通等有关部门安全保卫制度，安全巡查定期、定时，流动巡查工作落实，能有效维护治安秩序；第三，建立紧急救援体系，设立医务室，配备游客常备药品。对突发事件的应急处理能力强，事故处理要及时、妥当，且档案记录要准确、齐全。

森林康养基地在运营过程中一旦发生安全问题，若处理措施不当，就有可能演化为灾难性的事故，不但会给康养访客带来一定程度的人身或财产损伤，而且森林康养基地和企业本身也会有金钱、商誉、业务、设备、原料等方面的损失，较为严重的事故还会追究康养基地主要负责人和直接责任人的刑事法律责任。因此，预防和避免森林康养基地发生安全事故的最经济、最有效的办法是加强日常的安全管理，做好防范防御工作。

1. 建立森林康养基地安全管理组织体系

森林康养基地或企业要设立专门的安全管理机构，配备专人负责，保证各项安全管理工作的贯彻实施并有效控制安全问题。森林康养基地安全管理组织设置的原则如下。

（1）人员要专业化

森林康养区的安全事故类型多种多样，救援人员和工作人员必须具备专业的救助常识和技能，才能保证救援更加及时和成功。参与救援的人员必须受过专业的培训和考核，且要在日常的工作中采用模拟演练等方式加强训练，提高救援的能力和效率。

（2）设备要齐全化

森林康养基地需要评估自身的基础条件，并根据康养活动的类型和特点，综合分析可能会发生的安全事故的类型和概率，以此配备专业的救援设备，而且要保证足够的数量。在相关救助设备的储备中不要单从经济成

本的角度考虑，应该全面评估安全事故可能产生的社会影响，且要充分体现森林康养基地的人文精神。

（3）工作效率要高效化

森林康养基地往往处于地域偏远的地带，相对医院康养区的医疗救助设施设备往往有限。因此，需加强安全管理机构人员设置，提高安全事故的救助效率，能够在最短时间内减少事故造成的灾害，使受害者得到及时救助。森林康养基地领导层和安全管理机构的工作人员需高度重视安全事故的防范与救助工作，并且时刻保持警惕。

（4）建立安全管理体系

森林康养基地或企业建立安全管理组织体系，在组织结构中设立安全保卫委员会，直属最高层管理；设立安全保卫委员会办公室，与安全管理处合署办公，专人管理康养基地日常安全维护和事故处理等工作。如森林康养基地安全管理组织可设立安全顾问组、安全计划与发展组、安全预警组、安全综合救援组、安全教育宣传组、安全监察执行组6个机构。各机构人员数量可根据森林康养基地容量大小和康养活动类型进行灵活配置和调整。各机构职能如下。

①安全顾问组的职能。聘请专业工程师和有关专家，指导建立安全管理规范，解决安全管理中出现的技术难题，并定期向安全保卫委员会提供咨询报告。

②安全计划与发展组的职能。制定相关安全管理规章、安保标准、规格和技术规范；制定落实国家有关部门的安全管理规定；制定计划和相关监察措施；组织鉴定和审查巡查人员的水平和资格；拟订安保演习计划；向管理层提出安保事务中的长期计划；规划企业的安保活动与未来发展。

③安全预警组的职能。确保在第一时间及时处理突发的安全事故。安全预警组要时刻保持通信畅通，及时调遣相应的救援队伍。

④安全综合救援组的职能。要配置多样化、专业化、技术化的安全综合救援组。森林康养区安全事故的种类多，综合救援队应满足对不同安全事故的救援要求。

⑤安全教育宣传组的职能。编制安保工作和救助培训相关教材，安排各级人员进行培训；编发安保简报；分析与研讨安全事故发生的原因；组织开展教育宣传活动。

⑥安全监察执行组的职能。定时定期组织对康养基地全区域进行安保检查工作；及时公布违反安保规定的项目和内容并跟踪整改；组织安保演

习和总结改善措施；实施具体细致的相关预防行动，防止安保事故的发生；承担森林康养区日常治安任务。

2. 加强森林康养基地安全事故防范与应急救援

第一，加强森林康养安全事故的统计，建立专门的森林康养安全事故资料库，并与公安部门、交通部门、医院、保险部门联合，建立安全信息网络。安全事故统计资料既是做进一步研究的基础性资料，又是寻找症结、解决问题从而加强安全管理的先导。同时，向社会公开森林康养安全事故统计资料，以引起访客注意、提高访客安全意识、防患于未然；引起管理部门的重视以加强安全管理，尽可能控制安全问题的发生；教育和督促发生安全问题的森林康养企业，避免类似问题的再次发生。

第二，加强森林康养基地针对重大事故开展应急救援的制度建设，确保应急救援工作的规范化、制度化、专业化。建立统一指挥、职责明确、反应灵敏、运转协调的森林康养基地安全应急救援体系，建设高效的专业化救援队伍，配备必要的装备，提高特大事故的抢险救援能力。

3. 建立健全安全标志系统

在康养访客集散地、主要通道、危险地带等区域要按照国家规范的安全标志符号设置安全标志系统，以提醒康养访客注意安全。安全标志是用于表达特定安全信息的标志，悬挂安全标志的目的是引起人们对不安全因素的注意，预防事故发生。如在森林康养基地按照《安全标志及其使用导则》(GB 2894—2008)设置的四大类型的安全标志在康养区内进行安全预警提示。

第一类是禁止标志(图形为带斜杠的圆边框)，用于禁止人们不安全行为的图形标志。第二类是警告标志(图形为正三角形边框，边框有不同内涵的象形图形)，用于提醒人们注意周围环境，避免发生危险的图形标志。第三类是指令标志(图形为圆形边框)，用于强制人们必须做出某种动作或采用防范措施的图形标志。第四类是提示标志(图形为正方形边框)，用于向人们提供某种信息(如标明安全设施或场所)的图形标志。

森林康养基地设立安全标志牌需要注意的事项如下。

①由于森林康养基地会接待来自不同地区和国家的访客，所有标志均需按照国际规范制作悬挂。

②个别安全标志需有文字辅助，如个别图形安全标志单纯的图形符号不能让访客获取正确的信息，故须配合符合国际规范的文字简单提示。

③安全标志牌要置于明显位置和明亮环境中，不可有障碍影响视线，

也不可放置于移动物体上。

④安全标志牌的质地需坚固耐用、遇水不变形；还需因地制宜，与康养基地的资源环境相协调。如山地康养区内用石质材料，森林康养区内用木质材料等。

⑤安全标志悬挂和放置的高度应与视线保持齐平，最大观察距离的夹角不得超过 75°。

⑥为保证效果和防止出现纠纷，安全标志牌要定期进行全面检查，对不符合要求或破损的标志牌应及时更换或维修。

### 4. 提高森林康养基地安全监测技术水平

建立森林康养基地安全监测网络，提高对森林康养基地进行安全监测的技术含量，如在森林康养区运用全球定位技术进行安全监测。建立与完善森林康养安全管理学科及相关安全监测技术的研发，科学揭示森林康养安全的运行规律及其本质，创建森林康养安全的管理模式和控制指标，从而得出行之有效的安全管理对策与可靠的解决措施，为建立森林康养安全管理规范和标准提供理论依据。

### 5. 建立社会联动系统

森林康养基地的安全涉及多个部门和社会各环节。建立由文化和旅游部领导的各级林业主管部门和旅游行政管理部门负责，森林康养基地区域居民、从业人员、治安管理部门、地方和社区医院、消防、保险、交通等多部门、多人员参与的社会联动系统，形成资源共享、社会关注森林康养安全的局面，有效抑制森林康养安全问题的发生。动员全社会的力量共同解决安全问题，把安全问题造成的破坏和损失降低到最低程度。

### 6. 加强森林康养安全宣传与教育

当前，我国森林康养安全认知现状不容乐观，森林康养基地经营管理人员并未充分认识到森林康养安全问题。森林康养安全问题很大程度是由康养访客、康养从业人员的疏忽而引发的。因此，森林康养的安全宣传和教育尤为重要，应加强举办和组织有特色、形式多样的安全宣传和教育活动，带动和促进森林康养基地的安全管理工作。安全宣传和教育既要面向康养访客，又要面向森林康养基地各类从业人员。对康养访客可通过康养过程中的各种告示和森林康养从业人员的安全建议等进行宣传。森林康养从业人员的安全宣传和教育可通过张贴告示、新闻媒体乃至学校各种渠道进行。有条件的康养基地可编撰安全生产刊物和宣传资料，并及时将它们发放到有关人员手中，将安全生产宣传和教育工作深入基层每位职工和康养访客，形成人人关注安全的良好氛围。

7. 完善森林康养访客意外保险

森林康养访客进行意外保险是顺应森林康养产业发展的需要，是做好安全事故善后工作、保障访客合法权益的保证。目前，我国有关森林康养相关的意外保险尚不完善，存在诸多问题。未来需加强改革森林康养保险制度、制定便于各种访客投保的险种是森林康养保险的发展方向。

根据文化和旅游部发布的《旅行社投保旅行社责任保险规定》，森林康养基地接待康养访客开展相关康养活动时，要求相关从事森林康养业务经营活动必须投保旅行社责任保险，即旅行社在组织入境旅游、出境旅游、国内旅游时都必须办理旅行社责任保险。

8. 完善森林康养基地安全管理制度和法规建设

法律法规体系是规范森林康养基地经营的制度性保障。我国森林康养基地安全管理制度和法律法规体系的建立正在初期，国家和各级地方政府逐步出台了一系列的相关制度。各森林康养基地在贯彻执行的同时，也根据本地情况，建立了一些规章制度。但是，目前森林康养基地安全管理的制度和法律法规基本上是依据旅游安全管理法规来执行，还未形成相对完整的森林康养基地安全管理制度和法律法规体系。国家有关部门要建立完善的森林康养基地安全管理的法规，对新型的森林康养活动或康养项目制定安全技术标准。森林康养基地要加强康养区内部管理体制的建设。森林康养基地内的规划建设要符合安全技术标准。

**（二）森林康养自然灾害类型及防范措施**

森林康养自然灾害是指在进行森林康养的过程中突发性的、给康养者或康养设施带来严重危害的自然灾害事故。近几年，随着森林康养产业的迅速发展和森林康养基地的大批成立，森林康养基地开发的实践经验表明，自然灾害事故的发生与森林康养资源的开发和森林康养基地的建设是一对"孪生儿"，即有森林康养基地的地方就会有自然灾害事故发生。因此，在森林康养安全管理中要将森林康养基地建设和开发与天然灾害减灾紧密结合，充分考量是预防或减少森林康养过程中的自然灾害事故的关键。

1. 水灾与旱灾

水灾多由夏季暴雨形成，若康养基地排水设施不畅造成积水过多，不仅影响康养基地的交通，严重时还可引发山体崩塌，破坏康养基地的基础设施及康养设施，从而给康养企业的运作带来困难。水灾更为严重时将会对访客或康养基地工作人员的人身安全造成威胁。水灾之后普遍会发生水土流失，特别是由于森林康养基地建设和资源开发过程中会破坏原本良好的地貌、植被和通畅的水系，遇暴雨时易造成严重的水土流失。因此，在森林康养基地各项目工程施工过程中和竣工后，建设单位要把控制水土流失作为安全专项管理内容实施管理。洪涝灾害及旱灾对森林康养基地的危害可通过预防措施将其降低到最低限度，具体措施如下。

①实时关注气象部门的天气预报预警，做好日常监测，雨季来临之前对康养基地的道路、山体和危险建筑予以检查，适时、及时采取预防措施，及时封闭受暴雨影响严重的康养区；康养基地建设时要将建筑物、道路等设施的防洪、抗冲能力规划好，预留泄洪道，疏通淤积河道；康养基地防洪要贯彻"全面规划，综合治理，防治结合，以防为主"的方针，各类康养区应因地制宜确定防洪标准，与流域规划相协调，并与工程措施和生物措施相结合。

②旱灾发生时森林康养基地的植被美观度和水景资源会受到很大影响，康养设施运转费用也会增加，导致康养企业运营成本上升。因此，森林康养基地可通过行政、立法和经济手段促进水资源的合理利用，采取制订合理的水价，在不同时间和不同用途上征收不同的水费等措施来防治旱灾。

2. 气象灾害

气象灾害主要包括风灾、高温灾害、冰雪灾害、大雾灾害等。风灾会破坏森林康养植被和基地各类基础设施与康养设施，从而导致康养企业财产损失和人员伤亡。高温灾害会造成康养植被干旱、水景资源干枯、康养访客和基地工作人员中暑等一系列问题。某些地区夏季高温酷热，会大大降低康养访客的舒适度，减少康养访客人数；另外，户外类的康养项目时间会缩短甚至取消，从而导致森林康养企业经营成本上升，盈利降低。冰雪灾害会随雪量和积雪厚度的增加而扩大受灾程度，积雪影响供水供电，增加交通事故发生的概率。同时，积雪往往伴随着气温下降，影响康养访客舒适度，且易引发康养访客受流感等疾病的影响。另外，户外类型的康养活动困难度大大增加，从而影响森林康养企业的收入。大雾灾害通常因能见度低而引发交通事故，包括飞机、汽车、船舶等交通工具都会受到影响，使森林康养基地的接待、访客的出行均受阻。因此，气象灾害的防治措施是以预防为主，康养基地安全管理部门要加强对灾害性天气的预警预报。森林康养基地与气象部门应密切合作，各森林康养企业需合理拟定和设计针对突发性气象灾害的应急救助措施，在气象灾害多发季节需配备足够的人力、物力，以此减少各类气象灾害对森林康养企业和访客造成的损失。

3. 地震灾害

地震灾害通常会造成惨重的人员伤亡和巨大的财产损失，引发的次生灾害也比较严重，对森林康养基地和企业发展的危害也较大。地震的发生虽具有不可抗力性，但通过一定的合理科学的防震减灾措施可减少或降低地震所造成的损失与伤亡。针对地震灾害，森林康养基地安全管理部门可采取以下措施。

①在森林康养基地建设和经营过程中始终要切实执行国家地震局防震标准。

②要合理控制康养设施建筑密度和基地人口密度。

③安全部门要经常开展地震救援的相关培训和演练，地震发生时需设立紧急指挥中心和紧急救援中心，配备高效的通信设备。

④要对森林康养基地的建筑设施和康养设施的抗震设计和抗震加固进行分级。

⑤公共建筑和娱乐场所应设置宽敞的安全出口，人员疏散标志要明显。

⑥康养设施的建设要选址得当，应合理利用各种场地。严格开展系统的工程地质勘测、水源普查、地震影响区划研究、地震易损性分析、康养区地形测量等工作，尽量避开危险性大的主要工程设施。

4. 泥石流灾害

泥石流事故突发性强，多发生在山区沟谷中，浑浊的流体沿着陡峭的山沟会在短时间内将大量泥沙石块冲出沟外，破坏性强，对生命财产会造成很大的危害。康养基地针对泥石流可采取以下主要防灾措施：第一，将康养基地的水土保持和小流域环境治理好，严禁不合理的开挖、弃渣、弃土等工程，避免乱砍滥伐等诱发泥石流的开发建设工程活动；第二，基地内应建造可减轻或避防泥石流的防护工程措施，特别是在易发生泥石流的康养区内建造泥石流排导工程，由此改善泥石流流势、增大桥梁等建筑物的泄洪能力，使泥石流按照设计意图顺利排泄。此外，康养基地需划分泥石流的危险区、潜在危险区或进行泥石流灾害敏感度分区，建立泥石流防治防御的技术档案，并加强康养区内泥石流的预警预报。

5. 放射性物质污染危害

放射性物质的污染危害不易被察觉。森林康养资源中占有重要地位的岩洞、水洞的环境中及康养基地建设开发地下工程的过程中，氢的浓度通常都超标，此类环境下会对人体肺部产生较大的损伤。因此，森林康养基地应在实际工作中结合自身资源特色，对放射性物质造成的污染与危害予以高度重视和防范。

6. 动植物危害

森林康养基地内野生动物伤人造成的安全事故时常发生。森林康养基地须加强康养区域内野生动物危害的防范工作，如设置安全防护设施、竖立标志牌，向康疗访客明确提出警示及注意事项；向康养访客进行一定的宣传教育，禁止访客戏耍、攻击康养区内的动物。

森林康养基地的植物多种多样，有的植物可以净化空气，对人体有好处；有的植物虽然很好看，但却含有有毒物质，严重危害着康养访客的健康。植物对人体可造成的伤害为三大类：化学性伤害、物理性伤害和过敏性伤害。森林康养基地或康养区域物种丰富度高、多样性也高。很多植物含有一定的毒素，对人体可能造成伤害，如芋头、万年青的汁液对人体有害，要避免直接碰触。滴水观音的枝叶会使皮肤奇痒难耐，接触到眼睛还会引起结膜炎，严重者甚至会失明。它的水滴也有毒，如果不小心接触会引起头晕、恶心甚至窒息。另外，具有尖刺的仙人掌类也容易刺伤皮肤。水仙、罂粟等植物如误食过量，会致人死亡。森林里还有许多有毒的菌类。因此，森林康养基地要对有毒植物进行分类鉴定，并贴警示牌告知康养访客切勿触碰或靠近，以观赏为主，不因一时的好奇而导致意外的发生。

**（三）森林康养人为事故类型及防范措施**

1. 火灾事故

森林康养基地具有丰富的大量的森林植被资源，故火灾是森林康养基地的大敌。自然火源或人为火源均会引发火灾。自然火源主要是雷击火，它所引起的森林火灾较少；绝大多数森林火灾是由人为火源所引起的。随着森林康养产业的快速发展，火灾损失呈起伏交替上升趋势，康养基地除了森林火灾，还会发生康养基地基础设施的各类公共场所的其他火灾。因此，康养基地安全管理部门必须严格控制人为火源。

（1）森林火灾的防范与救助

预防森林火灾最根本的是要做好森林防火工作，康养基地可采取以下八个方面的措施。

①大力宣传《中华人民共和国森林法》和《森林防火条例》等林业法规，提高基地工作人员和访客对火灾的认识，做到有法必依、违法必究、执法必严，以法治林。

②对于野外用火，要有组织、有监督地进行，专人负责管理，严格控制火源。康养区内的日常生活用火要严格控制，采取切实可行的管理措施，对于易燃烧的物品要严加管理。

③要建立健全各项防火制度。如基地内的生产和生活用火制度、护林防火责任制度、防火检查和奖惩制度等。同时，加强对进入康养区的从业人员和访客的火源和鞭炮的收缴管理工作，防患于未然。

④康养基地安全管理部门应设置专门的消防科，森林火灾扑救人员和相应灭火设备应时刻处于待命状态，且要保证营救质量。

⑤组织灭火和发生火灾的单位或发现火情的人员应立即向火警中心报警，准确报告起火方位、火场面积以及燃烧的植被种类。康养基地应及时广播告知火势情况，稳定访客情绪，引导访客安全撤离现场。基地的负责人和消防人员应立即赶赴火灾现场指挥现场灭火，迅速查明起火的准确位置和发生火灾的主要原因，采取有效的灭火措施，并积极组织医务人员抢救受伤病员和老、弱、病、幼访客。

⑥沉着应对森林火灾，制造隔离带，根据火势进行反向操作。在森林火场中要保持头脑清醒，并迅速向已被火烧过或杂草稀疏、地势平坦的安全地带转移，可用衣物蒙住头部快速逆风冲越火线。

⑦注意发现和保护起火点。清理残火时不可轻易拆除和移动物体，尽可能保持燃烧时的状态。火灾扑灭后应立即划出警戒区域，设置警卫，禁止无关人员进入。勘查人员在公安部门同意后进行现场勘查和清理火灾现场，进入现场时不可随意走动。需限制进入重点勘查区域的人员。

⑧对于火灾发生原因的调查，一般采用调查访问法、现场勘查法、技术鉴定法，借助科学技术手段和模拟试验等进行技术鉴定。

（2）基础设施区和公共场所区域火灾的防范与救助

针对康养基地的基础设施区和公共场所区域火灾的防范与救助，可采取以下措施。

①防患于未然。完善建筑防火设计，包括建筑总体布局、建筑内部防火隔断、防火装修及消防扑救、安全疏散路线、自动报警自动灭火系统等。

②各康养基地安全管理机构必须委派专人负责建立和完善救灾组织系统、灾后修复、专家决策支持系统的相关工作。

③严格执行国家消防条例和规定，包括《中华人民共和国消防条例》《中华人民共和国消防条例实施细则》《公共娱乐场所消防安全管理规定》等。

④建立健全一整套科学合理、便于操作的消防安全管理措施。明确消防重点，制定防火制度和灭火方案。签订消防安全责任书，落实场馆消防安全责任制。

⑤加强消防安全教育，通过讲座、报告、消防演习等提高员工的消防安全意识，认识到火灾的危险性。落实有效的防范措施，使员工掌握必要的火场逃生、救生技能。不断提高消防队员的技能和本能素质，坚持定期训练和演习，让每个员工都学会使用灭火器，掌握扑救初期火灾要领，提高本单位自防自救消防队伍的战斗力。

⑥增加消防设施经费投入，配备必需的消防设施，安装先进的灭火系统。

2. 财物丢失、抢劫、斗殴等治安事故

森林康养区是康养访客和康养工作人员集中区，人员复杂，流动量大。若康养区面积大、地形复杂，治安问题则比较突出。康养基地的治安维护与防范措施如下：第一，建立康养区安全防控网络体系。安全管理部门应设专职人员维护康养区治安，对康养区内的各类场所进行严格检查，严格禁止一切违法活动。安排保安人员定期进行康养区内的巡查，注意观察康养区环境，发现可疑人员应密切关注，一旦发现行凶、打架、诈骗、偷窃、抢劫等现象要及时处理，并报公安机关。第二，对康养基地工作人员和访客进行安全提醒工作，如在访客密集的区域应提醒访客注意人身、财产安全。

3. 访客走失、溺水等事故

森林康养基地因其特殊的地理位置和河流及水景康养资源的影响，康养区内易发生访客走失或溺水等事故。针对这类事故可采取的主要防范措施如下。

①在康养基地设置康养区游览地图，特别是在易造成线路混淆的路口。如在康养区入口处、宣传手册上专门印制使康养访客提前了解康养区内康养线路的分布情况。

②康养基地的康养师或安全管理部门工作人员在康养接待过程中应经

常保持与康疗访客同行，做好康养项目的时间安排预报，提醒访客熟悉康养线路特征、接待人员姓名，不可私自前往康养基地偏僻区域等。

③在河流和水景资源康养区，提醒访客注意安全，挂置防溺水和禁止游泳等标志牌，提醒其注意危险。

④在易形成访客拥挤的地方安排安保人员维持秩序，并设置广播系统等，便于发布寻人寻物和紧急提醒等公告。

4. 食物中毒事故

森林康养项目中，森林食物疗养和中草药疗愈项目是目前非常受欢迎的项目。因此，访客和基地工作人员发生食物中毒事故的概率加大。食物中毒潜伏期短、发病快，若抢救不及时会造成生命危险。森林康养基地预防食物中毒的措施主要有以下五条。

①严格审查康养区内饭店、餐厅等饮食经营单位的经营资格，只有取得工商行政部门颁发的营业执照和卫生防疫部门颁发的卫生许可证的经营单位才允许在康养区内经营。禁止无证经营。

②定期对康养区内饭店、餐厅的食品卫生、安全进行检查，杜绝隐患。

③要求康养区内的访客和康养基地工作人员严格执行在康养区内的定点餐厅就餐的规定。

④提醒访客不可随意采摘野果、菌类植物，不可购买路边小摊、小贩的食物。

⑤康养基地的康养膳食所有食材均需专业人员进行鉴定后才可以让康养访客食用，且森林康养食物的制作也需专业人员进行烹饪。

**（四）森林康养设施事故类型及防范措施**

森林康养基地内的设施主要有基础设施、管理设施和康养服务设施三大类，其中，康养服务设施又可分为陆上康养设施与水上康养设施。康养基地应根据文化和旅游部及各级森林旅游主管部门对休闲娱乐设施中的游艇设施、索道、漂流等的安全管理制定专门的管理办法，开展事故防范和应急救援处理等工作。

1. 陆上康养设施事故及安全管理

（1）陆上康养设施事故的预防

针对陆上康养设施事故的预防，康养基地可从以下四个方面开展工作。

①各类康养设施的安装要达标。基地新装的任何康养设施设备的制造

厂商应有生产许可证，所选安装单位应有安装资质。从设计、制造、安装等主要环节上保证康养设施的质量和安全达到标准的要求。

②各类康养设施需健全管理制度。康养设施运营使用单位应根据本康养基地的实际情况，设置安全管理机构或者配备安全管理人员，制定相关的规章制度，包括技术档案管理、安全操作、常规检查、维修保养、定期报检和应急措施在内的康养设施安全使用和运营管理制度；严格执行岗位责任制，包括操作、管理、维修人员上岗前应进行专业培训，经考核合格后持证上岗。安全管理部门应组织安全技术学习，不断提高管理及操作人员的素质；定期进行救援演习，使救援人员熟悉救援程序、方法和救援设备。管理和操作人员应严格按照规程进行管理和操作，并做好设施运行记录；积极配合质量技术监督检验机构做好对本康养基地康养设施的年度检验工作。

③各类康养设施需确定使用场地安全。应在康养设施及其附近区域的醒目位置张贴访客须知、指示和警示标志等。保持康养设施使用场地的通畅、开阔且照明足够。安全隔离栅栏应牢固可开，高度及间隙应满足技术标准要求。

④各类康养设施须定期进行安全检查及维修保养。康养设施运营使用部门的管理及维修保养人员应对康养设施的关键部位进行定期检查和保养，对存在隐患的设备及时维修报备。

（2）陆上康养设施事故的应对与处置

针对陆上康养设施事故的应对与处置，康养基地可从以下三个方面开展工作。

①安全管理部门应配备数量足够的专业人员参加应急抢险救援工作，应按照预案规定，正确使用救援装备和急救物品，熟练地开展应急救援、自救和互救。

②安全管理部门应配备数量足够、质量合格、装备齐全的各种安全防护用品和安全设备设施。

③应急救援要按照应急预案的规定，服从应急救援指挥部的指挥、调动，按照要求进入和撤离现场。

（3）康养基地交通事故的防范

针对康养基地交通事故的防范，康养基地可从以下四个方面开展工作。

①停车场交通事故的防范。康养区应设有停车场，大部分的康养区允

许访客自驾前往，公交车不在康养区内设站。停车场的服务应符合康养区统一的要求。安排交通协管员或服务人员对停车场进行管理。管理员要礼貌待客、文明服务，具备一定的交通指挥技能和知识，有安全意识，维护保管好访客的车辆。

②康养中的交通事故防范。康养过程是最易发生交通事故的环节。康养访客要注意危险地段、公共场所、交通要道的交通秩序。康养旺季要加强监督和疏导工作，避免交通事故的发生。

③加强员工安全教育。对新员工进行岗前培训，严厉查处违章驾驶，对工作前饮酒、对访客不礼貌的员工，进行警示、教育。

④加强对访客的宣传教育。危险地段设专人看护，对访客进行交通安全宣传，安保人员可以文明礼貌的态度进行干预，阻止访客的危险行为。

（4）康养基地交通事故的急救与处理

针对康养基地交通事故的急救与处理，康养基地可从以下四个方面开展工作。

①现场处理。赶到事故发生现场的员工，首先要救助伤员，想尽办法把困在交通工具内的人员迅速救出，同时疏散现场，避免交通事故引起的大火、爆炸再次引起人员伤亡。

②伤员的现场救护。将受伤者送医院治疗前，需对伤员进行现场临时救护。如清除伤员口鼻中的泥沙、异物、分泌物、呕吐物等，以保持呼吸道畅通。观察受伤部位，推测受伤程度，进行简单适当地处理。如骨折伤员利用现场物品进行简单固定，运送伤员时尽量让伤员保持平卧姿势。伤员的头应朝向车尾，脚朝车头，以免车辆行进时受加速度影响造成脑血流灌注。伤员转运中要高度注意伤员的呼吸、脉搏、意识变化，且要注意保暖。

③保护现场。事故发生后进行现场保护，以便于事后事故的鉴定和责任划分，并及时通知相关单位和部门。

④善后处理。做好访客的安抚工作。妥善地解决善后，不仅能使各方满意，还能弥补事故给景区造成的不良影响，增加访客对康养基地的信任度。对已经发生的事故切忌采取遮瞒、拖延的方法。迅速将事故原因查清，并向访客和有关部门说明情况，消除不良影响。

（5）康养设施索道运行事故的防范

针对森林康养设施索道运行事故的预防，康养基地首先要根据国家标准《客运索道安全服务质量》（GB/T 24728—2009）和国家质检总局特种设备事故调查处理中心制定的《客运架空索道事故水平应急救援预案指南》（YZ 0904—2009）中的规定，定期对索道设施进行日常性维修保养和定期自行检查。设备若出现故障或发生异常情况时应及时对其进行全面检查，消除事故隐患。具体预防措施如下。

①建立完善的安全管理制度。包括技术档案管理制度；使用登记、设备检查、交接班制度；设备定期检测及维护检修制度；安全教育培训制度；隐患整改和事故调查处理及分析制度；救援装备和物品管理制度等。

②建立完善的岗位安全责任制度。所有管理人员、作业人员应满足《客运架空索道安全规范》（GB 12352—2018）、《客运地面缆车安全要求》（GB 19402—2012）的相关要求，经过专业培训考核，取得国家授权管理部门颁发的有效从业资格证书，持证上岗。

③康养区应当建立完善的索道响应通信联络库、完备的广播稿库等。

④康养区应建立对乘客的教育机制，可采用多种形式，如乘客须知、标志线和警示提醒语、应急电话等。

⑤设立专门机构，配置专职人员，构建设备安全管理组织机构，编制规章制度、岗位职责、操作规程，完善预警和预防机制，并负责检查、监督、落实。使索道设备正常，处于良好的技术状态，保证索道安全可靠运行。索道事故的救援与处理，工作人员要在事发现场第一时间进行救援，同时要立即向索道值班负责人和应急救援指挥部报告。值班负责人接到报告后，必须立即赶赴现场进行进一步应急处置，防止事故扩大。

⑥安装报警电话、灭火器、避雷装置、急救设备等安全设施设备。

⑦索道等设施一律不得超载和带险运转，严禁在大风、雨雪等恶劣天气下运转。

2. 水上康养设施事故及安全管理

森林康养基地的水上康养设施事故主要有漂流、潜水、摩托艇、海钓、香蕉船、飞鱼船、空中飞伞、游艇观光等众多康养休闲娱乐项目。这些项目多具有刺激性和挑战性，富有现代高科技特征，受到广大访客的青睐。森林康养基地在组织访客参与水上康养项目活动过程中，必须严格遵守各项技术规范，并在特定的水域内开展康养活动。

（1）水上康养事故的预防

针对水上康养事故的预防，康养基地可开展以下八个方面的工作。

①选择适宜开展水上康养活动的安全水域。确定水域的水文地理情况，如宽度、深度、无旋涡和暗礁等，适宜开展水上康养活动。水域两岸

地质情况良好，无滑坡、崩岸等安全隐患。周边区域社会治安和自然安全情况良好。

②确保水上康养活动工具安全可靠。各类水上康养活动工具必须保证绝对的安全可靠，并须持有生产厂家合格证书；核定载客量；配备足够的安全救生装备。

③加强码头区域的安全管理。码头区域必须在醒目位置设置《游客安全乘船须知》，在适当位置设置安全警示牌等。访客上下船时，船舱门口必须设两名船员维持秩序，确保访客上下船的安全。栈桥踏步出入口处必须有专人监护。访客候船时，必须有专人组织访客在指定地点等候，不得拥挤。

④配备专业安全救护人员。救护人员须身体健康、技术熟练，并持有上岗合格证书；熟悉操作规程、规章制度和安全知识，并能熟练地使用安全救生设备进行救护活动。在易发生事故的危险地段安排专人负责安全监护。

⑤及时掌握天气动态。遇天气骤变，如暴风雨来临时，要立即启动紧急救援措施，利用救护艇和广播迅速通知所有船只驶向安全地带，就近靠岸，疏导并保护访客上岸避险。在恶劣天气、夜间以及其他危及航行安全的天气情况下禁止航行。

⑥做好安全提示。水上活动开始前，工作人员必须做好访客的安全检查，对访客进行安全提示，确认访客穿好救生衣。对于水上快艇等高风险康养项目，康养基地要将风险和有关注意事项讲清楚，必要时可要求访客签署书面协议。督促访客投保森林康养意外险，尽到安全提示职责。严密监视访客活动情况，阻止其在非指定区域内划船、游泳、冲浪等。

⑦加强对项目经营者的管理。经营水上康养项目的公司必须具备经营许可证，拥有性能良好、安全可靠的工具，拥有一支经过培训、责任心强、技术熟练的专职工作人员队伍。同时，还必须制定相关的规章制度，并具有意外事故处理的能力和措施。

⑧定期开展安全法规宣传教育。组织开展定期或不定期的"安全日"学习活动，并结合典型事故案例进行剖析讲解，对重大事故及时予以通报。另外，在渡口、码头的醒目处设置安全宣传标语、渡口守则、宣传画、安全须知等标牌。

（2）水上安全事故的急救与处理

针对水上安全事故的急救与处理，康养基地可开展以下三个方面的工作。

①落水事故的处理措施。康养区安保人员应及时通知"康养区落水救护组"赶赴现场，组织力量全力抢救落水人员。确定落水人员是否全部被救上岸，如果有受伤人员应立即向"120"急救中心求助，或派其他车辆、船舶、竹筏等交通工具，以最快速度将伤员送至医院救治。落水者失踪的，应立即协调有关人员进行搜救、打捞。查清落水原因，根据事故责任情况，依据有关法规和规章对当事者进行查处，对存在隐患的责令整改，并完善防护措施。

②水上交通工具发生碰撞、触礁，造成浸水或沉没的处理措施。基地应配备救护艇并加强水域巡视，明确责任区域，对违规船只及时进行纠正，发现情况实施救援，严格控制超载乘船。需重视天气的实时变化，发现恶劣天气来临，要及时向岸上的负责人报告、请示，立即采取紧急措施，保证访客安全上岸。大游船遇到特殊情况，如碰撞、搁浅、船只失灵及其他情况时，船长指挥并带领船员立即协助顾客迅速穿戴好救生衣、救生圈与救生器材，按照船舶安全救险规范进行操作，向其他船只发出求救信号，立即向"119"和"110"报警请求救援，并组织维护现场救援秩序。船舶在航行时，若发生螺旋桨被缠造成停船，要迅速协助顾客穿好救生衣，原地静坐待命，船舶要慢速停靠码头或者锚泊，用救援船只立即安全疏散顾客上岸，及时排除水下被缠物，尽快恢复航行。

③事故调查处理人员应立即赶赴现场进行调查取证。根据现场及救援需要，对事故地点水域采取临时性交通管制。

（3）水上漂流康养项目安全事故的防范与应急处理

针对水上漂流康养项目安全事故的防范与应急处理，康养基地的安全管理措施如下。

①认真贯彻《漂流旅游安全管理暂行办法》，按照该办法进行布置和落实。

②严格审批漂流类的康养项目，严格审查和审批此类经营项目。同时，要建立市、地、县旅游和森林康养行政管理部门负责本地区内漂流旅游活动的安全监督管理机制。

③制定漂流康养项目安全和服务标准。经营企业具备旅游部门和森林康养企业相关部门认可证书，并对漂流工具进行登记管理。

④经营企业设置专门的安全管理机构或确定专人负责，对从业人员进行安全教育和安全培训，从业人员须持证上岗。

⑤漂流工具安全可靠，严格执行核定的载客量，严禁违章操作。漂流水域符合安全规范要求，航道标志明显。

⑥码头设施完善，救生设备齐全，漂流安全宣传方式详尽，制定合理的意外事故应急办法并易于实施。

**(五)森林康养基地景观安全管理**

保护森林康养区域内优秀的历史文化遗产是森林康养资源开发过程中需要重点注意的事项。我国的风景旅游区和森林康养区内的古建筑数量多、历史悠久，森林康养基地内的景观安全管理包括以下四个方面。

*1. 针对古塔保护措施*

防止古塔倾斜、倒塌，防止损坏石块结构，不破坏古塔的原有风貌。

*2. 针对古城防洪措施*

建设古城城区排涝系统、调蓄系统，加固古城建筑，加强夏季防洪管理。

*3. 针对古建筑防雷措施*

雷击事件随机性强，闪电现象影响因素复杂且为瞬间现象，而且人们的防雷理论和安全意识不够完善，所以森林康养基地的安全管理部门必须在实际工作中反复调查和确定可能频发的雷电事件，总结出区域内不同物体易受雷击的部位，给予重点保护。

*4. 针对古树防雷措施*

多数古树的导电率比古建筑物的导电率大，落雷的概率也更大。减少古树落雷概率的措施有：堵树洞以防虫腐；避免靠近建筑物；在古树上安装接闪器、引下线和接地体，减少树干流过的雷电流，要求把接地体做成大环，使接地体埋设的沟槽离开主根，不伤害树木的主要根系等。

## 三、森林康养基地安全管理制度

### (一)森林康养基地安全管理工作的方针

根据《旅游安全管理暂行办法》的规定，为了切实加强森林康养安全管理工作，保障访客人身、财物安全，森林康养安全管理工作实行"安全第一，预防为主"的方针。在森林康养活动中，无论是文化和旅游部、各级森林旅游行政管理部门，还是康养基地经营单位，或者是康养从业人员，都必须自始至终贯彻"安全第一，预防为主"的方针。

### (二)森林康养基地安全管理部门及其职责

依据《旅游安全管理暂行办法》的规定，森林康养安全管理工作可借鉴

《旅游安全管理暂行办法》实行"统一领导、分级管理、以基层为主"的原则。当前，我国针对森林康养基地安全管理部门及其职责的划分不够明确。因此，建议在我国对森林康养基地的安全管理工作中实行由文化和旅游部统一领导，各级林业主管部门和旅游行政管理部门分级管理的体制。

1. 文化和旅游部的职责

文化和旅游部在森林康养安全管理工作上的职责如下。

①制订国家森林康养业安全管理规章，并组织实施。

②会同国家有关部门对森林康养领域实行综合治理，协调处理森林康养安全事故和其他安全问题。

③指导、检查和监督各级森林康养领域部门和森林康养企事业单位的森林康养安全管理工作。

④负责全国森林康养安全管理的宣传、教育工作，组织森林康养安全管理人员的培训工作。

⑤协调重大森林康养安全事故的处理工作。

2. 地方各级林业主管部门和旅游行政管理部门的职责

地方各级林业主管部门和旅游行政管理部门在森林康养安全管理工作上的辅助职责如下。

①贯彻执行文化和旅游部制定的森林康养安全法规。

②制定本地区森林康养安全管理的规章制度，并组织实施。

③协同工商、公安、卫生等有关部门，对新开业的森林康养基地和企事业单位的安全管理机构、规章制度及其消防、卫生防疫等安全设施、设备进行检查，并参加开业前的验收。

④协同公安、卫生、园林等有关部门，开展对森林康养安全环境的综合治理工作。

⑤组织和实施对森林康养安全管理人员的宣传、教育和培训工作。

⑥参与森林康养安全事故的处理工作。

⑦受理本地区涉及的森林康养安全问题的投诉。

⑧负责本地区森林康养安全管理的其他事项。

3. 森林康养企业的职责

森林康养安全管理要"以基层为主"，森林康养安全工作成效取决于基层，即森林康养企业。因此，森林康养企业是森林康养基地安全管理工作的基层单位，也是关键单位，其安全管理工作的职责如下。

①设立安全管理机构，配备相应的安全管理人员。

②建立安全规章制度，并组织实施各项安全管理工作。

③建立安全管理责任制，将安全管理的责任落实到每个岗位。每个职工接受当地森林康养行政管理部门对森林康养安全管理工作的行政管理方面的检查、监督。

④将安全宣传教育和职工培训形成制度化、经常化，培养职工的安全意识，增强职工的安全常识，提高职工的安全技能。必须对新聘职工进行严格的安全培训，考核合格才能允许上岗。

⑤新开业的森林康养基地和企事业单位，在开业前必须向当地行政管理部门申请安全设施设备、安全管理机构、安全规章制度的检查验收，验收不合格者不得开业。

⑥坚持日常安全检查工作，切实落实安全规章制度，最大限度地消除安全隐患。

⑦对于接待访客的各类交通设施要定期进行维修和保养，使其始终处于良好的安全状态，并在每次运营前进行全面的检查，严禁带故障运行。

⑧访客的行李及财物要有完备的交接手续，明确重要财物的责任，防止损坏或丢失。

⑨安排森林康养项目或活动时，要认真考虑可能影响安全的各项因素，制订周密的行程计划，并注意避免相关工作人员处于过分疲劳的状态。

⑩负责为访客人身和财物进行投保。

⑪直接参与涉及本单位的森林康养安全事故处理，包括善后处理及赔偿事宜等。

⑫开展登山、赛车、狩猎、探险等特殊类型的森林康养项目时，要事先制订周密的安全保护预案和急救措施计划。

**(三)森林康养安全事故处置及应急处理**

1. 森林康养安全事故的概念及其分类

森林康养安全事故是指在森林康养活动的过程中，涉及访客人身、财物安全的事故。森林康养安全事故分为轻微、一般、重大和特别重大事故四个等级。轻微事故是指一次事故造成访客轻伤，或经济损失在 1 万元以下者；一般事故是指一次事故造成访客重伤，或经济损失在 1 万~10 万元者；重大事故是指一次事故造成访客死亡或重伤致残，或经济损失在 10 万~100 万元者；特别重大事故是指一次事故造成访客死亡多人，或经济损失在 100 万元以上，或性质特别严重、产生重大影响者。

2. 对森林康养安全事故处理的一般程序

森林康养基地发生安全事故时应严格按照规定的程序进行处理。依照《旅游安全管理暂行办法》的规定，事故发生单位在安全事故发生后应按以下程序开展事故处理工作。

①陪同人员应及时上报主管部门，主管部门应当报告管理部门。如森林康养从业人员应立即向其所属旅行社、当地林业主管部门和旅游行政管理部门进行详细的报告。当地林业主管部门和旅游行政管理部门在接到森林康养安全事故报告后要尽快向当地人民政府报告。对重大、特别重大森林康养安全事故要同时向国家相关管理部门报告。

②要同事故发生地的相关单位对事故现场做好保护。事故发生地现场保护的情况直接关系到能否准确地判定事故性质、寻找事故发生原因和线索，也关系到安全事故的妥善处理。因此，发生森林康养安全事故后，现场有关工作人员需积极配合公安或其他有关部门严格保护事故发生地现场。

③协同有关部门进行抢救、侦查。当森林康养安全事故发生后，地方行政管理部门和有关森林康养经营单位及人员，要积极配合公安、交通、救护等有关方面，组织对访客进行紧急救援，并采取有效措施，妥善处理善后事宜。

④有关单位负责人应及时赶赴现场处理。当安全事故发生后，有关森林康养经营单位和当地行政管理部门的负责人及领导，应及时赶赴现场，进行现场组织指挥，并采取适当的处理措施。这样有利于安全事故的处理。

3. 对重大森林康养安全事故处理的程序

重大森林康养安全事故是指一次事故造成访客死亡或者访客重伤致残，或经济损失在 10 万~100 万元者。重大森林康养安全事故包括以下内容。

①造成海外访客人身重伤、死亡的事故。

②涉及森林康养安全住宿、交通、游览、餐饮、娱乐、购物场所的重大火灾及其他恶性事故。

③其他经济损失严重的事故。

依据重大安全事故处理的程序，对于重大安全事故的处理原则是由事故发生地的人民政府牵头，协调有关部门以及事故责任方及其主管部门负责处理，必要时可成立事故处理领导小组。在重大安全事故发生后，报告单位应当及时派相关人员赶赴事故现场，做好组织抢救工作，保护好事故现场，并及时报告当地公安部门。

4. 对特别重大森林康养安全事故处理的程序

根据国务院发布的《特别重大事故调查程序暂行规定》，特别重大事故是指造成特别重大人身伤亡或者巨大经济损失以及性质特别严重、产生重大影响的事故。根据《旅游安全管理暂行办法》规定，对特别重大的安全事故的调查处理适用国务院发布的《特别重大事故调查程序暂行规定》。当特别重大的安全事故发生后，依照规定要做好事故的现场保护和报告工作。24 h内将所发生特别重大事故的情况，如事故发生的时间、地点、单位、简要经过、伤亡人数和直接经济损失的初步估计、发生原因的初步判断、发生后采取的措施及事故控制的情况等信息报告上级归口管理部门和所在地的地方人民政府，并报告所在地的省、自治区、直辖市人民政府和国务院归口管理部门。

对于特别重大安全事故现场的勘查和调查工作，由特别重大事故发生单位所在地的地方人民政府负责组织有关部门进行。根据《特别重大事故调查程序暂行规定》，特别重大事故发生后应按照事故发生单位的隶属关系，由省、自治区、直辖市人民政府或者国务院归口管理部门组织成立特别重大事故调查组，负责特别重大事故调查工作。

特别重大事故调查组有权向事故发生单位、有关部门及有关人员了解事故的有关情况并索取有关资料，任何单位和个人必须予以协助，不得拒绝。同时，任何单位和个人也不得阻碍、干涉事故调查组的正常工作。经过调查，特别重大事故调查组在写出事故调查报告后，应当迅速报送组织调查的部门。经组织调查部门同意，调查工作即可结束。

5. 外国访客在华森林康养期间发生伤亡情况的处理

在重大和特别重大森林康养安全事故中，对于外国访客伤亡的事故，应当特别注意下列事宜。

①立即通过外事管理部门通知有关国家驻华使馆和组团单位。

②为前来了解、处理事故的外国使领馆人员的组团单位及伤亡家属提供方便。

③与有关部门协调，为国际急救组织前来参与对在国外投保的访客的伤亡处理提供方便。

④对在华死亡的外国疗养者严格按照外交部《外国人在华死亡后的处理程序》办理。

# 第四节　服务与规范

## 一、森林康养服务质量管理概述

### (一)森林康养服务质量及管理的概念

产品质量是指产品满足规定需要和潜在需要的特征和特性的总和。产品质量要求反映产品的特性和特性满足访客和其他相关方要求的能力。访客和其对服务质量的要求往往随时间而变化，与科学技术的不断进步有着密切的关系。这些质量要求可以转化成具有具体指标的特征和特性，通常包括使用性能、安全性、可用性、可靠性、可维修性、经济性和环境舒适等方面。

森林康养产品质量是一个综合概念，是由资源环境质量、景观文化质量、服务项目和服务活动质量、物资产品质量等构成的总体性质量概念。森林康养服务质量是指康养项目、康养活动或康养产品所能达到规定效果和满足访客需求的能力与程度。森林康养产品或项目的过程性，决定了康养服务质量是在康养企业与访客之间的行为接触和情感交流中生成的。

森林康养产品质量管理，是在康养产品和服务质量方面指挥和控制组织的协调活动，通常包括制定质量方针、目标以及开展或者进行质量策划、质量控制、质量保证和质量改进等活动。要想实现质量管理的方针目标，有效地开展各项质量管理活动，必须建立相应的管理体系，即质量管理体系。它可以有效进行质量改进，如 ISO 9000。依据旅游服务基础术语，森林康养服务质量管理是指森林康养行政主管部门和森林康养企业，为提高森林康养行业的服务质量而制定的质量目标，以及为实现该目标所采取的各种手段。服务质量管理是康养产业管理的中心，也是康养产业管理的最终目的之一。加强质量管理不仅可以促进企业素质和产品质量的提高，还可提高企业形象，增强对外竞争力，进一步推动康养产业服务质量管理的全面深化。

森林康养服务质量管理是对康养服务全过程的绩效的度量和控制，内涵非常丰富，包括静态的服务设施、服务项目、产品价格，动态的服务观念、服务技术、服务态度六个方面内容。根据 ISO 9000 系列标准对质量管理的规定，质量管理包含服务质量管理者的职责、服务质量管理体系的结构、人力和物力资源三个因素。

### (二)服务质量管理的发展历史

质量管理作为一门学科，已经历了三个阶段：传统阶段、统计质量管理阶段和全面质量管理阶段。服务质量管理是随着质量管理的发展而逐步兴起，属于全面质量管理阶段的产物。全面质量管理(total quality management，TQM)是 20 世纪 60 年代发展起来的，是质量管理发展中的一次飞跃，开创了现代质量管理的新时代。质量管理出发点由过去的"如何将产品做好"转变为首先考虑"顾客需要什么样的产品"，然后考虑如何做好的问题，使识别顾客需求成为质量管理的首要步骤。进入 20 世纪 80 年代，全面质量管理发展不仅考虑"如何将产品做好"和"顾客需要什么样的产品"，还进一步考虑应以多大的成本将产品生产出来、什么时候将产品投入市场、投多少、需要多少资金、如何筹资等。

随着全面质量管理范围的扩展，将非制造过程的产品开发和售后服务纳入质量管理的范畴，为服务质量管理奠定了基础。同时，服务产业快速发展成为经济社会的重要组成部分，不断要求加强服务领域质量管理水平、提高顾客满意度。此外，生产领域管理方法不断完善和发展，并在服务领域应用，为服务质量管理发展提供了技术基础。因此，服务质量管理是全面质量管理阶段的产物。

### (三)森林康养服务质量的特点

森林康养产业属于服务业的范畴，具有服务业共同的质量特点。

#### 1. 康养服务的商品性

康养产品或项目主要是服务，服务就应该产生价值，将产品变为商品才能体现价值。康养市场中商品的价值体现在它满足访客的需求和期望的程度。

#### 2. 康养服务的同时性

森林康养服务是服务提供和顾客消费同时完成的过程，也是服务提供和访客对服务进行质量检验同时完成的过程。

#### 3. 康养服务应该强调以预防为主

森林康养服务质量出现问题后不能像制造业那样可"返工""返修"或"让步接收"，若访客不满意，事后难以挽回恶劣影响。因此，必须强调预防为主的原则。要求森林康养加强第一线员工的综合素质，因为康养从业人员若不能提供良好的服务，势必很快导致访客的投诉。

#### 4. 康养服务的抽象性

服务属于无形产品，访客购买服务只能从感觉上感知其后果。ISO

9001：2000 的"82.1访客满意"条款规定，企业应对访客有关是否满足其要求的感受的信息进行监视，要通过服务人员的语言、礼仪、能力和效率来实现。

5. 康养服务质量更多地依靠顾客的评价

森林康养服务质量的检验主要是在康养服务提供的过程中同时被顾客完成的。因此，对服务质量的考评应更多地依靠访客的实时反馈。

6. 康养服务的两重性

森林康养服务包含康养环境与康养消费两个环节，在提高康养服务质量的同时必须保护和创造优质的森林康养环境。

7. 康养服务对象的多变性

无论男女老少、国籍种族都是康养服务的对象，康养服务质量强调针对性和服务的灵活性，由此康养服务的质量具有多变性。

8. 康养服务的非贮存性

康养基地若无访客的来访和消费，基地的辅助设施则是资源的一种浪费，康养基地的资源不像其他产品一样可存储而不损失。

9. 康养服务的主动性

森林康养服务的对象是人，而人的需求是多变的、复杂的，服务不仅要满足人的需求，还应该尽力满足人的期望。因此，高质量的服务需要服务提供者具备一定的主动性，应避免一线员工主动性差而受到访客投诉。

**(四)森林康养服务质量的基本理论**

1. 服务质量管理的目标

服务质量与访客满意是等价的。访客满意是相对抽象的概念，因人而异，同样的服务对于不同访客其感受会不同。无法用精确的度量测定服务质量，但服务质量的高低可通过调查统计(顾客问卷调查、汇总)的结果来反应。可通过以下三种途径实现访客的满意目标。

①保持访客期待水平不变的条件下提高服务质量水平，尽可能满足访客对服务质量的要求。

②通过广告和促销活动影响和引导访客的期望，使访客的期望保持在合理范围内。如适当降低对访客的承诺，会降低访客期望值，但实际服务水平若高于承诺，则可以达到提高访客满意度的目标。

③适当提高访客的期望值，需要较大程度地提高服务质量。实际使用中应以提高访客的满意度为基本出发点，结合具体情况进行选择。

2. 服务质量管理的重点是预防为主

相较于实物产品，服务产品具有无形性的特点，这使服务质量的检验难以像实物产品一样可通过事后检验判断是否符合标准要求。服务质量管理的重点不是对已产生的缺陷进行鉴别和剔除，而是强调"防患于未然"，重在减少和消除产生服务缺陷的原因，将服务质量缺陷或根源消灭在形成之前或过程中。

3. 服务质量管理是一个持续改进的过程

森林康养服务质量管理是一个持续不断地满足访客需要和期望的过程，需不断改善和提升服务质量，具体方式包括以下五个方面。

①确认质量问题，分析发生问题的原因。

②确定需要改进的质量问题，明确改进的目标。

③找出引起质量问题的根源，制定合理的对策，及时消除引起问题的根源，并定期考察改进措施实施的结果和完成度。

④对通过已有的实践证明行之有效的对策要以标准的形式固定下来，使之成为今后规范的流程。

⑤制定新一轮解决过程，即计划、实施、检查、行动完整的质量改进过程。这一过程不断地循环往返，从而使服务质量尽量满足顾客不断提高的需求。

4. 服务质量管理的全面性

服务产品质量的全面性是指服务质量不仅包括服务产品的适用性、舒适性、安全性等，还包括服务产品的设计质量、服务过程控制、服务营销、消息反馈与调整。设计阶段的服务质量控制注重提供能够满足访客需要的服务产品；服务阶段的质量控制是为了保证服务的顺利传递；服务营销是服务产品实现商业价值的关键；消息反馈与调整是不断将服务结果和服务标准进行比较，判断服务产品产生偏差的原因，并采取必要措施及时消除偏差，确保服务质量的不断提升。此外，质量管理人员和员工都应树立质量意识，视质量如生命，使参加质量管理人员具备全面性。

5. 服务质量管理的成本观

服务质量水平与服务管理的成本有直接的关系，服务质量管理的成本分为损失成本(缺陷成本)、鉴定成本、预防成本。

①损失成本。服务中的缺陷引起的成本损耗。

②鉴定成本。为发现不合标准的服务，或为确保服务质量而进行的检查、实验及其他相关活动所支付的费用。

③预防成本。为防止服务质量问题而支付的费用，包括计划、管理、培训、质量控制过程中发生的费用。

最佳的服务质量管理成本观是鉴定成本加上预防成本随服务缺陷的减少而增加、缺陷成本随服务缺陷数增加而增加。在一定条件下要保证不出现服务缺陷是难以做到的、也是不经济的。质量总成本曲线上存在一个最低质量成本点，其对应的服务缺陷数应是最佳服务质量管理点，服务质量管理活动应围绕最佳服务质量管理点展开。

6. 质量管理的 14 项原则

质量管理的 14 项原则是由著名的质量管理大师威廉·爱德华兹·戴明（William Edwards Deming）提出，经过多年质量管理实践证明是行之有效的开展质量管理活动的原则和方法。威廉·爱德华兹·戴明博士是世界著名的质量管理专家，因对世界质量管理发展做出的卓越贡献而享誉全球。以其命名的"戴明品质奖"，至今仍是日本品质管理的最高荣誉。质量管理的 14 项原则如下。

①应有始终如一的产品和服务质量改进的目标。

②采取新的理念，防止服务质量问题。

③摒弃片面依赖对最终产品的检验进行质量管理，将管理重点放在过程的改进方面。

④取消仅靠价格奖励的经营活动。

⑤持续不断地改进生产和服务系统，研究发现系统中的问题，寻找解决问题的方法，减少浪费并不断改进质量。

⑥建立现代化的在职培训制度。

⑦建立现代化的监督机制，目标是增强员工的自信心，使之更好地完成工作任务。

⑧消除恐惧，通过鼓励员工交流问题和表达思想，消除恐惧感。

⑨消除部门间的壁垒，鼓励通过团队和采用质量控制循环方法解决问题。

⑩剔除工作中为员工确定的数量化目标，消除用目标、口号引诱员工提高生产率，这会引起员工的逆反心理，因为许多影响质量的因素不是员工所能控制的。

⑪取消员工的工作定额，定额会影响产品质量，应该采用统计方法进行质量控制。

⑫消除推行计时工制的障碍。

⑬开展教育培训和自我完善提高的活动。

⑭建立有效地推进以上13项原则实施的管理制度。

**(五)森林康养服务质量管理**

1. 森林康养服务质量管理的手段

(1)服务投诉处理

投诉是服务业的常态。公正及时地处理投诉可赢得访客信任，维护企业声誉，促进企业发展。投诉是服务质量管理的重要一环，有以下六项标准执行。

①受理机制。要有投诉处理的专职机构和管理制度，明确受理范围、受理要求、办理时限等。

②范围原则。不履行合同行为，未向访客提供相应的标准服务、过失造成财务损失、过失造成访客身体伤害等。

③处理程序。首先，受理投诉，建立档案；其次，调查了解，核查事实；再次，分清责任，做出处理；最后，回函致歉，答复访客。

④办理效率。涉及礼节、礼貌服务方面的意见反映，应随时随地进行解决。对于正式投诉，处理全过程不超过45天。

⑤结案标准。调查清楚事实，取得旁证材料，据此做出处理决定；有正式文件，给访客答复或解决；备有函电信件存档影印件。

⑥设立档案。卷宗有编号，证明及处理文件齐全，归档及时。

(2)质量评估制度

康养基地制定和颁布康养质量管理标准和法规实施细则情况、通报质量统计分析工作情况等。评估康养质量的实际水平，通过文化和旅游部委托国家统计局进行的访客抽样调查的结果而定。对各类康养企业以不同方式进行评估，在市场上排位定序。评估结果以适当方式公布。

(3)优质服务活动和服务技能大赛

文化和旅游部等单位自1989年开始，相继举办了一系列多种形式的优质服务培训考核和竞赛活动，如检验各类接待人员的服务技能，并在《中国旅游报》公布服务质量检查和评比结果。

(4)质量公报制度

文化和旅游部自1994年起，于每季度发布一次旅游业质量公报，并利用《中国旅游报》和相关旅游部门的文件与简报等多种方式，公开表扬服务质量好的企业和个人，曝光服务质量低劣的单位。同时，适时公布经调查核实的投诉信的处理情况。

2. 提高森林康养服务质量的新举措

①大力发展森林康养质量监督管理的执行组织。如质量监督管理局是旅游和森林康养行政管理部门的行政执法机构，在旅游和森林康养行政管理部门的领导下负责处理森林康养投诉和森林康养基地质量保证金的理赔工作。

②积极创建、评选中国优秀康养基地。在全国开展"中国优秀森林康养基地"创建和评选活动。

③全面推进服务质量等级划分和管理。以文化和旅游部组织上百位专家、学者编写的《中国旅游服务质量等级管理全书》为主要依据，对森林康养企业进行森林康养质量等级评定。

## 二、森林康养服务质量管理规范

### (一)森林康养区服务质量标准

森林康养区、康养景点是从事商业性经营的供访客疗养、参观、游览和娱乐的接待场所。康养区是访客来访的对象，也是康养业的重要组成部分。康养区资源和环境保护要严格遵守国家和地方政府的有关规定，建立一套完整的、符合国家有关法规、方针政策的康养区环境保护规定和措施，由此才能从整体上提升康养服务质量。森林康养管理服务水平是影响访客消费意愿的首要因素，其次是消费成本，最后是环境要素和自我认知特征。有研究表明，管理服务水平显著对消费意愿具有显著的正向影响，其中专业人员的配备情况为最大因素负荷；消费成本对消费意愿具有显著的负向影响，其中花费精力为最大因素负荷；环境要素对消费意愿具有显著的正向影响，其中清洁度为最大因素负荷；自我认知特征对消费意愿具有显著的正向影响，其中养生保健关注度为最大因素负荷。但是，森林康养资源要素、设施建设状况和产品功能属性对游客消费意愿无显著的直接影响。

森林康养服务质量标准由不同的构成元素进行综合评定。森林旅游或康养服务质量的构成要素可由城市森林资源状况、居民游憩体验和设施环境三个大类构成，具体进一步划分为各个小类指标，运用层次分析法确定综合评价指数。有专家认为，森林旅游或康养的服务质量主要体现在环境、住宿、旅游商品、特殊兴趣活动、设施和服务等方面，从多个方面对总体服务质量进行评价和分析。参考森林旅游可从以下四个方面进行森林康养服务质量评价。

1. 接待服务水平

加强接待服务水平的提升，一方面加大对康养基地员工的培训，培养员工的服务意识，以"一切为了康养"为主要的服务宗旨；另一方面也要改善康养基地的标示体系，建立易懂、易识别的标示系统，注重标示体系的信息化建设，方便各种类型的访客准确获取标示信息，同时在关键的森林康养"节点"加强员工对访客的秩序引导。

2. 康养区交通服务质量

康养区的交通服务水平偏低是制约康养基地整体服务水平的一个关键瓶颈。加大康养区交通安全方面的同时，加强康养区康养步道的规划设计，使得森林康养区内的步道设计科学化、人性化、趣味化，以满足不同访客的康养、疗养、游憩需求。在康养区外增加停车场建设以及自行车、机动车车道的合理规划，改进道路识别系统，使得整个森林康养基地的交通系统内外有效衔接，方便各类访客在康养区内外顺利出行。

3. 森林康养特色项目建设

在森林康养产业同质化的过程中，要增加访客的体验，必须增加森林康养的特色项目，可根据森林康养基地内独有的资源进行康养项目建设，满足老、中、青、幼各类访客的康养需求。此外，加大森林康养区的生态化建设与保护，让顾客始终感受到森林康养的生态美、环境优和体验真。

4. 城郊森林康养服务质量监测体系

加强城郊森林康养服务质量评价并建立相应的品质认证体系，有利于提高访客的满意度，从而进一步提高森林康养服务质量。更好、更准确地发现康养服务中具体存在的问题，再通过长时间的监测，不断地进行提高改善，才能从根本上发现问题产生的缘由，从而提高森林康养的服务质量，更好地回馈广大访客。

**(二)森林康养服务质量管理控制的内容及措施**

森林康养服务质量是一个复杂的系统，康养企业内部之间、康养企业与访客之间对服务质量的认知会有一定的差距和不同，直接影响访客的满意度，同时也影响企业目标的实现。若要缩小康养企业与访客之间对服务质量的认知差距，实现企业既定的目标，必须对森林康养服务传递系统的各个阶段进行有效的控制，发现资源配置效率低的薄弱环节，及时纠正偏差，以保证服务系统输出的效果能符合客源市场的需求。森林康养服务质量管理控制的内容包括预防控制、过程控制和售后服务控制。

1. 服务质量的预防控制

康养服务质量的预防控制需要进行服务质量标准的制定、员工的招聘与培训、灵活的组织设计三个方面的工作。服务质量标准是员工的行动指南，具有指导作用和现实的可操作性，为有效降低服务质量的波动性奠定了基础。服务质量标准应当反映访客的期望、服务质量标准的细化量化、自上而下的认可。其中，自上而下的认可是管理人员对服务质量标准的理解。服务人员的能力要与企业的资源状况相一致，超过了服务人员的能力，企业资源难以与服务质量标准相匹配，会造成服务质量低下。

企业人员的素质是森林康养基地服务质量的保障。康养企业输出的服务质量与企业人员素质有极大的关系，服务质量的控制必须关注企业人员素质。决策人员、管理人员、服务人员都会通过不同的途径影响服务质量。康养企业的决策层主要对企业的文化塑造、战略规划和发展方向、重大决策负责。他们对服务质量的影响是长远的、根本性的。管理层在康养企业中起承上启下的作用，是上下交流的桥梁。管理层需要通过有效的管理工作不断地调动服务资源，使服务系统的运作效率最佳。康养基地的员工参与服务的全过程，直接决定了最终输出的服务质量。

灵活的服务组织可有效提高森林康养基地的服务质量，首先，组织设计必须与服务资源的配置相适应。其次，良好的组织保障能发挥服务系统最佳的效率。倒金字塔形的组织管理层次结构会使康养服务过程长，若服务中出现问题或服务传递系统出现故障，而服务人员又无权解决时，要层层请示、事事汇报，漫长的等待会降低访客感知的服务质量，使服务不被满意。在关键时刻要建立倒金字塔管理结构，企业从上到下无条件地支持一线员工，为一线服务。康养企业各部门之间相互衔接、相互补位，不能将服务质量的缺陷展示给访客，影响企业的质量形象，即要有整体服务质量观念。

2. 服务过程质量的控制

森林康养企业对服务过程质量进行有效控制，可全面改善服务质量，提高访客的满意度。将输出的服务结果与服务质量标准相比较，发现偏差，找出问题的症结所在，以便及时地改进。康养企业提供的服务存在大量重复性劳动，进行标准化设计可保证服务质量的稳定。科学化、规范化、制度化、程序化是标准化服务的核心。服务过程的质量可通过服务绩效来衡量，服务绩效用关键指标来判断。用较为精确的统计方法对服务过程进行间接控制。

3. 售后服务的控制

服务产品出现质量差错，不能通过退换进行解决。尤其是访客关注的服务质量属性中最重要的一点就是可靠性。服务过程中的错误是无法避免的，但绝不能让访客一直不满意。访客每一次抱怨都是服务提供者再一次向客人承诺的机会，企业绝不能犯第二次错误。

服务产品的售后服务可采取服务复原。企业对服务失败或访客不满意时所采取的应对行动，希望访客能重新评价服务质量，避免不利的口碑传播，留住访客。服务复原是服务业中新的管理哲学，它把赢得访客满意从成本层面转变成价值层面。服务复原的益处是再一次与访客建立良好的关系，提高访客的满意度，避免访客在公共场合对服务的不利宣传，掌握如何改进服务质量的方法，激励员工提供更好的服务。服务复原是一种营销策略，即留住访客企业才能可持续发展。同时，不追究客人过失的态度。顾客投诉可能是企业和访客沟通不够或是访客自身原因，投诉带有一定误解性。不追究客人的过失，给访客一个重新定位企业服务质量的机会。

森林康养服务质量管理控制的具体措施主要从以下七个方面开展。

（1）深化体制改革

加强森林康养产业的人事、用工和分配制度的管理，引进竞争机制，建立充满活力的新的用人机制和分配机制。森林康养基地管理机构属公益事业单位，职工工资及事业性支出由所属政府财政预算全额安排；森林康养基地经营机构实行企业化管理，内部独立核算，自主经营，自负盈亏。在人事改革方面，逐步建立平等竞争、择优上岗、能上能下、合理流动的用人新机制，压缩管理人员，减少开支，推行劳动用工合同制、聘任制和以按劳分配为主体、效率优先、兼顾公平的职工工资分配制度，合理设置内部管理机构，提高办事效率。在分配制度方面，进行量化考核，按照绩效挂钩、多劳多得的原则，增强员工的工作积极性和主动性，提高经济效益。

（2）更新经营理念

森林康养企业应该树立"以人为本"的经营理念，把质量竞争作为企业竞争的主要手段，同时融入高品位文化竞争，要以访客需求为基础，以"企业文化"为核心，坚持以人为本，把"人本思想"运用到企业员工管理中来。在企业内部建立有效的激励机制、决策分享机制，全面提高森林康养企业的创新能力、优质服务能力和市场营销能力，提升森林康养产业的竞争力水平。

(3)加强人才队伍建设，建立高水平的管理和服务体系

森林康养持续发展的关键是人才，是管理团队及服务团队人员的素质。森林康养涉及林业、旅游环保、医学、养生、建设、文物、交通、饮食、商业、历史等众多学科，要进行科学规划和经营管理以及开发高品位、高档次的森林康养项目的产品，需要一批具备相关知识的高素质的人才。首先，要对森林康养基地的所有工作人员进行技能培训，并对这种培训进行规范化管理，做到人人持证上岗。其次，要从高等院校和社会上广泛吸收综合素质高的专业技术人员，增强森林康养的发展后劲。最后，要强化内部管理，建立高水平的管理和服务体系，使管理、服务达到国内、国际先进水平。

(4)提升接待服务水平

加大对康养基地员工的培训，培养员工的服务意识，以"一切为了康养"为主要的服务宗旨；要改善康养基地的标示体系，建立易懂、易识别的标示系统，注重标示体系的信息化建设，方便各种类型的访客准确获取标示信息，同时在关键的森林康养"节点"加强员工对访客的秩序引导。

(5)完善康养区交通服务质量

加大康养区交通安全方面的同时，加强康养区步道的规划设计，使得森林康养区内游步道设计科学化、人性化、趣味化、专业化，以满足不同游客的游憩需求。在森林康养区外增加停车场建设以及自行车、机动车车道的合理规划，改进道路识别系统，使得整个森林康养交通系统内外有效衔接。

(6)增加森林康养特色项目建设

根据森林康养基地独有的资源进行森林康养特色项目建设，增加访客的体验，满足老、中、青、幼和不同性别类顾客的游憩需求。此外，加大森林康养的生态化建设与保护，让顾客始终感觉到森林康养的生态美、环境优和体验真。

(7)建立森林康养服务质量监测体系

加强森林康养服务质量评价，并建立相应的品质认证体系，有利于提高访客的满意度，从而进一步提高森林康养服务质量。特别是基础设施，访客的吃住行以及娱乐游玩等方面的建设上，需要森林康养单位的工作人员统一服务态度和服务方法，规范服务人员的行为，制定统一的服务标准，从而在整体上提高服务水平。

### 三、森林康养服务认证

#### (一)国际标准化组织及 ISO 9000 系列标准在森林康养企业中的应用

国际标准化组织(International Organization for Standardization，ISO)是1947 年标准化领域中的一个国际性非政府组织。ISO 的目的和宗旨是在全世界范围内促进标准化工作的开展，以便于国际物资交流和服务，并扩大在知识、科学、技术和经济方面的合作。全球各类工厂、企业、政府机构、服务组织等已导入 ISO 9000 并获得第三方认证。ISO 9000 证书已成为企业具备充分能力可提供持续满足顾客要求的产品或服务的标志。ISO 9000 系列标准具有结构化和系统化的管理方法、通过过程控制实现管理目标、强调以顾客为中心、文件化的管理体系、强调基于事实的决策、持续改进的管理体系、强调人在质量体系中的作用等特点。

森林康养产业在激烈的市场竞争中立于不败之地，其服务正面临着一个共同的课题：如何加强管理，如何提高服务质量，如何在竞争中取得顾客的信任以争取更多的市场份额。实施 ISO 9000 系列标准并取得认证是解决上述问题的有效途径。

#### (二)服务质量管理的八项原则

国际标准化组织质量管理与质量保证技术委员会(ISO/TC176)将国际上的权威质量管理意见整理为八项质量管理原则，并用于 2000 版 ISO 9000标准中。服务质量管理的八项原则如下。

1. 以顾客为关注点

企业应理解访客当前和未来的需求，满足访客要求并争取超越访客的期望。本条是质量管理最基本的原则。

2. 领导作用

领导者确立企业统一的宗旨和方向，应创造并保持使员工能充分参与实现企业目标的内部环境。本条是质量管理成败的关键。

3. 全员参与

各级人员都是企业之本，只有充分参与才能使员工的才干为企业带来收益。本条是质量管理有效运作的基础。

4. 过程方法

将服务活动和相关资源作为过程进行管理，可得到更高期望的结果。本条是质量管理八大原则中最具特色、最根本的方法。

### 5. 管理的系统方法

将服务质量管理看成一个系统工程，通过建立一个质量管理体系来加以实现。通过制定质量方针、质量目标，明确职能，确定权限，互相沟通了解，减少或消除因职能分工不明确所导致的障碍。应系统性地考虑资源的投入，减少资源浪费。

### 6. 持续改进

持续改进总体业绩，增强满足顾客要求能力的循环活动。与第一个原则"以顾客为关注点"互相呼应，是企业内部与外部环境相辅相成、良性循环的动力。

### 7. 基本事实的决策方法

有效决策建立在真实可靠的数据和信息分析的基础上，最后形成最佳方案，不是凭领导者的主观臆测。

### 8. 与供方互利的关系

企业与供方相互依存，互利的关系可增强双方创造价值的能力。

### (三)建立森林康养质量管理体系认证的步骤

森林康养企业建立质量管理体系认证主要参考以下 5 个阶段进行。

#### 1. 质量管理体系认证的准备阶段

森林康养产业开展服务质量认证最为关键的是企业领导要统一思想并做出决策。首先，培训相关人员掌握 ISO 9000、9001 标准的深刻内涵及其对质量管理体系建立的要求，组建贯标认证的骨干队伍，健全贯标认证的工作班子；其次，由质量主管部门负责成立质量管理体系文件编写小组，对质量管理体系的策划、体系文件的编制、体系的试运行、内部质量的审核和评审、申请认证和审核的进行做出详细的计划；最后，还应在企业的决策层、管理层、执行层这三个层次上组织培训能够按照 ISO 9001 的标准建立质量管理体系的关键和基础的能力。

#### 2. 质量管理体系的策划和设计

首先，要开展质量管理体系的策划和产品实现的设计；其次，在体系和产品实现策划的基础上，通过过程作用的分析确定企业对该标准的适用范围；再次，在 2000 版 ISO 9001 标准已确定的质量管理体系过程模式的基础上，设计本企业的管理机构和机构的职能分工；最后，明确职责和分工、健全机构、配备资源，并落实企业机构、职责权限和分工，践行质量管理体系结构的设计。

3. 质量管理体系文件的编制

为确定企业质量管理体系的工作宗旨和方向，要编制明确的质量方针和质量目标。如依据生态旅游区质量手册等，与本康养区的实际相结合来编制程序文件和质量作业文件。按照 ISO 9001：2000 标准规定，编制的质量管理体系文件包括文件控制、记录控制、不合格控制、内部质量审核、纠正措施控制和预防措施控制等。编制的文件需由质量主管部门进行统稿、文件编号，并按统一格式打印文件后经管理者代表审核，由最高管理者批准并发布。

4. 质量管理体系的试运行和开展评审

第一，在全员参与的原则下宣布质量管理体系的相关文件，并组织对质量管理体系的相关文件进行培训和学习；第二，严格按照质量管理体系的文件要求组织贯彻实施，进行试运行，试运行期间要加强信息沟通；第三，一定时期的试运行后，应组织开展内部质量审核活动；第四，在体系运行中存在较大问题或涉及质量方针、质量目标的问题，需及时开展管理评审活动。通过试运行、内部审核、管理评审后需对体系文件进行全面修改和进一步的完善，对体系实施过程、资源、环境、人员等进行必要的调整和补充，最终建立一套完整的质量管理体系。

5. 质量管理体系的申请认证和迎接审核

(1) 申请认证

根据自身要求选择认证机构，提出认证申请。由认证机构安排日期，并交付认证费用后进行核实、签订合同、安排计划、组织实施。

(2) 迎接审核

按规定的认证审核计划日期，迎接和配合审核组按审核计划实施审核。通过审核可组织推荐进行认证、注册，经过认证机构对审核结论评审后确定是否通过认证，通过认证后发放质量管理体系认证书。

# 第七章

## 我国森林康养产业的发展

### 第一节　我国森林康养产业发展中的主要问题

#### 一、现行政策与机制的匹配性弱且滞后

2019 年 3 月，国家林业和草原局、民政部等多部门联合颁布了《关于促进森林康养产业发展的意见》，强调要大力发展森林康养产业，加大政策扶持力度，加强用地保障，拓宽融资渠道。但就整体而言，相关政策扶持在实际中的落实尚不到位。同时，森林康养产业发展往往被认为是林草部门的事情，缺乏经济、环境、卫生等部门间的协调合作，使得森林康养产业发展的政策支持体系不健全，难以发挥政策合力的成效。

#### 二、管理和运行体制不顺畅

发展森林康养产业是一项非常系统、整体的工程，需要高标准且统一规划。目前，国内对森林康养产业的发展目标、发展方向还没有形成一致的认识，没有从全局的层面对森林康养产业的发展提供出一个标准统一、科学合理的发展规划与行业准入标准，导致各地在发展森林康养产业的过程中市场秩序混乱与竞争的无序。因缺乏科学合理的发展规划及市场准入机制不健全，不少地方森林康养基地盲目建设，造成对森林资源过度开发和占用，严重破坏生态环境；因缺乏统一的森林康养行业标准，不少森林康养服务人员缺乏资质，森林康养基地提供的服务不达标或难以满足消费者的需求；因收费标准的不一致，导致服务纠纷不断，这些乱象不利于森林康养产业的健康发展。

### 三、供给侧和需求侧不对称

森林康养产业的供给侧和需求侧不对称。森林康养产业综合性强，受资源环境、社会经济等诸多因素影响。从需求侧来看，中国的森林康养产业总体呈现需求群体庞大、供给前景广阔、未来森林康养产业将会实现高速发展，是社会发展的必然趋势。森林康养普及以后，森林康养的需求将迎来"井喷式"增长。但是，中国绿化度较低、生态系统不够稳定，森林覆盖率同全球31%的平均水平还有一定差距，人均森林面积只有世界人均水平的1/4，人均森林储蓄量更是仅为世界人均水平的1/7。另外，我国目前仍存在森林资源总量较低、质量较差以及分布不均的现象，因此森林康养产业的发展还存在较大的阻碍。从空间分布上来看，我国主要林区集中在东北、西南、东南，而西北、黄河中下游部分地区则普遍缺乏森林资源。

森林资源开发作为森林康养主要内容，融入旅游、医疗、运动、养生等健康服务新理念，形成一个产业共融、业态相生以及多元组合的商业综合体。但是我国森林资源总量相对不足、质量不高，严重制约着森林康养产业的发展。中国庞大的人口基数与日益旺盛的森林康养需求相比差距很大，人均供给量存在严重不足，有效供给与日益增长的社会需求矛盾十分突出。

### 四、森林康养产业结构不健全

康养产业不仅推进了医疗康复、养生、养老等其他产业的发展，更是促使上下游和周边产业健康发展。从供给角度讲，森林康养产业对其他相关产业资源有着较高的依赖，如农业、服务业和制造业。但由于森林康养产业当前仍在发展初期，存在着缺乏相应人才、没有适当发展模式、政策不健全等问题，缺乏一个健康完整的产业体系应具备的相关资源，发展模式及产品类型单一。森林康养产业在学科的综合应用领域，特别是医学、健康学还未有明显的融合发展，并对原有生态资源依赖性过强，缺乏实践的创新及产业融合的发展理念。

发展初期的康养产业，政府性经营管理模式和市场性经营管理模式是最普遍的两种经营管理模式，最为常见的是政府性经营管理模式。一般情况下，政府或者投资方控制着珍贵稀缺性或极具优势性的资源。由政府提供基建、投资商执掌日常运营和项目贷款是政府性经营管理模式最主要的运营方式。多个投资商参与、市场积极性和创新性高涨、以项目形式招揽投资商是市场性经营管理模式最主要的特点。此模式下的运营者往往用包装后的一个或多个康养项目吸引投资商及资金。

就微观供应主体而言，目前已经投入使用和正在建设的森林康养基地项目，提供的森林康养产品往往只包括森林养生、森林医疗、森林旅游、森林娱乐、森林运动这五部分内容的一个或几个内容，整个项目也只是森林康养产业的一部分内容，需要借力上下游或周边产业，这给森林康养产业的结构健全提出了进一步的要求。只有不断完善森林康养的产业结构，才能更好地满足日益增长的中国森林康养需求，这也是需求侧、供给侧改革的原动力。

## 五、专业技术和人才短缺

森林康养在国内处于初期阶段，专业人才缺口大。对于从事康养事业的人们来说，没有形成其他产业如教育业、建筑业等从业者一样的考核制度。制度的缺乏和专业人员的紧缺会放慢我国森林康养产业的发展进程。人力资源及后勤服务不足，相应的人员配套及服务体系还未得到成型架构，亟须专业的人才队伍及标准的服务体系。作为典型的服务型行业，人才是产业发展的核心要系，是保障康养服务质量的重要前提。森林康养涉及林学、旅游、经济、医学、康复学、护理学等学科，发展森林康养产业，需要专业的森林讲解员、康复疗养师、森林医学专家以及相关专业服务人员。目前，我国关于森林康养产业的策划、规划、设计、产品研发、运营、服务等全产业链的人才都严重缺乏，造成了一些地方、企业盲目投资森林康养综合体项目，整体发展较为混乱。

# 第二节　森林康养产业发展路径与模式探索

## 一、森林康养产业发展背景和现状

### (一)发展背景

随着工业化、城镇化进程加快，我国居民生产方式、生活方式和疾病谱不断产生变化，并且老龄化进程迅猛。据第七次人口普查结果，我国 60 岁及以上人口占 18.7%，其中 65 岁及以上人口占 13.5%，已进入老龄化社会。健康养老产业需求越来越大。有国际专家指出，健康产业是未来最具活力的三大产业之一。据《2020 新中产白皮书》显示，我国目前拥有 2.4

亿的新中产阶级群体，约占总人口的 17.3%，数量庞大。他们具有消费能力高、消费意愿强烈、对康养要求高等特点；他们对实物类的消费逐渐减弱，体验类、服务类等康养消费需求大幅度提升。森林康养让人们进入优美的环境进行心理、身体、精神的健康疗愈，享受着优美的生活。广大民众的消费观念、消费层次也发生了巨大变化，"要得身体好，常往森林跑"已成为时尚。

森林康养是健康产业最为有效的承载主体。森林康养的作用就是充分发掘自然之力，减缓人们迈向衰老、延缓或阻止人们迈向医院的步伐。亚健康群体的疗愈、活力老人们的健康养老、壮年人的拓训健身、青少年的自然教育和陶冶等方式深受广大民众喜爱。

森林康养与乡村振兴目标的高度契合，决定其发展潜力巨大。康养基地的基本要求是必须水、电、路通畅，设施较为完善，这推动了农村基础设施的建设。康养产业具有较高的技术含量的特点，决定了对参与康养基地工作的务工者、村民在提高素质上作用明显。建基地一般租用农民林地、聘农民当员工，这使农民得到了工资性收入和财产性收入，让农民的资源变资产、资产变资本，农民变股东。提高农民文化素养，康养基地的环境要求较高的导向性，要求农民进一步提高文化素养，增加爱绿、护绿、植绿的积极性，提高优化环境的自觉性。

**(二) 发展现状**

我国森林康养产业发展较早的地区有四川、湖南、北京等。20 世纪 90 年代，成都周边山区就出现了依托农家乐开展森林康养的民间自发形态。森林康养作为一项新兴产业在我国还处在萌芽阶段，发展潜力巨大。近年，贵州、福建、浙江、广西、陕西等地开始着手建立森林康养基地试点，积极推动以森林康养为中心的新产业经济。目前，我国森林康养旅游开发运营主要有两种：国有企业经营管理和私企与个人经营管理。前者多在旅游发达地区比较普遍，由森林公园、国有林场等机构投资建设；后者为私企和个人在城市周边地区投资建设与经营，多为度假村、山庄转型而来。

2013 年，《国务院关于促进健康服务业发展的若干意见》中提出，鼓励有条件的地区面向国际国内市场，整合当地优势医疗资源、中医药等特色养生保健资源、绿色生态旅游资源，发展养生、体育和医疗健康旅游。2019 年国家四部委联合发文，我国森林康养步入蓬勃发展的轨道。2015—2020 年，我国开展了 6 批"全国森林康养试点基地"的评选活动，截至

2020 年 12 月已在全国评选出全国森林康养单位 1100 家，覆盖全国 30 个省（自治区、直辖市），其中，森林康养人家 122 家，县（市、区）级森林康养试点 83 家，乡镇级 71 家，建设单位 824 家。《关于促进森林康养产业发展的意见》提出，到 2022 年，建设国家森林康养基地 300 处；到 2035 年，建设国家森林疗养的基地 1200 处。

## 二、森林康养产业融合模式

### (一) 与养老产业融合

森林康养作为一种健康服务，可针对老年人提供森林康养养老模式。加强养老服务配套设施，提高养老服务水平，开发特色优质养老服务产品。依托森林、湖泊、温泉等生态资源，以远离城市的喧嚣与躁动为主旨，打造森林依托型生活式度假社区，形成山水康疗基地、山水营地、森林养老院等不同组合的旅居养老综合体。发展候鸟式、度假式养老模式，积极开发终端养老市场，建设老年公寓、老年住宅等基础设施，组建养老服务机构，提供优质的养老服务。

对接机构：民政部，养老机构。

开展项目：旅居养老、多元养老和生态养老社区。

遵循标准与规范：《森林康养基地总体规划导则》《森林康养基地质量评定》《养老机构等级划分与评定》（GB/T 37276—2018）、《养老机构服务质量基本规范》（GB/T 35796—2017）、《养老机构服务安全基本规范》等，以及各省标准与规范。

管理制度：《养老机构管理办法》。

从业人员：持证养老护理员、医护员、营养师、心理咨询师、法律咨询顾问、社会工作者、持证森林康养师、森林疗养师等。

服务对象：老年人。

结合我国养老产业发展需求，积极发展森林养老社区，使森林环境与医学、养生和保健有机结合，配备相应的医疗服务、运动康复、养生休闲、餐饮住宿等设备，建立真正符合老年人实际需求的新型养老社区和场所，让老年人享受森林浴和安逸的晚年生活。

### (二) 与医疗产业融合

依托传统老字号医馆，加强医药特色街区建设。建设以传统综合医院为依托的医疗平台和融合多种新理念、新业态的健康服务产业平台，打造多功能的健康产业综合体。发挥民族医药特色，融合健康管理、康复治疗、智慧医疗等理念和技术，开发森林疗养、亚健康理疗、职业病康复、特定病种康养等服务项目，把医疗融入森林，打造森林康养精品产业和高端业态。

对接机构：疾病控制中心、中西医机构和健康服务市场。

开展项目：在森林康养基地开展森林等自然疗法的辅助治疗、康复、保健等项目。

遵循标准与规范：《森林康养基地总体规划导则》《森林康养基地质量评定》《医疗器械标准管理办法》《医务人员手卫生规范》(WS/T 313—2019)、《医疗技术操作规程》《医疗护理技术操作规程》等。

管理制度：采用国有或者民营医院管理制度。

从业人员：专业从业者如森林康养师、疗养师、理疗师等，以及具有行医执照的医生、护士和具有上岗证和健康证的护理人员。

服务对象：为慢病人群提供辅助治疗服务；为亚健康和病体康复人群提供调理与康复服务；为阴阳失衡人群提供调理服务，按照中医药理论(如阴阳调和和治未病)，开展中医按摩、艾灸、药膳等项目；为身体障碍者提供按摩、调理等康复服务；为健康人群提供相关保健服务。

**(三)与教育产业融合**

随着国内自然教育、研学旅行的兴起，森林是开展自然教育最主要的活动场所，在自然中体验、学习关于自然的知识和经验，建立与自然的联结，尊重生命，建立生态的世界观，遵照自然规律行事，以期实现人与自然的和谐发展。

对接机构：省、市、县教育局，大中小学等。

开展项目：课外实践、夏令营、户外拓展、自然教育、自然体验等课程。

遵循标准与规范：《森林康养基地总体规划导则》《森林康养基地质量评定》、教育部等11部门联合发布的《关于推进中小学生研学旅行的意见》(2016)和各省管理办法。

管理制度：《研学基地管理办法》。

从业人员：持证自然教育师、持证教练、持证训练师、持证森林康养师、持证森林疗养师等。

服务对象：学龄前儿童、中小学生、大学生。

发挥森林生态的自然教育功能，使森林体验(包括毅力锻炼与文化体验)成为我国青少年成长过程中的一门"必修课"，让青少年了解森林是人类的摇篮，提升生态环境保护意识，爱护自然，爱护我们的家园。目前自然教育的服务对象主要围绕青少年展开，然而对有需求的成年人也可开展自然教育和体验，以增进和增强公众对自然的认知，陶冶情操，同时增强体魄。

### (四) 与运动产业融合

在森林中可以开展多种运动，能够很好地将森林康养与运动产业相结合。户外运动旅游是指人们以亲身参与某项户外休闲运动为旅游内容的旅游行为，包含大众型户外运动旅游和专业型户外运动旅游两大类。大众型户外运动旅游包括竹筏漂流、集体登山等；专业型户外运动旅游则是指参与人数较少，人员要求限制较严格的旅游项目，包括攀岩、溯溪、蹦极等。

对接机构：省、市、县体育局，健身运动部门和相关机构。

开展项目：徒步、越野、登山、骑行、球类、攀岩、蹦极、拓展等运动项目。

遵循标准与规范：《国家公共体育设施基本标准》《国家体育锻炼标准施行办法》《全民健身活动中心分类配置要求》（GB/T 34281—2017）、《全民健身指南》等。

管理制度：《体育场馆管理制度》。

从业人员：持证森林康养师、持证教练、持证训练师、持证森林疗养师。

服务对象：全民健身。

结合森林康养的体育健身功能，因地制宜地发展健步道、登山道、骑行道。还可以按年龄层次开发老年线路、亲子线路、驴友线路和青年线路等，以及适宜的其他专项体育运动项目。

### (五) 与生态旅游融合

以森林、湿地、荒漠和野生动植物资源及其外部物质环境为依托，开展观光游览、休闲度假、健身养生、文化教育等旅游活动，并从中获取经济效益。

生态旅游是指以可持续发展为理念，以保护生态环境为前提，以统筹人与自然和谐发展为准则，并依托良好的自然生态环境和独特的人文生态系统，采取生态友好方式，开展的生态体验、生态教育、生态认知并获得心身愉悦的旅游方式。

对接机构：省、市、县文化和旅游局，旅行社等旅游机构。

开展项目：生态旅游、户外拓展、度假、自驾游营地。

遵循标准与规范：《森林康养基地总体规划导则》《森林康养基地质量评定》《旅游景区质量等级的划分与评定》（GB/T 17775—2003）、《旅游度假区等级划分》（GB/T 26358—2022）和《旅游度假区等级管理办法》。

管理制度：国家4A或5A级景区管理办法。

从业人员：持证森林康养师、持证导游和讲解员。

服务对象：广大游客。

将观光型森林旅游提升为体验型森林旅游的有效途径，实现从看风景到享生活的转变，同时也让人们体验森林文化与森林丰富的林产品，是一种回归自然。目前，很多国家级森林公园已经按照文化和旅游部颁发的标准进行了升级改造，评定为国家4A级和5A级景区，完美地完成了与文旅产业的融合。

## 三、森林康养产业创新发展新模式

### （一）森林经营模式创新

森林经营是保证森林健康持续利用的前提和基础。应针对森林康养产业发展以及基地建设的需求，划定自然休养林、运动林、医疗保健林等专门用于疗养的森林。投入专项资金力量，引入森林健康经营、近自然经营、森林康养多功能经营等理念和技术，全面提高森林疗养林质量。重点在郊野森林公园型、湿地森林型、近自然生态林型和绿色通道景观型的地方典型资源示范区中，打造具有森林康养用途的森林。

建立更加开放和完善的经营管理机制，深化国有林场、集体林场改革，支持地方依法合理使用林地。分离管理权和经营权，积极扶持民营森林康养基地的发展建设。采取政府牵头、多方合作的形式，坚持"谁投资、谁开发、谁受益"的原则，制定优惠政策，引导社会参与，通过贴息贷款、税收优惠、项目融资等政策手段，鼓励外商、私人企业和相关产业部门，参与森林疗养场所建设和经营，充分发挥市场作用。设立"森林康养产业基金"，专门用于地方森林经营，森林康养相关企业按经营所得比例缴纳费用，补充基金。推动产业转型发展，制定相关规章和办法，在林农利益和社会效益之间找到平衡点，促进森林康养林可持续经营。

森林经营的可持续性还应注重"四个加强"：一是加强森林保护，起草相关标准，制定森林保护利用规划，在森林康养开发和森林保护之间找到平衡点；二是加强森林资源管理，定期开展森林病虫害防治，强化资源管理，促进生态提质；三是加强森林防灾减灾建设，提升森林防火监控系统，完善重点林区林业有害生物防控体系和基础设施，建设林区道路，保护好森林康养资源；四是加强森林康养资源监管，建成覆盖森林区域范围内的生态定位监测研究体系，时时或定期发布主要疗养区空气负离子、芬多精、温度、湿度、风速和空气质量动态。

### (二)管理服务创新

#### 1. 实施宣传战略

实施森林康养品牌宣传战略。把森林康养资源和产业项目品牌化，形成地方森林康养产业形象，政府主导开展森林康养产业主题宣传工作。引导相关企业在不同产业体系下融合培育森林氧吧、森林美景、森林美食等为主的森林康养品牌，打造与当地生态旅游业相结合的特色森林康养产品。

引导政府部门和社会服务机构更新理念，了解森林康养对提升国民素质、培育绿色产业等方面所具有的重要作用，关注和支持森林康养工作。引导社会公众了解森林康养对促进身心健康的重要作用，积极参与森林康养活动，培育良好的森林疗养市场环境。同时，加大森林公园、自然保护区等森林康养场所的宣传力度，让公众充分了解森林康养场所的位置、设施、交通、服务信息；加快普及森林浴、森林漫步等森林疗养的方式和理念，引导公众走进森林、走出亚健康。

#### 2. 应用"互联网+"数字林业管理

森林康养的发展还应该积极应用"互联网+"和大数据技术，开展自媒体营销、互联网营销，提高森林康养知名度和影响力。自媒体营销主要包括微信、微博、公众号等形式，鼓励创作一批森林康养主题语、宣传手册、歌曲、微电影等宣传素材，发布相关报道、制作专题节目等。

组织建立森林康养产业联盟，森林康养产业联盟或森林康养基地可以构建自身的森林康养微信、微博平台，积极推介。互联网营销可以积极加强与阿里巴巴、携程网、京东、腾讯等合作，建立森林康养电商平台，利用这些平台的渠道积极将森林康养实体推向全国，提高品牌知名度。森林康养产业联盟还可以把联盟成员利用大数据技术串联起来，定期发布森林康养的新产品、康养指数等内容。

采用数据共享推动服务业内部相关产业的深度融合发展，建立"互联网+"森林康养网络营销体系，实现智慧森林康养基地立体管理。通过大数据实现对重点森林康养基地访客流量的预计、监控、预警和及时分流疏导，实现智慧管理、智慧服务，指导森林康养服务资源的优化配置。对景区进行数字化管理和调控指挥，推进环境监测系统、监管信息系统和卫星遥感系统的建设。根据森林康养的个性化特征，实行森林康养功能区电子门禁系统等，强化数字化管理和控制。

### 3. 完善基础服务设施

围绕打造国内外知名森林康养基地和产业融合升级的目标，需要完善基地的各类硬件基础设施。结合自然保护区升级和森林公园建设，设置必要的森林康养设施，建设自然疫源疫病监测站、建设自然保护区宣教中心和生物多样性保护中心，提高对森林康养的安全性和体验性。结合森林抚育，间伐密度过高的森林，补植密度过低的森林，将森林康养的区域森林郁闭度控制在60%~80%。将林下太杂乱的植物进行适度清理，在进行森林康养的沿线或区域去除容易使人过敏和对人有害的植物。森林步道、观景平台、疗养活动场地等附近适当补植，主要选取挥发物质对人体有益、易培育、生长快、变化丰富的植物，补植彩色植物、芳香植物，避免补植有毒、有刺、过敏性植物。开展森林疗养步道专项建设，结合森林抚育、森林防火步道修建工作，建设多功能、多层次、全覆盖的森林疗养步道体系，提升森林的社会服务功能。

在保障基本的水、电、交通、通信等必备基础设施的基础上，还要加强基地安全卫生设施的建设。如对基地易发生事故或造成灾害的场所设置警示提醒牌，安排紧急疏散逃生通道，增加基地的防护措施，改善基地的卫生条件。在消费需求方面，还要满足消费者休闲观光、旅游度假、娱乐消遣、活动体验、食宿服务等的消费需求，增设游客接待中心、游客休息区等场所，打造标准化森林康养基地和精品线路，建设起不同档次的康养服务设施，以满足不同人群的"吃、住、行、游、娱、养"等需求。

在交通环境方面，外部交通应建设完善快速交通网络，推进重点森林康养产业组团、基地与高铁、高速公路、机场及交通枢纽的快速联络线建设，加强临近森林康养基地之间的道路连接，实现互联互通、无缝对接的综合交通体系，完善运输服务网络，强化森林康养基地内外连接道路建设，增加森林疗养基地的可进入性；内部交通网络要实行人车分流，并构建不同类型、不同主导功能、不同模式的立体森林康养步道。真正做到全心全意、高质量高水平为消费者服务，增强森林康养基地的可达性、吸引力和服务承载能力。

在建设智慧城市的背景下，抓住大数据迅猛发展的历史性机遇，加强智慧森林康养基础能力建设。加快推进森林康养智慧平台建设，建成森林康养产业云。加快森林康养资源数据库、森林康养咨询网、森林康养电子商务建设，形成智能化服务体系。鼓励森林康养相关部门和企业应用互联网技术和社交平台，积极拓展线上业务，通过大数据把握市场动态和消费者需求。

4. 提升服务质量

消费者满意度除了受活动体验、物理环境的影响外，还受到康养基地的服务水平影响。可从以下四个方面提升森林康养的服务质量：一是积极开展访客调研工作。通过与消费者的交流，了解访客的森林康养需求，也让消费者更好地了解康养基地能够提供的体验活动，最大限度满足访客的需求。二是制定森林康养基地服务规范。尽可能制定详细的森林康养标准化服务流程和规范，并制定相应的奖惩机制。三是开展服务质量评价。通过开展顾客对服务的满意度评价，找出顾客对森林康养服务满意和不满意的原因，持续不断地改进。四是对服务人员进行定量的评价，并把评价结果与其收益挂钩。五是建立服务质量管理意识，并不断创新服务意识，为访客提供优质的森林康养服务。

**(三)政策与标准应用创新**

提升森林康养的战略地位，需要把森林康养纳入我国大健康战略，做好森林康养发展顶层设计：一方面，需要在国家层面制定《全国森林康养发展规划》，对今后 10~20 年全国森林康养发展进行顶层设计；另一方面，各省(自治区、直辖市)在国家顶层设计的基础上，结合实际情况制定省级层面的《森林康养发展中长期规划》，从宏观上统筹省级层面的森林康养发展，避免一拥而上、各自为政、同质化的乱象。

在政策支持方面，各地均有森林康养相关文件与支撑资金制度出台。例如，贵州省的《贵州省省级森林康养基地管理办法》；四川省的《四川省森林康养基地建设·资源条件》《四川省森林康养基地建设·基础设施》；浙江安吉探索康复医院进森林的试点，将符合规定的医院纳入医保协议管理范围；山西森林康养集团补助政策等。在规范标准方面，技术标准体系逐渐完善。如果今后可以推动休假制度、慢性病的疗养制度，文化和旅游、民政、体育、健康各部门基础设施配套等方面的政策跟进，完善相关法律法规，并逐步建立国家与地区统一的技术标准，出台森林康养方面的基地规划设计标准、设施设计规程、服务质量标准、相关专业人员认证标准等技术标准，以确保森林康养基地建设质量，规范从业人员技术水平，提高服务质量，将会为森林康养产业融合奠定更为扎实的发展保障。

### (四)产业特色创新

森林康养的建设和发展是项涉及自然、社会和经济多方面的系统工程，是一项多学科互补、多部门协作的工作。要想以科学规划为指导，构建完善的规划引领机制，首先是高水平、因地制宜地开展森林康养规划设计。森林康养规划设计不但要突出和挖掘森林康养资源，而且要结合公众的需求，设置合理的森林康养项目和产品，把各种要素有机串联起来，构建完善的森林康养产业链，从而实现生态效益、经济效益和社会效益的"三赢"局面。

第一，要打造特色森林康养产品，建设森林康养综合体。森林康养综合体，一方面，需要具备相对完善的森林康养产品，基本能够满足各类人群的森林康养需求；另一方面，需要形成完整的森林康养产业链，通过带动周边社区的共同发展，实现区域产业结构调整，推动区域协调发展。

第二，要以健康理论为主线来打造森林康养产品。森林康养产品的打造和设置必须以健康理论为主线。每一个森林康养项目的设置必须有明确的健康理论为指导，并且通过森林康养课程把每个森林康养项目按一定的健康主题串联起来。

第三，要构建具有明显地域特点和自身特色的森林康养产品，提升森林康养产品核心竞争力。每一个森林康养发展实体必须结合自身的资源条件，准确定位其森林康养发展方向，通过挖掘其蕴含的地域文化特色、康养文化，建设独具特色且难以复制的森林康养项目，推出独具特色的森林康养产品和森林康养服务，并且与时俱进地根据访客需求的变化不断推出新的项目和产品，使森林康养产品具有较强的核心竞争力，对访客产生较为持久的吸引力，从而保障长久持续发展。

第四，要构建相对完善的森林康养产品体系，打造森林康养综合体。每一个森林康养实体应该根据自身的资源条件，尽可能地构建相对完善的森林康养产品体系，以便能够满足不同康养人群的需求，提高自身的市场影响力。有条件的还可以朝着建设森林康养综合体的目标前进。

# 第三节　森林康养产业发展保障体系

## 一、现行国家、部门和地方相关政策

### (一)国家政策

1.《关于完善集体林权制度的意见》

2016 年 11 月，国务院办公厅印发《关于完善集体林权制度的意见》。《关于完善集体林权制度的意见》提出，要推进集体林业多种经营。加快林业结构调整，充分发挥林业多种功能，以生产绿色生态林产品为导向，支持林下经济、特色经济林、木本油料、竹藤花卉等规范化生产基地建设。大力发展新技术新材料、森林生物质能源、森林生物制药、森林新资源开发利用、森林旅游休闲康养等绿色新兴产业。

2.《关于新时代推进西部大开发形成新格局的指导意见》

2020 年 5 月，中共中央、国务院发布《关于新时代推进西部大开发形成新格局的指导意见》。该文件提出，要推动发展现代制造业和战略性新兴产业。积极发展大数据、人工智能和"智能+"产业，大力发展工业互联网。推动"互联网+教育""互联网+医疗""互联网+旅游"等新业态发展，推进网络提速降费，加快发展跨境电子商务。依托风景名胜区、边境旅游试验区等，大力发展旅游休闲、健康养生等服务业，打造区域重要支柱产业。加快发展现代服务业特别是专业服务业，加强现代物流服务体系建设。

3.《关于科学绿化的指导意见》等

2021 年 5 月，国务院办公厅发布《关于科学绿化的指导意见》。《关于科学绿化的指导意见》提出，要完善土地支持政策，对集中连片开展国土绿化、生态修复达到一定规模和预期目标的经营主体，可在符合国土空间规划的前提下，在依法办理用地审批和供地手续后，将一定的治理面积用于生态旅游、森林康养等相关产业开发。国务院办公厅印发的《关于鼓励和支持社会资本参与生态保护修复的意见》，提出对集中连片开展生态修复达到一定规模和预期目标的生态保护修复主体，允许依法依规取得一定份额的自然资源资产使用权，从事旅游、康养、体育、设施农业等相关产业开发。森林康养用地政策支持体系得到了进一步完善。

4.《"健康中国"2030 规划纲要》

2016 年 10 月，中共中央、国务院正式颁布了《"健康中国"2030 规划纲要》。该纲要指出，要推动健康服务供给侧结构性改革，卫生计生、体育等行业要主动适应人民健康需求，深化体制机制改革，优化要素配置和服务供给，补齐发展短板，推动健康产业转型升级，满足人民群众不断增长的健康需求。该纲要提出，到 2030 年实现健康产业规模显著扩大。建立起体系完整、结构优化的健康产业体系，形成一批具有较强创新能力和国际竞争力的大型企业，成为国民经济支柱性产业。要发展健康服务新业态，积极促进健康与养老、旅游、互联网、健身休闲、食品融合，催生健康新产业、新业态、新模式。促进个性化健康管理服务发展，培育一批有特色的健康管理服务产业。

5.《关于促进健康服务业发展的若干意见》

2013 年，国务院发布《关于促进健康服务业发展的若干意见》。《关于促进健康服务业发展的若干意见》提出，要在切实保障人民群众基本医疗卫生服务需求的基础上，充分调动社会力量的积极性和创造性，着力扩大供给、创新发展模式、提高消费能力，促进基本和非基本健康服务协调发展。力争到 2020 年，基本建立覆盖全生命周期、内涵丰富、结构合理的健康服务业体系，健康服务业总规模达到 8 万亿元以上。

**(二)部门政策**

1.《"十四五"林业草原保护发展规划纲要》

《"十四五"林业草原保护发展规划纲要》提出，要做优做强林草产业，发展优势特色产业，推进产业升级，培育产业新业态。培育森林旅游、森林康养、生态观光、自然教育等新业态新产品。积极发展林草循环经济，打造"生态+""互联网+"等产业发展新模式。重点发展森林保健养生、康复疗养、健康养老、健康教育等业态，创建一批森林康养基地，推广一批森林康养品牌。到 2025 年，森林康养服务总人数超过 6 亿人次。

2.《关于促进森林康养产业发展的意见》

《关于促进森林康养产业发展的意见》指出，森林康养产业发展要坚持生态优化、因地制宜、科学开发、创新引领、市场主导五项基本原则。到 2022 年，建成基础设施基本完善、产业布局较为合理的区域性森林康养服务体系；到 2035 年，建成覆盖全国的森林康养服务体系；到 2050 年，森林康养服务体系更加健全，森林康养理念深入人心，人民群众享有更加充分的森林康养服务。

《关于促进森林康养产业发展的意见》明确发展森林康养产业的主要任务，包括优化森林康养环境、完善森林康养基础设施、丰富森林康养产品、建设森林康养基地、繁荣森林康养文化、提高森林康养服务水平等。要建立健全森林康养基地建设标准，建设森林康复中心、森林疗养场所、森林浴、森林氧吧等服务设施。积极发展森林浴、森林食疗、药疗等服务项目，大力开发中医药与森林康养服务相结合的产品。创建一批国家级和省级森林康养基地，打造生态优良、功效明显的森林康养环境。

《关于促进森林康养产业发展的意见》提出，要科学制定森林康养产业规划，明确发展重点和区域布局，规范森林康养市场行为。要加大政策扶持力度，创新机制模式，探索建立政府引导基金，以融资担保、贷款贴息、项目奖补等方式，大力培育森林康养龙头企业。鼓励贫困地区发展森林康养产业，促进就业增收、脱贫致富。要加强用地保障，依法依规满足森林康养产业用地需求。要拓宽投融资渠道，鼓励各类林业、健康、养老、中医药等产业基金、社会资本以多种形式依法合规进入森林康养产业。要健全共建共享机制，鼓励地方推进森林康养与医疗卫生、养老服务、中医药产业融合发展，实现互促共赢。

3.《关于大力推进森林体验和森林养生发展的通知》

2016 年 1 月 7 日，国家林业局发布《关于大力推进森林体验和森林养生发展的通知》。该文件提出，有条件的森林公园、湿地公园、林业系统自然保护区以及其他类型森林旅游地，要把发展森林体验和森林养生纳入总体规划，大力加强硬件、软件建设，积极打造高品质的森林体验与森林养生产品。

4.《西部地区鼓励类产业目录(2020 年本)》等

国家发展和改革委员会发布的《西部地区鼓励类产业目录(2020 年本)》(以下简称《目录》)，自 2021 年 3 月 1 日起施行。西部地区的鼓励类产业企业可减按 15% 税率缴纳企业所得税。《目录》界定了西部大开发企业所得税优惠政策适用的产业范围，其中森林康养(康养)基地建设与服务被列入多个省份的鼓励类产业目录，可享受相应税收优惠。国家林业和草原局印发的《全国林下经济发展指南(2021—2030 年)》，提出加快发展森林康养产业等 5 个重点领域。国家林业和草原局推动森林康养入驻中国建设银行的善融商务平台，开设森林康养专区。2021 年，森林康养被正式纳入《海南热带雨林国家公园特许经营目录》。此前，国家林业和草原局、国家发展和改革委员会等十部委联合印发《关于科学利用林地资源 促进木本粮油和林下经济高质量发展的意见》，提出依托木本粮油和林下经济基地，发展各具优势的特色观光旅游、生态旅游、森林康养、森林人家、自然教育产业。

**（三）部分地方政策**

1. 四川省

《关于大力推进森林康养产业发展的意见》（2016）指出，发展森林康养产业既是林业行业贯彻落实党的十八届五中全会关于"推进健康中国建设"决策部署，积极响应人民群众生态和健康需求，充分发挥森林资源独特优势，大力拓展森林多重功能，主动融入大健康服务产业领域的重要机遇和有效载体；也是四川省林业实施"162"发展战略，推进供给侧结构性改革和林业产业转型升级，以及科学利用森林资源，推动生态扶贫的客观需要和路径选择。发展目标是到2020年，全省建设森林康养林1000万亩，森林康养步道2000 km，森林康养基地200处，把四川省基本建成国内外闻名的森林康养目的地和全国森林康养产业大省。《关于大力推进森林康养产业发展的意见》强调六项重点任务：一是在首次提出森林康养林概念基础上，要求大力营建森林康养林体系；二是大力推进森林康养基地建设；三是大力推进森林康养步道建设；四是大力推进森林康养市场主体培育；五是大力推进森林康养产品与品牌建设；六是大力推进森林康养文化体系建设。

2. 浙江省

（1）《关于加快推进森林康养产业发展的意见》（2019）

《关于加快推进森林康养产业发展的意见》是在国家林业和草原局等四部委联合印发的《关于促进森林康养产业发展的意见》的基础上，结合浙江省实际情况，制定了相应的目标和任务。该文件提到，要逐步完善标准体系，加快开发森林康养新产品，积极培育发展各类市场主体，完善网络营销体系，通过大力发展森林康养新业态，全面推动森林康养与医疗、食品、文化、体育等领域的联动，从而提升森林康养发展能力。争取到2022年，创建省级森林休闲养生城市10个，命名省级森林康养小镇30个、森林人家300个，认定森林康养基地100处、森林氧吧500个，基本形成布局合理、类型多样、功能完善、特色突出的森林康养发展格局；到2025年，争取创建省级森林休闲养生城市15个，省级森林康养小镇100个，命名森林人家500个，认定森林康养基地200处、森林氧吧1000个，修复森林古道150条，逐步建成集医疗、养生、康复、保健、旅游、教育、文化、体育等于一体的新型林业产业体系，打造国际知名的森林康养目的地和森林康养大省。

(2)《浙江省森林康养产业发展规划(2019—2025年)》(2020)

《浙江省森林康养产业发展规划》(以下简称《规划》)提出，到2025年，浙江省将创建省级森林休闲养生城市15个、省级森林康养小镇100个，命名森林人家500个，认定森林康养基地200处(国家级森林康养基地100处、省级森林康养基地100处)、森林氧吧1000个，完成主要森林古道修复300条3000 km。

《规划》提出，构建"一心五区多群"的森林康养产业总体布局和森林康养疗养、森林康养养老、森林康养食药、森林康养文化、森林康养体育、森林康养教育六大产业体系。加快推进森林休闲养生城市、森林康养小镇、森林人家、森林康养基地、森林氧吧、森林古道六大重点建设工程。完善森林康养基础设施，加强智慧森林康养建设，设立森林康养科研平台，培养森林康养专业人才，制定森林康养规范体系，拟定森林康养扶持政策。

3. 贵州省

(1)《关于推进森林康养产业发展的意见》(2019)

《关于推进森林康养产业发展的意见》提出，充分挖掘和融合食疗、药疗、水疗等传统养生文化，以市场需求为导向，开发登山、攀岩、徒步、山地自行车、山地摩托车、越野运动、健身营地、森林探险、森林瑜伽、农事体验等运动康养，森林浴、森林音乐、森林冥想、森林疗养等静态康养，森林食疗、植物精气疗养、艾灸等中医药康养，禅修、中医养生等文化康养，并加强森林康养食品、饮品、纪念品等的开发，形成丰富多样的康养产品，满足不同群体的康养需求，促进康养产业良性发展。

《关于推进森林康养产业发展的意见》同时还指出，要进一步促进相关产业融合。推进森林康养与医疗卫生、养老服务、中医药、苗医药产业融合发展，实现互促共赢。探索依法将符合条件的以康复医疗为主的森林康养服务纳入医保范畴和职工疗(休)养体系。鼓励支持企业与医疗、保健部门合作，发挥森林康养在替代医学、预防医学中的作用。支持有相关资质的医师及专业人员在森林康养基地规范开展疾病预防、营养、中医调理养生、养老护理等非诊疗行为的健康服务。

(2)《贵州省森林康养发展规划(2021—2025年)》(2022)

《贵州省森林康养发展规划》在全面分析贵州省森林康养发展现状及存

在问题基础上，充分衔接《贵州省"十四五"林业草原保护发展规划》《贵州省"十四五"大健康产业发展规划》和《贵州省"十四五"文化和旅游发展规划》等上位规划，制定了培育"健康贵州"新的增长极，为打造国内一流度假康养目的地做出积极贡献的发展目标；树立了"森林康养，贵州乐享"的形象品牌；确立了"一核四区多节点"的空间布局；明确了"康养林建设、示范性项目建设、基础服务设施建设、能力体系建设及人才队伍建设"等重点建设任务；制定了森林康养与旅游、医药、养生、养老、药食、体育、教育、温泉等产品融合发展方案。

森林康养产品规划主要有：包括中医药康养、辅助医疗康养的森林康养医(疗)养产品；包括森林康养社区养老、森林康养关怀养老、森林康养个性化养老、森林康养度假养老的森林康养养老产品；包括森林绿色养生食品、林药材养生产品的森林康养药食产品；包括森林康体项目、户外运动康体项目的森林康养体育产品；包括学龄前儿童自然体验项目、青少年自然教育体验项目、中老年森林康养科普体验项目的森林康养教育产品；包括森林温泉康养项目、森林温泉医美美体项目的森林康养温泉产品。

4. 广东省

(1)《关于促进林业一二三产业融合创新发展的指导意见》(2020)

《关于促进林业一二三产业融合创新发展的指导意见》指出，要积极发展森林康养产业。科学利用森林生态环境、景观资源、食品药材和生态文化资源，加快发展以森林疗养、森林保健、森林养老、森林休闲、森林游憩、森林度假、森林文化为主的森林康养产业，推动实施森林康养基地质量评定标准，突出打造一批经营管理水平高、经济社会效益好、示范带动作用强的森林康养基地，为人民群众提供更优质、更丰富的森林生态产品。推进广东省森林生态综合示范园建设，依托国有林场、自然保护地及林业科研院所等，立足特色，发挥资源优势，高标准建设30个广东省森林生态综合示范园，在森林旅游、森林康养、自然教育、林业科技、林下经济等方面形成示范和样板。

(2)《广东省建立健全生态产品价值实现机制的实施方案》(2022)

《广东省建立健全生态产品价值实现机制的实施方案》主要目标指出，到2025年，初步建立生态产品价值实现的制度框架，生态优势转化为经济优势的能力显著增强，形成一批可复制、可推广的生态产品价值实现模式。发展"森林+"康养、旅游等新业态，加快相关基础设施建设，打造森林康养基地、森林旅游精品线路、新兴品牌地和南粤森林人家，深入推进自然教育基地认定与建设工作。到 2025 年，建成国家级、省级森林康养基地 100 个以上。

5. 山西省

《支持康养产业发展行动计划(2019—2021)》(2019)指出，要坚持以改革破解发展难题，谋划培育一批康养小镇、康养社区，打响"康养山西、夏养山西"品牌的重大战略部署，结合经济转型发展、锻造黄河长城太行三大旅游板块、实施康养产业带动、开展重大项目谋划和支持民营经济发展等工作要求，通过政策支持、示范引领，进一步激发社会领域投资活力，调动社会力量参与康养产业项目建设的积极性。按照"全面推进、分步实施、成熟一个落地一个"的原则，分三年实施康养产业重点项目，全省重点推进 15 个康养小镇、15 个康养社区项目建设。

在用地政策上，自然资源部门应优先给予用地保障。纳入三年行动计划的康养项目，属于公益性项目的，其养老服务设施用地可采取划拨方式供地；经营性康养项目用地，应当以租赁、出让等有偿方式供应；为降低营利性养老服务机构的建设成本，可以出租或先租后让等方式供应。在财政政策上，纳入三年行动计划的康养项目，享受养老产业基金、贷款贴息等扶持政策，同时享受社会力量发展养老服务业所规定的一次性建设补助、运营补贴、民办公助和以奖代补政策。鼓励采用政府与社会资本合作(PPP)模式支持康养产业。在金融政策上，广开融资渠道，支持社会资本采取建立基金、发行企业债券和资产证券化产品等方式筹集资金，用于康养项目建设。鼓励金融机构以康养项目主体有偿取得的土地使用权、产权明晰的房产等固定资产和应收账款、动产、知识产权、股权等抵押、质押，提供信贷支持，满足康养项目多样化融资需求。

6. 福建省

(1)《关于加快推进森林康养产业发展的意见》(2020)

《关于加快推进森林康养产业发展的意见》提出，福建省森林康养产业发展的目标是，依托森林生态景观资源，建设设施齐备、产品丰富、管理有序、服务优良的森林康养基地，培养一批森林康养骨干人才队伍。到 2022 年，全省创建省级森林养生城市 10 个，命名省级森林康养小镇 20 个，认定省级以上森林康养基地 50 个、四星级以上森林人家 30 个；到 2025 年，争取创建省级森林养生城市 20 个，命名省级森林康养小镇 50 个，认定省级以上森林康养基地 100 个、四星级以上森林人家达到 50 个。主要措施包括：建立森林康养标准和服务体系；提升森林康养资源和环境；培养森林康养人才；建设森林康养基地；丰富森林康养产品；培育发展各类市场主体。

（2）《关于持续推进林业改革发展的意见》（2022）

《关于持续推进林业改革发展的意见》提出，要持续深化集体林权制度改革，接续实施沿海防护林、江河流域生态林、生物多样性保护、城乡绿化和绿色通道、商品用材林、竹业花卉与名特优经济林、林产工业、森林旅游林业"八大工程"，继续建设"生态环境优美、资源永续利用、科教兴林先进、绿色产业发达、林业实力雄厚"的现代林业强省，更好促进"生态美、百姓富"的有机统一。到 2025 年，全省森林覆盖率比 2020 年增加0.12%，继续保持全国首位，森林蓄积量达 7.79 亿 $m^3$，林业产业总产值达 8500 亿元，森林植被碳储量达 4.8 亿吨，森林生态系统服务功能年总价值量达 1.35 万亿元，森林火灾受害率控制在 0.08% 以内，科技成果贡献率达 62%。到 2035 年，全省森林覆盖率比 2025 年再增加 0.13%，森林蓄积量达 8.79 亿 $m^3$，林业产业总产值达 1.3 万亿元，森林植被碳储量达 5.4亿吨，森林生态系统服务功能年总价值量达 1.5 万亿元，森林火灾受害率控制在 0.08% 以内，科技成果贡献率达 68%。该文件提出以下重点任务：高起点深化林业改革；高标准提升森林质量；高要求强化生态保护；高效益发展富民林业；高品位弘扬生态文化；高水平建设智慧林业；高层次推进闽台融合。

## 二、加强扶持和指导

政策指引与科学布局是森林康养产业得以顺利发展的主要支撑。政府需在充分调研及行业内外考察分析的基础上规划全国及区域森林康养产业的发展，根据各地区森林康养资源及社会发展的现实基础，科学、合理地构建产业布局，建立健全森林康养产业的发展体系及相应行业标准，制定行业在市场运行中的具体规则，做好监督、引导及管理工作。一是推进政府工作的科学化引导，深入协调森林康养产业下的森林经营与森林保护之间的关系，构建全面有效的森林可持续经营体系，对已有森林旅游产业进行整合，净化产业市场环境。二是强化政策指引，推广产业示范带建设。以现有森林康养示范点为基础，推行森林康养产业"一带一路"建设，以森林康养产业为依托，丰富医疗、旅游等产业链的融合发展。三是建立由科研院所及相应企事业单位主导、政府配合的森林康养产业规划及研究性机构，根据地方实情协助研究制定相应政策及行业规范标准。四是加强医疗卫生部门与林业、旅游部门的合作。可以优先在现有森林康养示范区设立产业监督管理及服务性窗口，有选择性地开展产业扶持工作，实现对森林康养产业的一线服务与管理。

### 三、拓宽投融资渠道

要想拓宽融资渠道，首先是金融优惠与扶持政策。出台金融支持政策，可安排一定额度的优惠低息贷款、提供担保贷款、协调金融机构简化贷款程序及采取PPP模式等方式吸引社会资金参与，支持森林康养产业发展。出台财政补贴政策，对有发展前景的森林康养基地、森林康养项目进行资金扶持，同时还要对享受扶持资金的基地或项目进行动态管理考核机制，对于不符合规定的须退还全部或部分扶持资金，确保扶持资金能发挥作用。要建立有益各方的合作机制和所有权、经营权、收益权清晰的康养基地产权制度，确保各方都能获取预期的收益，增加其对产业发展的信心。

### 四、加强森林康养人才队伍建设

森林康养产业的跨行业、跨领域属性，决定其需要多方面的人才。大力发展森林康养产业，要加强森林康养从业队伍的能力建设，建立一套完善的管理、技术和服务人员的培训体系，重点进行森林医生、森林康养师、森林疗养师、自然讲解员、自然教育师、森林幼儿教师等队伍建设。培养大量掌握林业、医疗、护理、心理、管理知识和技能的复合型人才或专项人才，如森林康养师、教练、辅导员、心理咨询师等。要建立相关人才培养制度和从业标准，不断提高从业人员的职业素质和技能，进一步对从业人员进行职业教育和高等教育。国家应制定有关人才的激励政策，让更多人投入到这个行业中。

加强森林康养理念宣传和社区居民的职业技术培训，如当地土特产开发、特色餐饮制作等，提高当地居民的服务意识和能力，充分调动社区居民参与的积极性。同时，加强从业人员资质认证管理，积极推动制度建设，规范森林康养市场和从业人员的经营行为，增强森林康养基地的整体服务水平。

鼓励医生业余执业，在工作中适当使用森林康养替代疗法；支持有相关资质的医师及专业人员在森林康养基地规范开展疾病预防、营养、中医调理养生、养老护理等非诊疗行为的健康服务；引导心理咨询师、健身顾问等具有一定专业背景的人才参与森林疗养师培训，并帮助完善森林康养活动体系；引导当地林农提供森林相关信息，培养他们成为辅助森林康养活动的森林向导。

依托高校和科研院所搭建科研平台，加大招商引资力度，设置人才培训课程，为森林疗养产业的快速发展提供人才支撑。鼓励引导大学生、在外成功人士等回乡开展森林康养产业创业，大力培育一批专业从事森林康养产业的大户、家庭林场和专业组织。可以尝试采用学校、企业联合办学模式，为专业学生提供实习、实训、就业的机会。学校和企业可以达成合作协议，学校定期派学生到森林康养企业实训实习，企业可以定期派经验丰富的相关人士到学校开展教学或讲座。企业可以根据需求，提供学生不同岗位的就业机会。

### 五、健全共建共享机制

森林康养产业的发展除了林业部门外还涉及许多其他部门，如发展和改革委员会、财政、工商、农业、教育、交通、旅游、环保等，需要多部门多机构开展合作，要促进各个部门之间协调合作，共同推动。同时，森林康养产业需要企业、科研院校、金融机构等的共同介入，要形成以市场为导向、企业为主体、产学研深度融合的森林康养产业技术创新体系。面对多元化的需求群体，森林康养产品应该结合市场需求，根据消费者群体特征分类设计，最大限度满足各群体的康养需求。尝试建立共享共建机制，鼓励推进森林康养与中医药产业、医疗卫生、养老服务等相互融合发展，实现互相促进、共建共赢。

# 第八章

## 国内外森林康养典型案例及分析

### 第一节　国外主要国家森林康养典型案例分析

森林是天然的空气净化器和空气负离子发生器。清洁的空气和丰富的空气负离子具有促进人体身心健康的特殊功能，对心脑血管疾病尤其有利，因此很多国家致力于研究和发展森林康养产业。德国、日本、美国、韩国、澳大利亚等国家依托丰富的森林等自然资源，利用不同形式在不同程度开展和实践各类以自然为主体的疗法，取得了一定成效。

#### 一、德国

德国被誉为自然疗法的发源地。自然疗法将森林等自然环境与医疗结合，以医疗为主体，以森林等自然资源为开展医疗的辅助手段和主要场所，利用森林开展"森林医疗"、发展自然疗养地，重点在医疗环节的健康恢复，以起到提高健康生活质量、预防和治疗疾病的作用。有数据表明，在推进自然疗养项目后，德国医疗费用总支付减少30%。

**（一）自然疗法理念和发展概况**

德国是自然疗法的起源地。在19世纪40年代，德国率先发明了气候疗法，利用森林的保健功能，患者在医生的指导下在森林漫步和运动直至恢复健康。自然疗法是将治疗方法与自然环境合并，帮助建立人类和自然的联系，利用自然环境改善人类身心健康、提高个人成长和自我实现的一种方法。起源于德国的自然疗法根据环境类型主要分为四类：海岸疗法、气候疗法、克奈圃疗法和温泉疗法。海岸疗法是利用海滨空气对花粉过敏或哮喘病患者的积极作用，利用细微的盐分达到化痰、净化呼吸道细菌等功效。气候疗法是在气候疗养胜地，利用气候资源的疗养作用保持身体健康的方法，最常见和最基本的是在森林区里开展自然疗法。克奈圃疗法是将水浴疗法、运动、健康饮食、治愈性植物和健康意识相结合保持身心平衡发展的方法。温泉疗法是利用温泉或天然矿泉的特殊疗效达到缓解疲劳、舒展筋骨等疗养效果。

与森林康养较为接近的是气候疗养。在德国，根据对身体产生的潜在影响，将气候因素分为三大类，即消极压力因素、积极刺激因素、积极保护因素。气候疗养就是通过将身体暴露于积极刺激因素与积极保护因素环境下，同时避免消极压力因素的影响，从而促进人体健康。德国因此提出了健康气候的定义，即在长时间内能够让人体受到最少的压力因素干扰，且能够给人体带来积极刺激和保护性作用的因素占主导地位的气候类型。

德国的自然环境和人文环境完美结合，是世界最受欢迎的医疗旅游目的地。一方面，德国拥有全球先进的医疗系统，在全球排名中位列第四，医疗旅游者们在德国可以享受从急症护理到康复治疗的一流医疗方法；另一方面，德国拥有丰富的森林等自然资源，为开展自然疗法提供了得天独厚的自然条件。多种多样的自然疗法更是德国成为医疗旅游目的地的原因之一。根据健康气候概念，最适宜开展气候疗养的地区主要分布在森林密布、海拔较高、气温较低的区域，包括巴登-符腾堡州、巴伐利亚州、北莱茵-威斯特法伦州、下萨克森州、莱茵兰-普法尔茨州、黑森州以及萨尔州。

**(二)主要森林资源**

德国因其自然和气候条件对森林生长有利，森林生长量在欧洲属于最高水平。总体来看，德国在近自然林业发展方面，保持了与自然生态、社会环境以及经济发展多种要求的高度和谐，一直被誉为世界林业发展的典范。

德国森林分布均匀，林分质量高，生态功能十分明显。2011/2012 第三次全德森林清查结果显示，德国的森林面积为 1140 万 $hm^2$，人均森林面积约为 0.13 $hm^2$；森林覆盖率为 32%。近 40 年来，德国净增森林面积 400 万 $hm^2$，新增林多为稳定的针阔混交林，树种搭配合理，生长状况良好。

德国的原始林树种以阔叶树为主，主要树种有山毛榉和栎树。针叶树种主要是冷杉、云杉和松树。德国有 1/4 的森林被划入自然公园，1/3 的森林被划入景观保护区。从树种组成看，62% 为针叶树(云杉、松类)，38% 为阔叶树(橡树、山毛榉等)；从林相上看，混交林占 73%，2~3 层结构的混交林占54%；非常近自然林占35%，近自然林占41%，两者合计占森林总面积的76%，人工林仅占24%。

德国的森林所有制形态比较复杂，但权属是非常明确的，主要有国有林(联邦林、州有林)、集体林(市、社区、教堂所有等)和私有林三种。国有林占全国森林总面积的34%，集体林占20%，私有林占46%。

### (三)促进自然疗养发展的主要做法及成效

#### 1. 加强政策机制建设，保障国民自然疗养

德国在19世纪初率先提出并大力倡导"森林多功能利用"，探索森林除木材以外的功能，将自然疗养与森林多功能开发利用、探索相结合，加强自然疗养相关政策机制建设。

一是促进森林资源的保护，将森林作为重要的健康促进场所。德国颁布了《森林保护法》《联邦森林法》等法规，大力保障森林资源可持续发展。德国出台的《2020森林战略》明确指出，森林应用于休闲、健康等用途。虽然原则上允许人们进入森林开展休闲活动，但人们在森林采伐区、狩猎区、更新区和保护区中的活动必须受到一定限制活动。

二是在法律层面中认可用于医疗的森林建设。一些州在法律层面保障森林疗法的开展。例如，德国梅前州1993年公布实施的《森林法》，将水疗林和疗养林作为一种新的森林利用形式，明确规定可以利用森林，开发水疗林和疗养林，促进人类健康。其中，水疗林(kurwald)是指在湖泊即水疗浴场、疗养和休养度假区附近开发的林地，一般根据森林自身特性设计和开展疗养或休养活动，以达到预防疾病发展和复发、防止一般性健康问题发展成慢性病的目的。疗养林(heilwald)则是指与医院/诊所、康复中心、保健机构等密切相关的，专门为医疗和康养用途而营建的林地。此类森林中应设计相关的健康服务，用于治疗、缓解相应疾病。

三是建立自然疗养保险制度，促进全民参与。1990年，德国将自然疗养纳入国家医疗保障体系，建立多元国家医疗保障体系。目前，自然疗养地被纳入德国的国民医疗系统中，需要进行康复或治疗的病人经医生开具处方到医疗机构指定的疗养地疗养，便可获得医保报销，4年可申请一次。此外，健康保险公司将自然疗养作为一种疗法，向购买保险的群体支付为期两周的森林休养费用。这些措施有力地促进了自然疗养发展，刺激了自然疗养地建设及"森林地形疗法"和"自然健康疗法"的形成与开展。

#### 2. 推行多元化产业发展，构建复合式康养设施

德国近3/4的人口每年至少使用一次森林；平均每人每年约有28次森

林访问，68%的人一个月至少去一次森林，29%的人一个月至少去 3 次森林。每年森林休闲、健康等活动创造了价值约为 24 亿欧元的效益。由于德国民众从传统上就对森林休闲和森林疗养充满喜爱，德国各地纷纷加大自然疗养产业的发展。

一是大力发展以自然疗养为目标的健康产业。为了进一步发展森林的休闲功能，推广将部分森林专门作为疗养的卫生设施，用于治疗、康复和保健。梅前州已经有 61 个国家承认的疗养和休闲区，其中包含 7.2 万 hm$^2$ 森林，约占全州森林总面积的 1/4，发展自然疗养有着巨大潜力，吸引着来自多个行业的访客。

二是依托良好旅游资源，促进发展旅游业。德国巴登巴登小镇构建"度假+康养"特色的文化休闲中心，面向不同年龄，打造不同旅游项目，构建综合型旅游体系。小镇为儿童提供水上乐园，为中青年提供从徒步到跳伞各个级别强度的运动及休闲，为老人提供医疗、水疗服务及结合了美食和历史文化知识的慢节奏小镇游览。针对不同目的，小镇为病人提供小镇疗养治愈；游客可免费申请游客卡，享受优惠待遇，并针对个人、双人和多人家庭提供多种选择的多日旅游套餐项目。

三是依托自然疗养，将会展、商务休闲等产业整合起来。德国巴登巴登小镇利用森林疗养这类特色功能，结合国际赛马会、世界舞蹈晚会、国际会议展览等康养设施，为参加会展人士、商务人员设计娱乐休闲产品，成为精英和高端人士的休闲和度假中心、欧洲沙龙音乐中心、欧洲文化和会议中心。

3. 强调自然疗养地规范建设，助力森林康养发展

德国已建立了 350 余处自然疗养地，每个自然疗养地都配备专门执业资格的医生和理疗师。其中，气候疗养地 51 个，有 16 个被认证为高级疗养地。在自然疗养地中，"森林疗养"发挥着重要作用，作为重要的疗养设施。为了自然疗养的疗效，德国利用认证认可的方式保证自然疗养地的规范建设。

一是推行水疗林和疗养林的政府认可制度。要获得认可，水疗林和疗养林在建设和维护方面需要满足以下条件：第一，自愿申请。申请者限定为以国有林和社区林为主，只有在特殊情况下允许私有林申请成为水疗林和疗养林。具体由地方市镇政府或林主向主管部门提出申请。第二，政府认定。林业主管部门负责依法认定水疗林和疗养林，在认定中须考虑申请当地需求、森林公共服务和疗养功能及社区意愿，且要求申请方必须满足

相关限制性规定。例如，在森林经营中只能开展小面积皆伐，营造树种多样的混合林分，建设及维护林道网络和森林基础设施；在狩猎方面，须遵守对个人和社区狩猎的限制性规定；要适当约束森林游客行为，特别是运动、骑自行车和骑马等活动需要进行约束；指引标志、道路状况、疗养活动等需要标准化配备。

二是气候疗养地高级认证制度。德国在气候疗养地甄选过程中，有着严格的标准。气候疗养地不能存在任何对身体产生不良影响的消极压力因素，同时德国卫生气候协会在各地不断地采取医疗和气象控制措施以保证气候的治疗效果，包括定期测量颗粒物质、在疗养地开展有针对性的城市规划和森林计划等。其中，空气质量测量是气候疗养胜地通过认证的先决条件。除了严格的健康标准认证外，对当地自然生态资源进行良好的保护是认证的另一大标准。

在德国，最典型的高标准气候疗养地就是通过城市气候规划从而成为气候疗养胜地的弗莱堡。弗莱堡本身拥有德国的优质阳光资源和森林资源，素有"绿色之都"之称，再通过"绿色"远景规划，打造出了一流的同时也完全符合德国严格标准的疗养气候。

**（四）实践案例——加米施-帕滕基兴（Garmisch-Partenkirchen）**

加米施-帕滕基兴位于德国南部巴伐利亚州罗伊萨赫河河谷，被阿尔卑斯山脉所环绕，面积为 205.66 km²，人口约 2.8 万。

加米施-帕滕基兴依山傍水、风景如画，不但风景迷人、风俗浓郁，而且具有开展自然疗养良好的自然禀赋，是一个极好的自然疗养地。它背靠德国最高峰楚格峰（Zugspitze），紧邻高山湖艾泊湖（Eibsee），具有不同的景观，森林资源丰富多样。同时，拥有非常健康的空气，过敏源低、雾很少，几乎没有闷热的日子，阳光充足的日子也非常多。自 1935 年以来，加米施-帕滕基兴就成了一个非常特殊的具有健康气候的疗养胜地。

加米施-帕滕基兴具备开展自然疗养的基础设施和条件。不但建有很多乡村旅店和度假公寓、拥有较好的旅游基础，而且拥有众多医生和物理治疗师，能为患有功能性心脏病和循环系统疾病、代谢紊乱、皮肤和呼吸系统疾病、过敏以及疲劳人群提供专业的、定制的自然疗养治疗。专科医生会首先对疗养客的耐力与体能进行测试，量身定制户外养疗路线，并且陪同和监督他们在新鲜的空气中运动。在疗养中，治疗师会帮助疗养者找到合适的步调节奏，并且提供有针对性的呼吸、体温调节训练和手动脉搏测量等方面的建议。

## 二、日本

日本森林疗法的发展经历了"由官入民"的历程，林野厅出台的森林浴或森林疗法政策仍在发挥着作用。日本森林疗法一方面重视实证医学的发展，另一方面强调大健康概念，是全球森林疗养理论实践发展的典范。

### （一）森林疗法理念和发展概况

日本森林疗法最早起源于 20 世纪 80 年代。1982 年日本林野厅长官秋山智英首次提出了森林浴一词；随后，在日本前林野厅长官前田直登等推动下开展起来，将森林浴纳入健康的生活方式，并系统地开展了森林疗法效果证实研究。森林疗法以森林浴为主要形式，指沉浸在森林空气环境中进行的一种游憩活动，主要通过人的肺部吸收森林植物散发出来的具有药理效果的植物精气和森林空气中浓度较高的空气负离子，来改善身体状态的一种养生保健活动。

森林疗法在日本可分为三个阶段。第一阶段是第二次世界大战后至 20 世纪 70 年代末期。这一时期，日本完成了森林的国有化，森林法的修订、森林公园系统的建立等政策推动了森林旅游的蓬勃发展。政府和公众逐渐认识到森林资源的价值和其作为公众游憩资源的作用。第二阶段是从 20 世纪 80 年代至 21 世纪初。这一时期，政府在森林疗法及森林浴引入和推广中发挥了重要作用，引导大众参与森林体验活动，制定了促进森林保健功能的政策，支持开展森林疗法医学实证，并提出了"森林为民"的理念。第三阶段是从 21 世纪初至今。这一时期政府逐渐退出森林疗法领域，但从森林资源保护管理方面下功夫，同时支持成立森林疗法协会等相关协会，推动森林疗法和森林浴走向普通民众。

日本森林浴目前可分为五大类。一是森林漫步。这是最简单的身心修复活动，通过沐浴在森林景观和自然环境，呼吸新鲜空气，预防因生活方式带来的疾病。二是身心放松。利用安静、平和的森林环境，让身心趋于平静，调节神经系统以达到平稳状态。三是身心修复。利用森林漫步和林间工作，让因手术或意外身心受伤的人士恢复身心健康。四是森林职业活动。让人们在森林中体验运送木材、清除杂草、种植树木等职业活动。五是咨询辅导活动。在森林里开展咨询辅导，让疗养人员置身在优美如画的风景，听着鸟鸣声，感受到森林中的微风，闻到森林芳香，使其五官敏锐、身心放松，达到更好的咨询辅导效果。茂密的森林给日本人民进行"森林浴"创造了良好的条件，每年约有 8 亿人次到林区游憩、沐浴，享受森林带来的身心愉悦。

**（二）主要森林资源**

日本南北狭长、四面环海，地跨亚热带、温带和亚寒带，气候多样。因此，日本不仅有丰富的森林资源，而且有其他自然环境资源、丰富的物种和特殊的生态系统。

日本森林面积约为 2493.5 万 $hm^2$，森林覆盖率 66.0%。森林总蓄积量为 46.99 亿 $m^3$，单位面积森林蓄积量为 188.2 $m^3$。其中，原始林面积为 490.5 万 $hm^2$，天然次生林面积为 978.3 万 $hm^2$，分别占森林总面积的 19.7% 和 39.2%。人工林面积为 1027.0 万 $hm^2$、占森林总面积的 41.1%。人工林以针叶树为主，柳杉、扁柏和落叶松面积占人工林面积的 78%（FAO，2015；FAO，2020）。森林权属以私有林为主，国有林面积达 1016.8 万 $hm^2$，占森林总面积的 40.7%；私有林面积达 1479.9 万 $hm^2$，占森林总面积的 59.3%（FAO，2015）。

为保护森林及其他自然资源，日本建立了各种自然保护区，包括原生自然环境保护区、自然环境保护区等自然保护区，国立公园、国定公园等自然公园以及野生动植物保护区。日本森林提供的生态服务总价值超过 70 万亿日元，相当于当年国内生产总值（GDP）的近 15% 和森林实物产出的 20 倍。日本民众对于森林的期待已经从过去的木材生产功能，转向了治山治水、应对气候变化和休闲保健等。

**（三）促进森林疗法发展的主要做法及成效**

1. 结合乡村振兴等多项政策法规，促进森林疗法发展

日本虽然从德国引进了自然疗养，但相关政策可追溯到 1951 年。当时，日本国会颁布了第 3 部《森林法》，构建了日本现代林业政策体系的基本框架，为日本森林旅游和森林浴的发展创造了基本条件。

首先，将森林疗法产业和森林保护利用政策结合起来。林野厅基于森林多种利用政策，于 1982 年提出"森林浴"构想，大力促进开发森林的"健康、保健"功能，推动"森林浴"的国民运动。2003 年，日本林野厅明确提出了把综合利用森林环境来促进健康的疗法称为"森林疗法"，并于 2004 年出台《森林疗法基地构想》，正式确定"森林疗法基地"建设。通过 40 年的努力，日本利用自然休养林制度，建立了大量森林疗法地，在满足国民身心修复和放松需求的同时，保护了当地森林资源。

其次，森林疗法的兴起与乡村振兴政策密不可分。日本在第二次世界大战后，为了促进经济复苏，提出利用国有林振兴农村地区、促进日本森

林产业的多业态发展的政策，修建了道路系统、滑雪系统和露营系统等疗法基础设施。1998年，日本提出了"森林为民"理念，极大地推动了大众参与森林康养活动。进入21世纪之后，日本大力推动森林疗法作用机理的实证研究，促进森林疗养旅游的规范性和标准化。这些政策措施共同促进了日本森林疗法产业的发展。

最后，森林疗法发展与观光立国政策密切相关。早在1968年，日本政府制定实施了"自然休养林"制度，将部分国有林指定为自然休养林，推动森林有序开发与利用。2016年3月，日本政府利用休养林示范基地，制定了"未来日本观光梦想"计划，提出外国游客数量倍增目标。2016年4月以来，日本政府在用于保健休养的国有林中设立1000多处"自然休养林"和"自然观察教育林"，并从当年9月起从国有休养林中选定100处作为示范休养林，吸引外国游客到山区旅游疗养。林野厅在此基础上充分利用森林景观，决定在2017年度以国有休养林为核心大力发展山村地区的森林疗法事业。

2. 加大支持力度，规范森林疗法产业发展

日本森林疗法事业经历了"由官到民"的发展过程，在发展的早期阶段，得到了政府在森林资源管理、资金和宣介等方面的支持。

日本制定实施观光立国政策，建立"自然休养林"制度，大力发展森林旅游，以满足国民日益增强的旅游需求。在此制度框架下，日本政府在加强林业经营与调整的同时，将部分国有林指定为"自然休养林"，用于开展森林浴、自然观察和野外运动等活动。同时，推选"最美国有休养林"，对森林景观进行改造，完成森林采伐和森林设施修建等与森林环境相关的整备工作，从根本上提高休养林的质量。这些举措保障了日本森林康养产业蓬勃发展，日本国有休养林数量已达1055处。

日本政府对森林疗法发展和基地建设给予了资金支持。21世纪初，日本政府针对"森林医学实证研究"，提供了1.5亿日元费用，有力地促进了森林疗法医学实证的发展。此外，为了加快国有休养林的建设，日本政府近年来增加了相关预算。林野厅于2016年针对促进休养林有效利用，申请了近3亿日元预算，并在2017年度预算申请中添加了2.5亿日元项目经费，以"充分利用森林景观，实现森林资源的创新利用"，用于在选定休养林示范基地中修建步道、采伐造景用木材、制作多语种宣传展示牌和宣传手册及创建网络站点等实施事项。日本农村振兴局利用已申请到的150亿日元，作为农山渔村振兴补助金，携手"乡村民宿"等项目，促进森林小木

屋等设施的建造及向导培训。

同时，政府支持开展休养林宣介活动，吸引国内外游客到访森林，开展森林疗养。例如，通过森林治疗项目使休养林得到更充分、更有效的利用，从而促进旅游事业和刺激地方经济发展；在相关网站开设多语种介绍栏目，及时更新与完善网站信息，吸引国内外游客到日本参加森林疗养。

3. 以民间社会为主推进产业发展，推动森林疗法健康发展

日本的森林保护和森林疗法相结合，政府和行业协会密切配合，利用休养林等森林基地，森林疗法产业发展迅速，该领域的研究和实践也走在世界前列。在政府逐渐退出森林疗法具体推进工作之后，民间团体在推进森林疗法产业方面发挥了积极的促进作用。

在政府的支持下，成立了不同森林疗法相关协会，其中森林疗法协会、森林医学研究会是最主要的两个团体。2008 年成立的森林疗法协会，负责森林疗法基地认定、建设和维护等事宜，这标志着日本森林疗法产业已经基本成熟。该协会主要开展三类活动来促进森林康养发展，包括：一是森林自主疗法体验，即让人们在森林中体验森林治疗，从森林与健康的角度出发，探讨森林疗法；二是森林自主疗法讲座，即对森林疗法相关问题进行解答和普及；三是支持森林自主疗法研修，即支持森林疗养师在学成之后将森林疗法传授给他人。隶属日本卫生学会的森林医学研究会是另一个重要协会。该研究会成立于 2007 年 3 月，以推进森林浴和森林疗法、促进森林医学进步为目的，并且与林野厅、森林综合研究所、森林疗法研究会以及其他相关协会合作进行森林医学研究，向国民广泛宣传森林浴和森林疗法，利用森林资源维护和增进国民的健康。此外，森林保健学会也在积极推进森林疗法的研究与实践。学会强调人类及其周边森林应共同拥有健康的生命，通过利用森林环境进行医疗、福利、教育、心理、保育等方面的实践，同时开展森林研究和人才培训，摸索、推广人与森林和谐相处的方式。

为了规范森林疗法发展，各类协会均重视森林疗法人才培养。森林疗法协会建立了森林疗法向导和森林疗法师资格考试制度。根据规定，森林疗法向导和森林疗法师只有通过相应的资格考试后，才能从事森林疗法。森林疗法向导一般面向当地居民招募，旨在为当地提供就业岗位；而森林疗法师需要对森林疗法的实践活动加以指导，需要专业人士担任。为获取森林疗法向导和森林疗法师资格，需在一年一次举办的笔试合格后，再通过第二次考试(提交论文等)方可取得资格证书。森林疗法向导考试难度低

于森林疗法师，且只有通过了森林疗法向导资格考试之后，才可以申请森林疗法师执业资格考试。森林疗法协会从 2015 年起，废除了全国资格考试的笔试制度，全面开展网络教学，发放电子资格证书。日本森林疗法师资格考试制度始于 2009 年，到 2017 年已举办 3 期，累计 840 人获得了一级资质、2300 人获得了二级资质。

**4. 重视森林疗法基地建设，保障森林疗法可持续发展**

日本《森林疗法基地构想》对森林疗法基地的定义是能为人们提供森林散步、食宿、冥想、医疗保健、温泉疗养，具有一定数量的疗法步道及健全的基础设施，提供多种森林旅游产品，通过慢性压力状态的减轻以达到改善身体状况实现预防医学效果的森林区。在日本政府和民间团体的共同努力下，日本森林疗法基地建设达到了相对成熟。

从森林疗法基地建设时间来看，2006—2016 年，日本森林疗法基地建设正处于快速发展阶段，基地数量呈现持续增长的态势，平均每年有 3~5 个森林疗法基地通过认证。经过近 10 年的建设，离其所设定的 100 个森林疗法基地建设目标越来越近。从空间分布来看，日本大部分地区都有森林疗法基地分布，且疗法基地的分布和日本的国立公园、国定公园及州道府县立自然公园的分布状况基本吻合。根据日本森林疗法协会数据，截至 2019 年已有 65 个森林地区得到森林疗法基地资格认证，主要集中在北陆、甲信越、关东、九州地区。这些基地设施齐全、交通便利且全部免费开放，在促进国民身心健康、提高国民健康食品上发挥着极其重要的作用。森林疗法基地的快速发展也催生了森林疗法相关从业人员的增加，有力地促进了地方经济发展。

针对森林疗法基地，加强了疗法步道的建设，以提升疗法效果。日本森林疗法协会数据显示，65 个森林疗法基地的疗法步道总数为 212 条，步道类型有坡度较大的登山步道、眺望步道，坡度适中的滨水步道，坡度较小的适合残疾人通行的环形步道，以及特定林分中的植物景观欣赏步道等。距离较短(0~3 km)的步道分布最多，达 90 条；距离适中(3.1~5 km)的步道达 45 条；距离较长(5.1~9 km)的步道分布较少，为 31 条；长距离(9.1 km 以上)的步道设置最少。这表明在进行森林疗法场地设计时，步道的长度应适中并且进行不同长度的合理搭配，以满足不同人群的需求。

**(四)实践案例——长野县信浓町"森林疗法项目"**

信浓町位于日本长野县北部上水内郡的一町，坐落于斑尾、妙高、黑姬、户隐和饭纲 5 座山包围的妙高隐连山国立公园中，是首次在日本进行医学调查研究的地方，于 2006 年被指定为森林疗法基地。信浓町森林覆盖率是 73%，多为针叶树和阔叶树组成的混合林，自然环境优美，观光资源丰富，被称为"日本的瑞士"，是日本屈指可数的观光县。

信浓町"林中小憩"森林疗法研究会，利用县和国家（林野厅）的补助制度，启动了信浓町独具特色的"森林治疗项目"。近年来，信浓町积极推进"森林疗法项目"且进展顺利，相关促进措施及成效如下。

一是通过森林疗法基地认证，逐渐细化森林疗法师及疗法驿站认证制度。2005 年，信浓町成为日本第一个通过认证的森林疗法基地，并于 2010 年对"森林疗法"进行商标注册。在町公所产业观光课上新开设"森林疗法管理"课，加快森林疗法师自主认证机制建设，逐步细化地方特色食物提供和芳香体验的"森林疗法驿站"认证制度。

二是扩大与私营部门合作。与 32 家企业和大学建立了合作关系。与养乐多（株）、SMBC 日兴证券（株）等诸多公司合作，使森林已成为企业履行社会责任的活动场所和公司新员工的培训基地。与东京都丰岛区的东京音乐大学合作，采取森林疗法的方式进行集训，在信浓町定期举办演奏会。

三是促进当地民众参与森林疗法。通过"林中小憩"研究会、"C. W. 妮可（Clive William Nicol）Afan 森林基金会""故乡之梦（株）"等当地机构合作，组建"信浓町森林生活社区"，在森林疗法师培训和疗法驿站的建设等方面起到了一定的辅助作用。以民众为对象，开展"森林疗法体验"，每月举办一次（12 月除外）。

四是瞄准海外市场，采取多种措施吸引外国游客。与韩国携手合作，推动林中漫步调查和森林疗法基础研究，吸引韩国游客参与森林疗法项目。促进跨部门规划，做好信息服务，制作多语言的旅游指南、导游图和宣传手册，更好地服务国外游客，使"森林疗法项目"成为吸引外国游客到访日本的重点项目。

## 三、美国

在美国，森林环境有利于人类健康这一理念已经得到了很多民众和学者的肯定。在森林中开展户外活动被视为有利于人类生理和心理健康的活动，为此美国从法律法规、森林经营规划和实践等方面强调森林休闲对健康的重要作用。总体而言，美国作为最先开展森林康养的国家，将森林康养与大健康紧密结合，旨在促进国民身体健康，同时促进森林资源的健康管理。

### (一)森林休闲理念和发展概况

美国是一个森林资源极为丰富的国家，依托丰富的森林资源，美国成为世界上最早开始发展养生旅游的国家之一。在美国，森林休闲是森林康养的重要形式，通常指在森林及林地环境中利用自然资源开展的休闲活动和体验。虽然森林休闲活动的具体组织实施主要是由民间社团在推动，但政府从政策法规方面为森林休闲活动的开展提供了各类政策保障。

美国目前人均收入的 1/8 用于森林休闲，各类森林及林地年接待游客约 20 亿人次。每年约有 3500 万人前往国家野生动物保护区，由此产生 2.7 万个岗位和 5.43 亿美元收入。此外，美国内政部管理的土地参与户外活动，催生 31.6 万个工作岗位，并给周边地区每年带来 250 亿美元的收入。2020 年，美国户外休闲经济占全美 GDP 的 1.8%（3743 亿美元）。其中，公有林是美国民众开展森林休闲旅游活动最主要场所，所接待的森林休闲旅游活动占所有户外休闲活动量的 40%。

随着森林疗法在国际社会的推广，美国也加大了森林疗法的实践。自 2010 年以来，有多家与森林疗法相关的非营利组织在美国成立，包括 2012 年成立的美国自然与森林疗法协会（ANFT）等。美国自然与森林疗法协会长期以来提供森林疗法项目和森林疗法向导（美国认为，大自然才是人类的老师，参与森林疗法的专业人员称为"森林疗法向导"）培训，其目标是重建人与自然的关系，以满足人们健康需求，同时保护地球环境。为了实现目标，该协会长期开展森林疗法向导培训项目，利用最新医学研究成果、森林休闲传统方法和知识等，促进森林疗法的推广和发展，帮助人们和森林环境形成互动关系。

### (二)主要森林资源

美国是世界上第四大森林资源丰富的国家，林地面积占到国土总面积的 33%，约有 3.10 亿 $hm^2$，位列俄罗斯、巴西和加拿大之后，占全球森林面积的 7.6%。美国森林蓄积量约 407 亿 $m^3$，占全球森林蓄积量的 8%，其中针叶树 233 亿 $m^3$、阔叶树 174 亿 $m^3$。

美国大部分森林属于自然生长和更新的天然次生林，人工林种植主要以乡土树种为主。其中，天然次生林占全国森林面积的 67%，原始林占全国森林面积的 25%，人工林仅占全国森林面积的 8%，主要分布在南部地区、太平洋沿岸地区、北部地区和洛基山脉地区。美国有近 0.3 亿 $hm^2$ 森林被划为保护林、0.66 亿 $hm^2$ 森林被划为其他用途的林地，总共占森林总面积的 1/3。这些森林主要是林务局、土地管理局、国家公园服务局和国防部等联邦机构管理的国有林。这为森林疗法的推广提供了良好的环境基础。

早在1962年，美国就率先提出"城市森林"这一概念，并于1965年提出城市森林发展计划。美国城市森林是由行道树、广场绿化、片林、机关绿化、城市公园、运动场、庭院花园、高速公路绿化等组成的，分布在仅占美国国土面积3.1%的城市地区，影响着近80%的美国人口。

### (三)促进森林休闲发展的主要做法及成效

#### 1. 以森林休闲为核心内容，制定实施促进政策法规

美国将户外休闲作为提升美国民众健康的重要手段，从政策法规、基础设施建设、民众教育等方面均将户外休闲(outdoor recreation)作为一种重要的自然解决方案。

美国通过多个政策法规保障了民众利用森林开展休闲活动的权利。影响最大的法律法规包括以下三项：一是1960年通过的《多用途持续生产法》，扩大了森林经营管理的目标，增加户外活动、野生动物、牧场资源等经营目标，从而明确了森林的游憩休闲功能。二是《国有林管理法》，提及公众参与森林休闲活动的权利，并且重视科学研究的作用，明确了科学委员会制度。科学研究的成果在公有林规划和管理中有很大的影响力。三是《第75A号局长令：公民参与和公众参与》，保障了公众参与森林休闲的权利。此外，在国有林休闲区域建设时，还会涉及《国家小径系统法》《美国联邦法规》《统一交通控制手册》等相关法律法规。

美国还专门出台法律，对森林休闲场所建设做出了规定。这些规定大体分为以下两类：一是划定专门区域开展森林休闲活动。不得占用这些区域另作他用，并且要保证为在此参加休闲活动的民众提供安全可靠的休闲环境；不得在此违规停留(如在只允许日间游玩的场所，不得过夜)。二是对参加休闲活动的民众的约束性规定。包括不得将休闲设备用于他用，不得在森林中点火或放火炮烟花，不得利用休闲场所的水源清洗个人物品或洗澡，必须在规定区域使用露营设施，不得在未经允许的地区骑行自行车或摩托车等。这些规定强调必须保持森林环境的安全性和自然性，从而保证森林康养活动的可持续开展。美国林务局根据法律，在部分国有林和草原向森林休闲者收取一定的费用。

超重、肥胖和缺乏运动是美国民众健康面临的最大威胁，是慢性病的主要风险因素。因此，美国将户外休闲作为健康基础设施的一部分。一是将提供休闲服务作为美国国有林和国有草原管理的主要目标之一，以实现

公共土地管理的多目标性和多用途性。基于这一政策方向，美国公有林大部分都对公众免费开放。二是允许民众进入国有林和私有林进行休闲活动，为民众进入森林开展休闲活动提供了基础。这为民众提供了很好的森林养生环境，并且在为人民提供休闲娱乐场所方面发挥着越来越重要的作用。三是提供资金支持。例如，美国在重大医疗保健上投入了 2 万亿美元，旨在通过森林休闲活动减少民众慢性病的发生。

2. 以安全可持续为主要目标，促进森林休闲场所建设

为民众提供休闲活动场所是美国国有林和国有草原管理的主要目标之一。美国林务局的一项重要工作是加强森林休闲管理，其目标是选择、开发、运营和维护森林休闲场所，为参与森林休闲群体提供高质量户外体验。

在美国，森林休闲场所通过提供富有创新和变化的配套服务，以及深度的运动养生体验来吸引游客，并能够实现集旅游、运动、养生于一体的综合养生度假功能。林务局共设立管理了 22 处国家休闲区、11 处国家风景区、6 处国家名胜区和 1 处国家保护区；开发了 10 000 个设施齐全的休闲基地，包括 5000 个露营地，其中 65% 的休闲基地免费使用；管理着 24.3 万 km 的步道，是全美最大的步道网络；共开设了 122 个滑雪场，授权私营公司开展经营，占全美滑雪场的 60%。

此外，一些民间机构也在大力开展森林疗法步道认证工作。美国自然和森林疗法协会开展步道认证，并将认证步道分为三类：一是配备向导的步道，即步道在设计中支持森林疗法向导开展工作，帮助接受疗法的人员有更好的体验；二是自行开展疗法的步道，即利用标识及其他提醒方法，允许使用者在没有森林疗法向导的情况下复制有向导指导的森林疗法体验；三是混合步道，即采用标识及其他基础设施，支持森林疗法向导和参与人员开展森林疗法。目前，经该协会认证的步道已有 14 个。

大部分休闲基地和设施是免费使用，但部分基地按照美国法律规定，可以收取门票等费用。2010 年左右，美国休闲基地每年收费约 6500 万美元，这些收入成为重要的财政收入。通过设施维修合同、雇佣季节工、修建基础设施等方式，将这些收入用于改善休闲服务水平，进一步吸引民众到国有林和国有草原开展休闲活动，提升休闲群体的体验，同时创造更多机会使更多人进入国有林和国有草原开展休闲活动。另外，通过收取门票，林务局有资金开展国有林设施的修缮和更新。在森林休闲管理和设施修缮时，必须遵守相关指南。在《森林休闲管理手册》中，明确提出在管理

森林休闲场所时，必须要加强森林资源功能和价值的保护，保证露营地等休闲设施的修建不会对当地环境和文化资源带来破坏性影响。

3. 以森林健康维护为主要手段，提升森林的康养功能

森林健康的定义是能直接满足人类需求的森林条件及导致可持续生态条件的恢复力、重现性、持久性和生物物理过程。在美国，随着生活水平的提高，越来越多的美国人特别是生活在城市的美国人会利用周末或者假期的空闲时间利用徒步或旅行等方式进入自然环境，放松身心。因此，美国林务局的一个重要任务是维护公有林的健康状况，保持、增强和恢复国有林和国有草原的健康状况，为民众开展森林康养提供优质的场地和环境，改善民众生理、心理健康。为此，美国在以下方面开展了长期性的工作。

在政策法规方面，美国希望通过森林健康工作的逐步深入，加快立法进程，促进美国林业的健康快速发展。美国分别在 1988 年和 1993 年制定了森林健康计划，并于 1992 年通过《森林生态系统健康与恢复法》。2003年通过《健康森林恢复法》，对森林可燃物处理、生物质利用、病虫害防治、健康森林保护项目支持等方面做出了详细规定，旨在促进森林的健康状况。

在科研方面，与专业研究机构、大学及科研站、民间团体等利益相关方合作，不断加大研究力度。开展良种选育、采种育苗、森林抚育、野生动物保护、水源涵养、森林防火、病虫害防治、采伐更新、采伐废弃物利用、木材加工利用、控制用火及系统监测等各个方面工作。近年来，加强了森林健康系统性研究，同时大力促进研究成果的应用。经过十几年的发展，美国森林健康理论体系逐渐丰满，森林健康的理念正逐渐融入森林经营活动的各个层面，特别是优良乡土树种的选育、种苗质量提升、整地造林相关标准制定等方面。

在民众教育方面，提倡可持续休闲活动和森林健康保护。利用林务局、农业部、自然资源局等相关工程、计划、倡议等机制，针对森林健康，为私有林提供技术和资金支持，鼓励开展有利于维护森林健康的营林措施。同时，与森林休闲、森林健康等领域的团体合作，加强森林健康维护知识的宣传，发放免费资料。这些举措提升了美国民众的生态意识，奠定了坚实的森林健康保护和恢复理念。

在森林资源评估与监测方面，采用航空监测与地面定点监测相结合的方式，建立起了一个监测范围广泛、监测内容丰富、监测手段先进的立体

监测网络，为森林健康工作的顺利推进奠定了坚实基础。监测内容包括林分状况、地表水及地下水动态、土壤情况、空气情况、病虫害情况、火险情况以及野生动物状况等。通过综合分析，对森林健康情况及其变化趋势做出准确判断，为政府决策和森林经营提供依据。

**（四）实践案例——威斯康星州的森林县**

威斯康星州的森林县得名于茂密的森林，同时拥有多达 824 个湖泊，水域面积近 9000 hm²。目前，该县林业和休闲局管理着 6000 hm² 森林。由于得天独厚的自然条件，森林休闲活动发达。特别是克兰登小镇，森林旅游是小镇最重要的经济来源，并根据客群情况，分别为小镇居民和游客开发了不同的森林旅游产品。2016 年，小镇森林旅游收入 1380 万美元。自 2011 年来，小镇通过森林旅游，提升了"森林+"效应，围绕优美的森林资源，形成"森林+"教育、营地、观光、娱乐等丰富的系列旅游产品。

为了促进森林休闲活动，森林县林业和休闲局采取了以下措施。

一是颁布了《林业和休闲规程》。由林业和休闲局与自然资源局共同加强森林的营建、保护、开发和管理，在持续提供森林产品的同时，提供多用途服务，包括森林休闲活动。要求指定一定面积的森林用于森林公园、露营地、野餐地等休闲设施的建设，并提供卫生等设施，为民众提供休闲场所。同时，对森林公园的管理进行了详细的规定，包括植被保护、机动车使用、野生动物保护等。

二是制定了完整详细的森林休闲规划。规划每 5 年修订一次，最新 5 年规划覆盖 2022 年到 2026 年。该规划是基于森林休闲设施调查分析、公众咨询等方法而制定，对各县的森林休闲地进行系统梳理，并且针对休闲设施建设、休闲项目推进、资金支持等方面提出了政策建议和实施途径，旨在提供持续的指导，以实现森林县当前及未来休闲需求。

三是将社区森林休闲活动和森林旅游结合起来。例如，在克兰登小镇通过开发丰富多彩的旅游产品，满足了游客的旅游需求；还开发了针对当地居民的森林项目，让森林休闲活动融入生活的方方面面。针对当地居民，通过社区林业项目组织居民参加社区植树节、森林志愿者活动，共同制定区域森林计划，并且通过森林学校项目开设森林课堂、艺术竞赛主题活动、文化中心活动和博物馆科普活动。针对游客，通过林业和休闲委员会、自然中心等机构，共同开发森林观光、森林营地、森林娱乐、森林科普等活动，使游客深度沉浸森林休闲活动。

## 四、韩国

韩国政府高度重视以森林体验、环境教育、健身疗养、娱乐休闲为主要功能的自然休养林建设，将自然休养林列入社会经济发展规划中，安排专项财政资金、设立固定机构推动相关工作的开展，为所有年龄段访客提供多样化、系统性的森林福祉服务。

### （一）森林休养理念和发展概况

森林康养在韩国一般被称为森林休养，日本、美国称森林疗法则为森林治愈，即利用经过认证的森林环境和林产品，在森林中开展森林安息、散步等活动，是实现增进身心健康、预防和治疗疾病目标的替代疗法，同时强调森林的医学保健功能。根据韩国相关法律的定义，森林休养具体是指人类在森林里实现身体和精神两方面的休憩和恢复；而森林治愈则是指通过利用树木中蕴含的多种环境要素提高人体免疫力，恢复身体和精神的健康活动。

森林休养和森林治愈是森林康养在韩国发展的两个阶段。第一个阶段是 2007 年之前，主要以森林休养为主，并于 1988 年首次建立自然休养林，迄今已有 30 余年。第二个阶段是 2007 年之后，以森林治愈作为主要发展目标，并正式投资建设"治愈林"项目。可以说，从 2007 年开始，韩国已从"森林休养"时代迈入"森林治愈"时代。作为韩国森林福祉事业的重要组成部分，韩国森林治愈服务体系建设取得了一定的成效。

韩国山林厅于 2007 年开始实施治愈林制度，选择合适的国有林进行投资，将其规划建设为治愈林。从森林治愈服务基地建设来看，截至 2019 年，韩国正在运营的治愈林有 28 处（所），国立山林治愈院（荣州）也于 2016 年 10 月开始正式运营。2019 年共有 2075 万人到访过休养林，创造收入计 662 亿韩元（约 4 亿元人民币）；使用治愈林和治愈项目的访客 506.9 万人。

### （二）主要森林资源

根据韩国山林厅发布的统计年鉴（2021），2019 年韩国森林面积为 629.9 万 $hm^2$，占国土面积的 62.74%；森林蓄积量 10.17 亿 $m^3$，单位蓄积量 161.4 $m^3/hm^2$。韩国林地按所有权划分为国有林、公有林和私有林。韩国国有林面积为 161.8 万 $hm^2$，占森林总面积的 25.5%；蓄积量为 2.6 亿 $m^3$，单位蓄积量为 163.3 $m^3/hm^2$。公有林面积为 46.7 万 $hm^2$，占森林总面积的 7.4%；蓄积量为 7283.1 万 $m^3$，单位蓄积量为 156.0 $m^3/hm^2$。私有林面积为 425 万 $hm^2$，占森林总面积的 67.1%；蓄积量为 5.9 亿 $m^3$，占森林总蓄积量的 63.6%，单位蓄积量为 138.3 $m^3/hm^2$。

2021 年，韩国森林中有 494 万 $hm^2$（77%）为保留林，其经营目标是逐步提高林产品自给自足的水平、保护自然环境和提供休憩场所等；136 万 $hm^2$（23%）为半保留林，以保护农业、草场和工业利用为经营目的。韩国约 30% 的森林面积被指定为城市计划用地、军事保留地、文化资源保护地等特殊用地，70% 的森林作为普通林进行经营。

森林具有水源涵养、防止灾害、保护生物多样性、创造就业机会等多种公益性和社会性功能。随着韩国社会经济的快速发展，民众对森林文化和环境价值有了充分的认识。自 1987 年以来，韩国森林公益价值保持持续增长态势，年均增幅达 7.5%。2018 年，韩国森林公益价值为 221 万亿韩元，相当于韩国国内生产总值的 11.7%，是韩国林业总产值的 92.8 倍。

**（三）促进森林治愈发展的主要做法及成效**

1. 制定森林康养专门法规，促进森林福祉发展

韩国是极少数制定森林康养专门法规的国家，希望通过立法程序，保障森林康养的发展。近年来，在韩国山林厅牵头下，与卫生部和教育部等相关部门协作，制定和颁布了鼓励国民利用森林环境来增进健康、提高生命质量的相关政策。

在法律规定方面，2005 年通过了《山林法》，对自然休养林的建设做出明确的标准规定，即森林蓄积量达到一定水平；选址要临近生活区域以方便市民探访；面积要满足国有林、共有林 30 $hm^2$ 以上，私有林 20 $hm^2$ 以上规模。同时，对住宿、林荫道、野营地、便利店等休养基础设施，以及体育设施、卫生设施、教育设施和其他必要性配套设施的相关建设标准做出了具体规定。同年，通过了《森林文化·休养法》，清楚地定义了森林休养和森林治愈这两个概念。同时规定自然休养林是开展森林休养和森林治愈的主要场所，要求成立国立自然休养林管理所。该法于 2013 年修订，承认森林浴的医疗保健效果，对自然休养林的管理办法、规划目标、设施种类等进行了详细规范。规定自然休养林可以实施轮休制，一定时期内限制和禁止体验者出入。指定山林厅负责自然休养林、森林浴场等的管理，并提供项目经费、部分补贴或是融资便利。如果经营不善或是森林丧失了保健功能，山林厅会随时撤销其相关资格。同时将森林休养相关指导师写入法律，规定山林厅负责森林休养指导师培训和资格认证，并为森林休养指导师提供必要的活动经费。2015 年 3 月，批准通过了《森林福祉振兴法》，

将森林福祉(forest welfare)作为社会福利的重要组成部分，并且将所有自然休养林、森林浴场以及治愈林基地都划归森林福祉服务体系。

在政策制定方面，针对文化休养、森林福祉出台了一系列文件，具体包括以下内容。

①《山林文化休养基本规划(2008—2017)》，以扩大森林休养基础设施建设和完善、提高森林休养服务水平为主要促进目标，明确规划了森林休养相关设施和基地的建设标准，以及森林休养相关服务人员的资格认证与考核指标。

②山林厅发布的《森林福祉综合计划(2013—2017)》，设立具体的森林福祉目标，将人均森林福祉享有天数从每年4天发展为每年8天；人均城市林面积从 7.95 m² 增加到 8.6 m²；森林福祉专业人员从4545人发展到15 000人。为此，制定了森林福祉基础设施扩建；构筑森林福祉服务生命周期体系；森林福祉专业人员培养及创造就业岗位；研究开发以及构建制度基础四大发展战略。

③山林厅发布的《山林领域6大产业化对策》(2014年)，提出扩大森林休养服务范围，增加自然修养林、森林幼儿园和森林教育中心、森林浴场的数量，建立复合型森林福祉基地。同时，提出将生态村设施和治愈林相结合打造山林治愈村，针对都市儿童打造山村留学项目。

④山林厅发布的《山林休养治愈领域事业计划》(2015年)，以提供生涯周期森林福祉服务为主要目标，规定了促进制定《森林福祉振兴法》及实施条例、成立山林福祉振兴院等相关政策。

2. 建立管理体系及专门机构，保障森林疗愈各项工作开展

为了促进森林康养事业的发展，通过相关法律法规，韩国政府建立了国家、地方政府、集体经济、个人投资和基金支持等多渠道的森林休养支持体系，同时给予了资金支持。韩国在森林休养与森林文化建设方面的资金支持力度比较大，2016年的总投入达到2.21亿美元，旨在促进治愈林、森林教育基地等基础设施，同时加强相关森林的养护。这些措施有力地保障了森林康养在韩国健康有序的发展。

在管理体系建设方面，韩国山林厅负责全国森林休养的整体规划设计与指导，并为国家与地方休养林管理机构和基础设施建设提供资金支持，无论国有、公有还是私有的自然休养林建设和审批都需要经过山林厅的审核批准。山林厅下设的森林休养文化司休养政策处对所有自然休养林的政策和预算执行负责。

在运营主体方面，形成了政府主导的发展模式。无论从自然休养林设立的数量还是从来访的游客人数、营业收入来看，国有、公有自然休养林在满足国民森林康养需求方面发挥着重要作用。从财政投入来看，国有、公有自然休养林的建设投资来源于中央财政预算（国有自然休养林）、中央与地方财政预算（公有自然休养林），私有自然休养林也可以获得中央财政的融资支持。从 2011 年起，针对每个国有、公有自然休养林的政府预算投入约为 50 亿韩元，其中公有自然休养林的中央与地方政府的预算投入比例约为 7∶3。

在管理方面，韩国于 2005 年成立了国立自然休养林管理所，该所隶属于山林厅，负责全国范围内国有自然休养林的直接管理，在促进国有自然休养林发展方面发挥着极其重要的作用。作为隶属于韩国山林厅的中央行政机关，一方面，国立自然休养林管理所要行使政府的行政职能；另一方面，其要负责全国的国有自然休养林建设、管理、运营等一切具体业务工作，同时负责自然休养林、治愈林以及根据相关政策建立的森林教育中心、幼儿森林体验园等机构的管理。国立自然休养林管理所将国有自然休养林按地区划分为不同区域，分设不同的管理部门进行直接管理，这种管理模式保证了经营管理的高效运行。国立自然休养林管理所还在 2006 年引入民间经营企业作为责任运营单位，采取商业运营模式参与全国各地的国有自然休养林运营。企业负责制的引入一方面改善了运营收支情况，另一方面繁荣了全国的公益性事业运营。

在社会团体支持方面，随着国民休养需求的增大，山林厅根据 2015 年的《森林福祉振兴法》成立了森林福祉振兴院。森林福祉振兴院的成立目标主要是为了协调国家机关人员编制不足和休养福祉需求不断增加间的矛盾，属于政府支持成立的社会组织。该组织受国家和地方政府委托对自然休养林中设立的治愈林基地、教育中心和幼儿体验园等主要福利设施进行统一运营。同时，韩国森林福祉振兴院下设国立山林治愈院，作为山林治愈研究机构，通过森林治愈体验、森林教育等方面的研究，为森林休养产业化发展奠定基础。

3. 以自然休养林为主体，建立多元治愈基地体系

韩国从 1988 年开始建设森林康养基地，以自然休养林为依托，划定治愈林，用于具有医学保健功能的森林治愈；建立幼儿森林体验馆和森林教育中心，针对幼儿和青少年开展森林体验和教育活动；建立森林浴场，供国民通过尽情森林娱乐而缓解身心疲惫。同时，制定了完善的森林休养基

地标准，形成了森林讲解员和森林治愈指导师等资格认证和培训体系，极大地保障了森林康养活动的有序开展。

截至 2019 年，韩国共建有 175 处自然休养林、28 处治愈林、4 个森林治愈院及多所森林教育中心、森林幼儿园等设施。其中，有 149 处自然休养林、11 处治愈林、21 所森林幼儿园、7 个森林教育中心和 1 个森林治愈院得到财政资金支持，向民众发放优惠券。自然休养林总收入为 662 亿韩元，其中，山林厅管理的国有自然休养林收入为 192 亿韩元，地方管理的公有自然休养林收入为 380 亿韩元，私有自然休养林的收入为 89 亿韩元，分别占总收入的 29%、57% 和 13%。

自然休养林是韩国森林康养基地体系的主体，是指为了国民身心保健和森林体验教育而建造的森林（包括内部设施和土地）。2019 年，韩国国有自然休养林共 43 处、公有自然休养林 109 处、私有自然休养林 23 处，年访问量 2075 万人。按照法律规定，国有和公有自然休养林应在 30 hm$^2$ 以上，私有自然休养林在 20 hm$^2$ 以上，并应配备如林中之家、森林休养馆、野营场、林荫道等森林休养基础性设施和场所。所有自然休养林中都配备森林讲解员。此外，在城市近郊修建森林浴场，面积通常在 10 hm$^2$ 左右，并配备步行道、简易运动设施、自然研究场所等。2017 年，韩国共建 195 个森林浴场，由山林厅和地方政府投资建造，全部为地方自治团体所有，对公众免费开放。森林浴场中建设了林中野营场、森林运动设施、森林福祉乐园等基础性设施，并有森林环境和森林休养效果解说牌。为了使市民更便利地开展森林休养活动，国家和地方政府对休养林内基础设施的投入逐年增大，其中林荫道路是森林休养最重要的基础设施。2014 年年底，韩国共设置了 9798 条路线、总长度 3337.2 万 m 的林荫道路，主要类型包括登山路、环形路、远足步道、探访路等，其中国有林荫道 581.8 万 m、地方自治团体建设 2755.4 万 m。以森林休养为目的的林荫道月到访 1 次以上的人数达 1500 万人。

随着环境污染、老龄化问题愈发严重，在慢性和环境性疾病的预防医学层面，森林治愈功能受到越来越多的重视。2010 年开始，韩国在全国自然休养林范围内打造以医疗性提高人体免疫力、增进人体身心健康为目的的治愈林，是继自然休养林之后的重要康养基地。韩国目前处于运营中的治愈林有 28 处，包括山阴治愈林、青台山治愈林、长行治愈林、京畿道松香治愈林、正南津治愈林、西归浦治愈林和大关岭治愈林等。并且政府还支持建设了国立山林治愈院或中心，旨在提供森林治愈服务，同时培养森林治愈从业人员、开发森林治愈产品及弘扬森林治愈文化。治愈林所提供的治愈项目在提高免疫水平及身心稳定性方面具有较好的疗效。根据相关法律规定，50 hm² 以上国有治愈林中需配备森林治愈中心、风浴场、日光浴场、治愈林荫道等设施和场所，此后还规定应为治愈林配备便民设备、简单的运动设施、游客中心、冥想空间、休息区和治愈林道等治愈设施。目前建成并投入运营的治愈林和治愈中心全部为国有。2019 年，治愈林到访人数 186 万人，参加治愈项目的人数 32 万人。

除此之外，韩国还建立了森林教育中心和幼儿森林体验园。森林教育中心是以青少年为对象进行森林体验和教育的服务机构，主要任务除了提供体验场所，还负责森林教育教材开发、项目研究和森林教育普及。幼儿森林体验园是以幼儿为对象进行体验活动的场所，体验园内主要设施包括野外体验学习场、救生设施、安全设施等。截至 2014 年，韩国全国范围内的自然休养林中共建立了 4 所森林教育中心，其中国有 1 所、地方自治团体 2 所、民间 1 所，年接待访客 180 万人；共建立幼儿森林体验园 23 所，其中国有 18 所、地方自治团体 5 所。2019 年，72 万幼儿到访幼儿森林体验园。

4. 重视科研和人才培养，助力森林康养可持续发展

为保证森林休养效果、规范产业化发展，韩国不断加强建设森林休养领域专业人才的培养机制，开展森林休养相关研究，为森林康养事业发展保驾护航。

目前，韩国要求通过国家资格认证的森林休养专业技术人员共四种：一是森林解说员。主要承担全国自然修养林内的森林解说和体验指导，以及承担森林解说项目开发任务。森林解说员资格获得需完成 170 学时的培训课程。二是步道体验指导师。韩国在全国自然休养林和全国 100 个名山范围内，配备步道体验指导师，承担林荫道体验指导及林荫道状态调查等工作。步道体验指导师的资格获得需要完成 130 学时，其中包括 42 个授课学时以及 188 个实习学时。三是幼儿森林指导师。以幼儿为对象运营森林休养体验和教育项目。幼儿森林指导师资格获得需完成 210 学时，其中包括授课学时 104 个、实习学时 106 个。四是森林治愈指导师。韩国法律规定，50 hm² 以上和 50 hm² 以下森林治愈林需分别配备 3 名和 2 名森林治愈指导师，主要在治愈林内进行森林治愈项目的服务和指导，并承担项目普及、开发等工作。根据专业水平，将森林治愈指导师分为一级森林治愈指导师和二级森林治愈指导师。一级森林治愈指导师资格获取需完成包括授

课和实习共计 140 学时的课程培训；二级森林治愈指导师需完成包括授课和实习共计 170 个学时的培训课程。

截至 2019 年，韩国提供森林解说员等培训的机构有 56 个，包括 31 个森林解说员培训机构、17 个幼儿森林指导师培训机构和 8 个步道体验指导师培训机构。从 2010 年到 2019 年，已有 1.25 万森林解说员（包括疗愈指导师）、4666 名幼儿森林指导师及 1629 名步道体验指导师获得从业资格证书，但只有 6624 人从事森林休养和治愈相关工作。国家每年承担 3000 名森林解说员的费用，其他费用从项目收入中支付。参加国有和公有休养林组织的森林解说项目，公众是免费的；而私有林组织的森林解说项目，可收取一定费用。

在科研方面，韩国山林科学院自 20 世纪 80 年代以来开始了森林福祉的系统研究，内容包括：森林福祉监测评估及相关法律法规研究；森林体验休养管理技术研究；森林文化建设支撑体系研究；山区生态村管理体系研究；森林治愈师、林荫道体验师、自然解说员资格评定与培训体系研究；自然休养林规划、活动组织、管理研究，尤其是在道路系统、住宿设施和体验设施方面做了全面的研究，取得的成果在休养林建设中得到了充分的应用。同时，开展了大量"森林体验及心理健康"方面的实证研究，大多数研究称参与森林项目或体验森林环境的人们在心理健康方面发生了积极的变化。2005 年以来，韩国连续组织了"韩国森林治愈论坛"，该论坛在韩国森林利用及人类健康研究方面发挥了核心作用，其目标是通过研究循证森林健康的益处并将结果提供给公众。在森林治愈方面，韩国研究人员发表了《医疗森林》《森林健康之旅》《森林绿色健康沐浴》，以及森林健康益处方面的论文和技术报告。

**（四）实践案例——荣州国立山林治愈院**

国立山林治愈院于 2016 年 10 月落成，位于庆尚北道荣州市、醴泉郡一带，坐落在小白山山林间，占地面积 152 hm²，是全球最大规模的森林治愈院。该治愈院所在地森林茂密，基础设施良好。

国立山林治愈院院区由主治区和文笔区组成。主治区内坐落着供参加当天或 2 天 1 夜等短期森林治愈项目的游客使用的主治村、修炼中心、山药草园、水疗中心和保健中心等。文笔区内坐落着为长期游客或短期游客建造的文笔村。治愈院里的建筑采用黄土等绿色材料，住宿设施均为被丛林环绕的独栋复式别墅户型，很受家庭游客的欢迎。另外，这些空间被命名为"治愈林道"的 9 条林道环绕。林道与小白山国立公园、妙积峰、天浮山区域衔接，全长 50 km。

国立山林治愈院以树、水、休、香薰为主题，灵活利用优良的山林资源，从多角度设计推出了自然治愈体验项目，并配备专业人士，指导到访游客通过在林中漫步、做体操、冥想等具体活动，重新激活身体的感官，获得心灵的安稳。森林疗愈项目大致分为个人项目和团体项目。个人项目又被细分为森林治愈、健康治愈和自由体验等。森林治愈可以在林道上散步、在吊床上休息或呼吸空气负离子等，亲近大自然；还可以通过森林冥想和咨询等置身大自然中，或者在主治区内的林道上进行森林浴体操和日光浴，提高免疫力。每天清晨，通过非面对面方式进行简单的运动后，参加不同的项目，上午轮流进行按摩、冥想、运动等，下午一般是在国立森林治愈院的松香林、松树林等地进行治愈。如果想让整体生活方式变健康，或者调养身心，也可以选择长期停留。

目前，国立山林治愈院提供了一日体验、2 天 1 夜、3 天 2 夜、4 天 3 夜等多种治愈林项目套餐，并实行预约制。例如，一日体验活动价格为 2.3 万韩币，仅限 20 人以上团体顾客，需要提前预约。2 天 1 夜体验活动含住宿、三餐、6 h 治愈课。以淡季平日双人间为准，价格为 14.8 万韩币。游客需要预约，拨打电话提前申请，填写入住同意书后即可入住。在办理入住后接受简单的身体检查，然后可以根据自己的喜好、健康状态及自己的日程选择适合的疗法。

## 五、澳大利亚

澳大利亚森林疗法正处于引进推广阶段。目前，在澳大利亚研究人员和实践团体的推动下，森林疗法被证实确实有利于人体身心健康，在澳大利亚受到广泛欢迎。在澳大利亚，森林疗法的主要形式是森林漫步，其目标是改善人类大健康，特别是心理健康。

### (一)主要森林资源

澳大利亚森林面积 1.34 亿 hm²，森林覆盖率为 16%，占世界森林面积的 4%，人均森林面积为 5 hm²，是全球人均森林面积最高的国家之一。其中，1.32 亿 hm² 为天然林，另约有 239 万 hm² 为人工林(FAO，2020)。澳大利亚的森林极为独特和多样化。天然林主要是桉树林(78%)，其次为刺槐林(7%)和白千层林(5%)。就人工林而言，52% 是以辐射松为主体的外来针叶林，另外 48% 则为桉树等阔叶林。

在澳大利亚天然林中，以郁闭度作为森林分级标准，20%~50% 郁闭度的森林面积为 9146 万 $hm^2$，51%~80% 郁闭度的森林面积为 3396 万 $hm^2$，郁闭林面积为 362 万 $hm^2$，其他天然林面积为 257 万 $hm^2$。

20 世纪 90 年代以前，天然林和人工林主要为各州(区)政府所有，然而随着私人投资的增多，私有人工林的比例不断上升。2010 年，澳大利亚公有林面积 8934.9 万 $hm^2$，私有林面积 3250.6 万 $hm^2$，还有 135.6 万 $hm^2$ 的森林其权属未知。

### (二)促进森林疗法发展的主要做法及成效

#### 1. 利用森林环境改善身心健康

目前，澳大利亚的 1/5 成年人被诊断有精神疾病，通常的疗法是在室内开展心理咨询。2017 年成立的国际自然和森林疗法联盟，引进森林疗法，通过促进科学研究，开发评估及监测职业培训标准、培训材料等，开展人员培训和森林疗法步道认证，增进国际社会和澳大利亚国内对森林疗法效果的认识，推广澳大利亚森林疗法实践，促进公共健康发展。

联盟及一些机构的研究表明，在自然中度过一段时间，几乎所有的心理健康因素都会得到改善。即使短时间进入离家很近的自然环境，也能减轻不安和抑郁的症状。澳大利亚科学家最近公布的一项研究也表明，每周至少花 30 min 去城市绿化公园逛一逛，可以让城市居民患抑郁症和高血压风险分别降低 7% 和 9%。同时，发现森林浴具有明显的促进人类生理机能和心理健康的作用。在此基础上，澳大利亚研究人员和推广人员利用森林环境开展森林疗法，最终发现在森林环境中开展心理咨询，其效果会更加明显。

在开展森林疗法时，联盟要求心理病人在森林中漫步，让他们全身心沉浸在森林之中。同时，建议开展森林疗法的病人不带手机进入森林，和外界断开联系，保证远离外界噪声和外界压力，以真正全身心进入其中，从而达到较好的森林疗法效果。在森林疗法之后，寻求心理咨询的民众其心率、压力以及焦虑和紧张情况都会得到很大舒缓。这表明，在森林中漫步确实可以帮助人们很好地调整自己身心状况。

#### 2. 强调森林疗法理念和产业发展

目前，澳大利亚没有森林疗法的相关政策，但国际自然和森林疗法联盟等机构和人员正在努力并希望能推进各地立法程序，将森林疗法纳入本地政策或者计划当中，促使当地政府保障引领森林疗法产业发展，让更多的人进入植物园、森林等自然环境当中。有一些地方，当地议会已表明态度，支持森疗法的发展，鼓励人们接受森林疗法，以惠及社区以及整个国民健康。森林疗法被认为将能提供就业机会以及教育、培训和研究机会，同时有助于提供养老和残疾人服务。

森林疗法要依靠森林疗法师来开展活动，一些社会团体在积极推动森林疗法师的认定。在澳大利亚，森林疗法师需由爱尔兰同情治疗中心（ICCFT）进行认定。森林疗法师的职责是引导人们在森林步道上开展呼吸法、徒步等活动，帮助人们从日常的压力中休息一下，并且会提出建议，要求人们用自己的感觉去维系自然。一些学校老师也希望成为学生的森林疗法师，更好引导学生接近自然。这种模式在今后非常有潜力。

国际自然和森林疗法联盟在积极参与森林疗法向导的培训和森林疗法步道认证工作。该联盟制定森林疗法向导认证培训标准，包括澳大利亚标准和国际标准，并根据经来自全球 20 个国家的 120 位国际专家的评估验证而确定的国际森林疗法核心课程，提供森林疗法向导培训，旨在帮助森林疗法向导具备公共健康实践技能和技术知识以及社交和人际能力，从而实现职业和个人的提升。同时，国际自然和森林疗法联盟还开展森林疗法小径认证工作，为此该联盟经常性地与政府部门及地方管理部门开展对话，推动建设维护森林疗法小径，保障公众的健康增进需求。此外，在私营机构、企业或个人有认证需求时，国际自然和森林疗法联盟还为他们提供相关认证服务。

**（三）实践案例——墨尔本花园漫步**

墨尔本花园始建于 1846 年，至今已有 100 多年，如今坐落于墨尔本市中心的一块绿洲上，总面积 38 hm²。墨尔本花园是全球最美的植物花园之一，拥有 31 个植物收藏品，同时也是城市庇护所和游憩场所。鉴于其在墨尔本环境、文化和集体记忆方面的重要性，墨尔本花园成为一个重要的森林疗养场所。

国际自然和森林疗法联盟长期在墨尔本花园开展收费的森林疗法，需要提前预约，在森林疗法开始前的 15 min 停止预约，费用以人头计算，同时接受企业或组织的集体预约，可以有一定的优惠。在此开展的森林疗法通常在星期六上午举行，提供 2 h 和 3 h 的疗法套餐，配备森林疗法向导。2 h 森林疗法的费用为 35 澳元，3 h 森林疗法的费用为 45 澳元。不接受 12 岁以下的孩童参加，同时要求在参加疗法时应遵守政府相关限制性要求。

在墨尔本花园，森林疗法向导引导参与疗法的人员开展森林漫步、冥想、休憩等活动，利用花园里丰富的生物多样性和丰沛的氧气，使其沉浸在自然之中，增进身心健康。同时，还可以在墨尔本花园开展花园探寻、漫步等活动，一起去发现墨尔本花园的美好之处。

## 六、其他相关国家

### (一)俄罗斯

俄罗斯森林资源丰富，在世界上占有极其重要的地位。俄罗斯森林资源面积约 7.72 亿 $hm^2$，是世界上森林资源第一大国；森林总蓄积量为 821 亿 $m^3$，位列世界第二；森林覆盖率 45%，人均森林面积 5.4 $hm^2$，是世界人均占有量 0.9 $hm^2$ 的 5.8 倍，位列世界第三。俄罗斯丰富的森林资源无疑为森林康养提供了绝佳的发展平台。

俄罗斯森林游憩发展历史悠久，同时受到了政府、学术界和社会各方的广泛关注和普遍重视。俄罗斯森林游憩严格遵循以下原则：保护自然、社会和文化的多样性；提高游客的环境教育水平；将森林旅游列入区域发展的规划中；减少过度的消耗并尽可能降低森林旅游的开发成本；支持当地经济发展；强调社区的积极参与并确保社区从中获取财政收入和其他福利；积极开展相关人员的培训。

俄罗斯政府越来越意识到森林养生产业是以林业为主体，包含环保、农业、旅游业、商业、医药、体育产业和健康服务业等相关产业的产业链。目前，俄罗斯依托资源丰富的森林公园、湿地公园和自然保护区等，建设以疗养和康复为主的森林养生基地，开展以下形式的森林康养产业：一是依托现有的公园和自然保护区等主体，融合森林生态文化、历史文化和民族文化，集住、行、游、娱和文化、体育、保健、医疗等于一体，适合不同人群多样化需求的森林康养基地。二是以运动养生为主的森林康养基地，开展森林夏令营、森林马拉松、森林越野等活动。以运动积极培育冰雪、山地、水上、汽摩、航空、极限、马术、高尔夫等具有消费引领特征的时尚休闲运动项目，打造森林休闲区。三是以文化康养为主的森林博物馆。当人们在林间畅游时，随时随地会感受到森林文化的传承与发扬。

目前，俄罗斯森林康养基地以森林疗养院和森林体验休闲中心为主，最著名的十佳疗养院中就有五家以森林养生著名。同时，俄罗斯森林里遍布着体验休闲中心，主要有森林生态小道和森林博物馆。俄罗斯最早于 19 世纪就开始建设生态小道。森林生态小道是在森林区域铺设专门的游览线路，一般都铺设在自然环境保护相对完好的区域，而且穿过不同的生态系统和其他具有美学、自然保护和历史价值的自然客体、建筑遗迹等。森林博物馆的建设有位于市区的大博物馆，也有位于林间的小博物馆，宣传内容丰富，不仅展示大量动植物标本及具有莫斯科民族特点的木制建筑，同时注重宣传对森林保护有突出贡献的护林员。另外，俄罗斯重视对儿童的科普，经常组织少年儿童参加有关森林文化知识竞赛，参观森林文化博物馆，从小培养孩子们对森林的感情。

### （二）法国

法国依托森林环境开展康养活动可以追溯到 20 世纪中期。当时肆虐全球的肺结核病并没有诊治的技术和对症药品，医疗手段十分单一，依靠山林建立的疗养院是患者寻求的唯一"有效"方法。进入 21 世纪，法国国内对森林养生的概念并无官方解释，认知源自日本专家提出的"森林浴"，于近几年兴起但仍未普及。

法国国家林业局管辖的公有林约占全国森林面积的 22%。公有林作为农村地区首要的自然休闲旅游地，逐渐成为当地人游玩、休闲的主要景点。国家林业局利用其建立在公有林内未经利用的房屋，开发林道与自行车道，为公众在森林漫步提供休闲设施。"乐途旺思"是其中最具代表性的森林养生活动。该品牌的命名将"归寻（retrouver）"及"释放（délivrance）"融合为一词，取其回归自然找寻真我、摆脱庸常释放自我的内涵，体现森林漫步对身心大有裨益。该项目将空置的林中公有房产纳入旅游项目，配以专业人员陪同漫步。该项目至今与 14 家国内外专业旅行社合作，带领游客走进森林、休闲养生。所有自然陪同旅游的从业人员必须拥有国家发放的证书，同时与乐途旺思项目签订合作的工作人员，也会接受有针对性的额外培训。目前，乐途旺思项目共有 9 条森林漫步线路，建设森林小屋共 37 处。森林内部的房屋翻新费用在 17 万欧元左右，由当地政府牵头筹集资金，建造与装修面向社会招标。

法国国家林业局及相关部门通过发展乡村旅舍，鼓励游客参与森林养生活动。住宿设施或建在森林内，或建于森林周边，以小木屋为主要形式，用于满足旅行者最基本的住宿需求。为了宣传包括森林养生活动在内的国内自然旅游，法国努力围绕此类"屋舍"打造品牌，通过各类品牌、标签吸引游客，助推当地旅游业的发展。其宣传主要通过当地旅游部门、网站以及人际传播。例如，自 2009 年起，该项目与马尔康杜国家自然公园共同开展"乐途旺思"森林漫步项目；围绕《阿尔卑斯滨海省健步步道规划》建设森林步道，为公众走进森林提供更多便利条件，国家林业局负责步道的维护与管理，现该省内已建设包括森林步道在内的 6500 km 步道网，并配以明显标志（包括 4700 处标识，8000 个松木刻的箭头牌）。然而，"乐途旺思"等森林小屋推进过程较为缓慢，主要阻力是资金不足，推动地方政府为建造旅舍筹集资金较为困难。

此外，法国旅游主管部门也积极开拓乡村屋舍市场，将私有房屋纳入国家"屋舍"品牌之下。围绕"屋舍"品牌发展的旅游线路当中，也涉及森林、山地旅行，吸引游客走进森林，运动休闲。法国有诸多酒店提供含有森林漫步的疗养项目，如阳光温泉连锁酒店的圣-阿芒-源泉酒店紧邻 5000 $hm^2$ 森林，位于斯卡披斯库省自然公园内，该酒店推出的疗养项目中含森林漫步活动，与温泉疗养、塑形及健身等活动相配套，帮助乳腺癌患者进行术后恢复。

### （三）芬兰

芬兰作为森林资源极为丰富的国家，是世界上最早开始发展森林旅游的国家之一。为了保障森林户外休闲活动，芬兰颁布了相关政策法规。《芬兰森林法》保障了"普通人的权利"，即自由进入森林和乡村的权利。1973 年颁布的《芬兰户外娱乐法》对徒步路线、国家远足区和露营地等有明确规定，界定了国家远足区的地位，视其为国家重要的休闲场所。野生与自然旅游发展休闲旅游项目规划（2003 年）作为国家层面政治文件，强调户外休闲统计数据的重要性。2007 年环境部颁发的户外娱乐法及国有土地上开发休闲和自然旅游的项目（1996 年），利用早期户外娱乐研究结果，开展步道和娱乐区规划和管理，特别是自然旅游和区域土地利用规划。

据 2013 年统计，芬兰林业产值是整个国民经济的 4%，其中 30% 来自森林康养休闲活动，包括森林徒步、自然观光及浆果和蘑菇等非木质产品采摘等活动。芬兰的森林康养形式主要包括：森林徒步休闲、森林采摘、森林狩猎、森林桑拿等。近些年流行的森林康养活动还包括森林绘画摄影、森林音乐、森林瑜伽、森林太极、森林食疗、森林药膳等。森林徒步远足等户外活动被医学界建议为一些疾病的替代疗法，良好的森林资源为户外休闲消遣提供了广阔的场所。自 1938 年以来，芬兰共建立了 40 个国家森林公园，其中 30 个公园建在人口密集的南部森林公园区，建立这些公园的目的就是为了给人们提供一个享受自然、放松自己的场所。据统计，每年 97% 的芬兰人会进行森林户外徒步活动。

为了保障公众在国有林中进行休闲活动的安全和便利，林务局管理和维护国有林区域相关基础设施和非营利性服务。截至 2016 年，林务局维护管理 3.8 万 km 森林道路、6308 条标记的徒步路线和 2907 个休息区。林务局还为社会提供志愿者活动，2016 年有 211 个志愿者项目、3788 个志愿者参与；为学生提供实训学习的机会，举办森林游览和专题讨论会。森林生态旅游休闲、徒步服务等业务也为当地提供了大量的就业机会。

## 第二节 中国森林康养产业发展典型案例分析

### 一、与医疗产业融合类

**北京八达岭国家森林公园森林疗养基地**

北京八达岭国家森林公园总面积 2940 $hm^2$，2005 年由国家林业局批准成立，是国家级森林公园，是北京市开展森林疗养实践与研究活动的重要场之一。2020 年，八达岭林场成为全国首个符合本土认证标准的森林疗养基地，是北京市园林绿化局管辖的事业单位。其具体森林疗养业务由北京八达岭森林公园有限公司负责运营管理。

北京八达岭国家森林公园森林疗养基地的森林覆盖率达到 57%，以油松、侧柏、黄栌、暴马丁香等植物为主，公园海拔 600~1000 m，空气负离子高达 3650 个/$cm^3$，非常适合发展森林疗养。

北京八达岭国家森林公园内建有国内首家中韩合作森林体验中心，总面积为 450 $hm^2$，分为森林体验馆和户外体验区两个部分。森林体验馆新颖别致，体现了建筑与自然融为一体的设计理念，馆内展陈和体验设计充分挖掘了森林的文化价值。森林体验馆建筑面积 856 $m^2$，分为四个展厅，主要展示八达岭森林的历史变迁以及长城与森林的关系、八达岭森林大家族、八达岭森林产物和森林与艺术，同时建设有图书阅读区和手工作业区，共设计了 13 个展区 42 个展项。户外体验区设有森林教室、观景台、EM 实验室、树屋帐篷露营地、五感体验径等。2017 年，户外体验区又完成了森林手工与标本室、杏花沟森林体验径及森林康养中心等基础设施建设。

近年来，北京八达岭国家森林公园不断完善疗养步道、露营地、疗养馆等设施，编制了针对高血压人群和更年期女性的森林疗养课程，培养了一批森林疗养师和自然解说员。基地以"享受森林、疗养身心、爱护自然、保护环境"为核心理念，开展了丰富多彩的森林疗养与体验活动，还专门制定了五条森林疗养线路，分别是文化、童趣、运动、五感和解压。五感线路中，森林疗养师会引导人们打开各种感官，在森林课堂、松鼠之家、草药园等地感受森林的律动。近年来，北京大学公共卫生学院教授邓芙蓉在北京八达岭国家森林公园开展了大样本森林医学实证研究，证实森林环境对神经、心血管、呼吸和免疫系统都具有改善作用。北京八达岭国家森林公园森林疗养基地的运营模式对于森林疗养产业可持续发展、为市民健康管理提供一条新途径进行了有效、有益的探索，对引领全国开展森林体验与疗养具有十分重要的意义（图 8-1）。

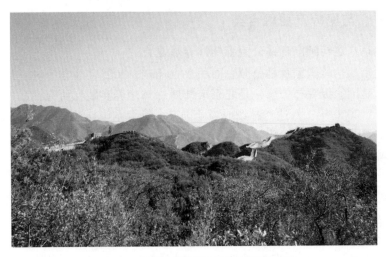

**图 8-1　北京八达岭国家森林公园秋景**

基地疗养课程 1~2 天不等，包括破冰游戏、森林漫步、森林冥想等。疗养人群还可以采集野生山楂树叶、酸枣树叶煮茶，分享心得，进行茶艺疗法。这里有一处华北最大的暴马丁香林——丁香谷，其花期在 6 月中旬，基地利用当季芳香植物进行精油按摩，放松情绪。疗养人群可以利用捡拾到的松塔、树叶等枯落物，制作手工品。基地利用一片油松林，搭建了人工"松鼠之家"，在安静的情况下，大家可以看到松鼠在林间跳来跳去。"森林之家"设置了面谈室，森林疗养师可以了解疗养人群生活和身体情况以及希望达到的疗养效果，并测量医学指标，用于活动前后身体数据对比。

## 二、与养老产业融合类

### 四川雅安海子山森林康养基地

四川省雅安市的海子山森林康养基地占地面积 7300 hm²，是世外乡村（控股）集团倾力打造的度假式居家康养基地，经科学规划、创新设计，通过旅游、度假、康养产业融合，打造世外桃源般的乡村度假区，在度假区为中国家庭呈现一个丰富旅游度假业态、完善生活机构、先进医疗体系、全时生活服务的康养度假之家。该基地规划投资金额为 300 亿元，2020 年6 月被国家林业和草原局、民政部、国家卫生健康委员会、国家中医药局联合评为"国家森林康养基地"（图 8-2）。

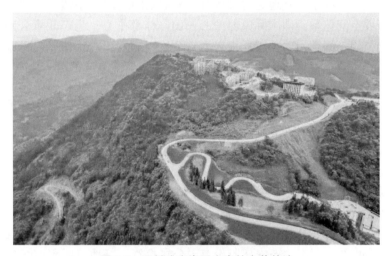

**图 8-2　四川雅安海子山森林康养基地**

海子山森林覆盖率达 98%，平均海拔约 1300 m，空气相对湿度 58%，夏季平均温度 21℃。海子山位于茶马古道的发祥地四川省雅安市，地处川西旅游康养咽喉之地，距成都 180 km；距周公山、柳江古镇、瓦屋山、雅女湖景区均在 30 km 范围内；1 h 车程直达峨眉山、青城山、乐山等旅游风景区，距贡嘎雪山直线距离 100 km。

海子山森林康养基地项目结合海子山丰茂的自然生态及历史悠久的青羌文化，充分依托高山、湿地、湖泊资源，借鉴国际山地度假发展模式和标准，以原山、森林、高山湖泊为核心，以康养为突破，将项目打造成集"旅游、文化、体育、健康、养生"为一体的高山森林康养度假标杆项目。其生态康养服务运营模式的核心理念是"新康养、新模式、新价值"。

①新康养。通过"生态康养基地开发+运营"，带来丰富且持续性优化的康养生活、文旅度假体验。

②新模式。通过全域康养生态圈建设，推行"国内首创的闭环式会员制居家度假"运营模式，通过政企联动，实现全产业参与的生态康养基地

建设模式。

③新价值。通过生态康养服务运营模式，打造全年龄段康养生活价值与康养服务体系产业链价值，为业主生活、健康、教育、旅行、投资等多元化的物质需求及精神追求提供深度服务，为当地带来产业和经济发展价值。

海子山森林康养基地通过打造"两心"+"四园"+"五小镇"的功能布局，组成康养空间体系，即国际康养中心、国际体育中心，生态儿童公园、生态文创公园、滨湖慢养公园、生态运动公园，湖韵康养小镇、艺术康养小镇、温泉康养小镇、运动康养小镇、欢乐康养小镇组成的康养空间体系。科学合理的空间功能布局，全面涵盖了每一位居民或游客生活所需的方方面面，让人们康养在动静皆宜的度假景区里，真正满足高品质康养生活的需求。通过多年的建设发展，海子山全面带动雅安形成全域旅游发展态势，成为雅安康旅文化品牌。

## 三、与教育产业融合类

### 福建鹭凯森林康养基地

鹭凯森林康养基地位于福建省漳州市的国营福建龙海双第华侨农场洲仔村，是由福建鹭凯生态农庄股份有限公司投资，基地总面积 106.7 hm²，是集休闲产业、研学教育、田园旅居等为一体的生态旅游度假区。该基地于 2020 年成为福建省首批省级森林康养基地。

基地依托的双第农场历史悠久、人杰地灵，因唐朝漳州府首名进士周匡物及其兄弟在此读书并"双双及第"，故名"双第"。基地四面环山，自然资源丰富，有罕见的珍稀蝴蝶类如裳凤蝶、燕凤蝶等种类，有国家Ⅱ级保护植物如红豆杉、榉树、蕨类等；森林覆盖率达 86.2%。基地属亚热带海洋性季风气候，年平均气温 21.5℃，空气清新、环境清静。基地周边有全国最大的多肉植物资源圃的仙人掌王国、土楼、蜗牛村、清安禅寺等人文旅游资源。便捷优越的区位交通、生态文明的养生环境、优质珍稀的温泉资源、独特的东南亚文化、优化完善的服务配套设施，赋予基地更加广阔的发展空间。

基地已投入建设资金 2 亿元，建成温泉康养、自然教育、园艺疗法等设施完善的基础设施。一是云鹭温泉康养区。康养区占地 5.33 hm²，露天汤池 37 个，含有原汤池、加料池、水疗功能池、儿童池、鱼疗池，以及石板温泉地热理疗区、干湿蒸房、室内理疗馆、休闲餐饮区、私密温泉汤屋等设施。二是森林康养步道及配套设施。基地内环山步道总长度约为 12 km，平均宽度在 3 m，依地势高差而建设。基地内沿线设置森林康养活动平台，每活动点间距离在 300 m 左右，并配套旅游厕所、休息座椅、休憩亭、医务室、妈妈小屋等公共服务设施。三是曼雅餐厅。餐厅特色以东南亚侨乡特色菜以及 30 余种植物药膳、养生菜为主。四是云鹭客栈。客栈整体采用东南亚建筑风格，背山面水，纯朴而恬静，配套 130 个床位。

基地探索"森林康养+"的产业融合发展模式，可提供 7 天 6 夜、6 天 5 夜、3 天 2 夜的森林康养课程，根据不同的时令、群体、天气提供温泉疗养、植物拓印、侨乡风情体验、茶话会等体验课程，辅以基地特色养生菜系，体验森林疗养之旅。

鹭凯云鹭温泉水质优良、水量充沛、矿化度高，其中偏硅酸含量达 121 mg/L、锶含量达 34.4 mg/L，达到命名矿水浓度的指标，故为优质珍稀温泉，于 2022 年获评国家四星级温泉企业。

基地依托现有的自然资源和地形地貌，不断丰富自然教育课程，重点突出徒步、攀岩、登山等户外拓展活动；自然游戏、自然观察、食育、四季农耕等体验式自然教育活动；自然景观生态的维护工作等生态保育活动；垃圾分类处理、环境教育、气象等环境保护工作；以及参观仙人掌王国、多肉植物组盆等活动。鹭凯研学实践教育基地是全国中小学生校外研学实践教育基地、福建省中小学生研学实践教育基地，开设爱国教育、自然教育、劳动教育等八大主题的课程体系。其每批次可同时接待 1100 人次开展研学活动，已累计接待百余所中小学校近 15 万余名学生进行研学实践活动。

基地项目落地以来，直接带动当地群众、退伍军人和大学生等就业；引领双第农场住宿业发展，鼓励村民经营开发侨乡食品、乡村旅游产品等；为周边乡村旅游经营点助力引流，助推龙海全域旅游的品牌。基地辐射农林、文化、旅游、体育、教育等多领域，提升社会效益效果显著。

## 四、与运动产业融合类

### 四川洪雅县玉屏山森林康养基地

四川省洪雅县玉屏山森林康养基地拥有 2333.3 hm² 人工柳杉林，主要以国有林场、自然保护区、国家森林公园等优质森林资源为依托，按照主题要素进行建设。基地内基本无常住人口和商业建筑，受相关林业政策制约，有条件前提下开发建设。康养小镇建设是在已有社区、常住人口和建筑业态基础上按照主题要素进行建设。基地通过自筹、PPP 模式，投入资金 4.5 亿元，完善了基础设施、产品配套，助推了产业升级(图 8-3)。

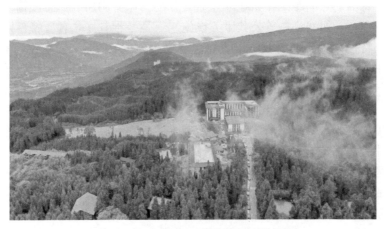

**图 8-3    四川洪雅县玉屏山森林康养基地**

玉屏山位于四川省洪雅县，森林覆盖率高达 98.6%，生态环境优美，平均海拔 1200 m，年均气温 16.6℃。基地现已建成玉屏山综合服务中心 4000 $m^2$、森林博物馆 1046 $m^2$、森林康养健康管理中心 600 $m^2$、森林露营地 50 亩、森林康养步道 11.9 km、旅游观光大道 6 km、树冠漫步 400 m，以及森林康养主题酒店、汽车露营地、彩虹滑道、山地全地形越野车赛道、休憩驿站等基础设施。

玉屏山森林康养基地以保护生态环境、建设美丽玉屏为主题，开展了休闲、健身、养生、养老、疗养、认知、体验等活动，提供促进人们身心健康的环境空间场地、配套设施和相应服务体系的康养综合体。基地以玉屏山独特的地理优势、优质的空气、宜人的环境，推动森林浴、日光浴、中药浴、森林冥想、森林膳食、森林休眠、森林漫步、森林住宿、森林静坐等；开展人才培养，组织康养团队进行健康管理师(森林康养师)、自然导师线上培训和专题班培训；与四川林业中心医院合作开展玉屏山森林康养 10 天 10 夜医学实证，并多次开展"森活玉屏，林动一生"森林康养活动；同步开发了滑翔伞、长板速降、自行车越野、玻璃栈道、空中溜索、树冠漫步、丛林穿越、射击、彩虹滑道、山地全地形车、森林迷宫、亲子过山车、森林越野、运动拓展等项目。国际长板速降公开赛每年举办，玉屏山国际滑翔伞基地成功举办亚洲滑翔伞选拔赛、四川首届滑翔伞锦标赛，"玉屏山杯"山地自行车越野赛、豪车俱乐部山地体验等丰富多彩的活动成为当地独具特色的产品，玉屏山也因此成为户外爱好者的天堂。

玉屏山森林康养基地的康养核心产品和服务主要包括："森活玉屏，林动一生"3天2夜、5天4夜、10天10夜森林康养套餐；常态开展森林量子SAP、森林禅茶、森林香道、森林瑜伽、太极、艾灸、熏蒸、身体成分检测等系列服务。最受消费者欢迎的康养产品是森林禅茶、森林香道、功法体验、园艺疗法、身体成分检测、艾灸、熏蒸、量子SAP等。玉屏山森林康养基地的"森林康养四步法""森林康养养生套餐""标识标牌系统""森林康养体系建设"成功纳入国家森林康养教程编写，完成玉屏山自然研学教材编写。作为洪雅县森林康养核心区域，玉屏山森林康养基地对全县森林康养做出了重大贡献，带动康养产品制造业、康养产品种植和养殖业、康养产品建筑业增加值增速分别平均为18%以上。2021年以来，玉屏山森林康养收入超过620万元。

## 五、与森林旅游融合类

### 贵州安顺黄果树旅游区

黄果树旅游区行政托管总面积为163 km²，包含黄果树风景名胜区、龙宫风景名胜区和大屯堡文化风景名胜区，旅游资源丰富。近年来，黄果树美食、夜游景区、大型文化演出、休闲运动、高端度假酒店等旅游项目不断丰富，正形成业态互补。根据《贵州省大健康产业"十三五"发展规划》，黄果树旅游区管委会通过综合研判，黄果树旅游区申报成为国家全域森林康养示范区。依托黄果树旅游优质资源和成熟市场，积极发展特色康养旅游产品，创新创建康养旅游模式，推动森林康养产业化、市场化快速发展，成为旅游区一个绿色发展增长极。

黄果树旅游区位于贵州省西南部，已开放景区森林覆盖率为78%以上，全区空气、水等环境质量均处于全国领先地位，空气质量达国家一级标准，水体达国家二类标准，全年环境空气优良率达100%。黄果树旅游区距省会贵阳市128 km，距安顺城区45 km，交通便利，区位优势明显，其中黄果树风景名胜区、龙宫风景名胜区是国家重点风景名胜和首批5A级风景名胜区。黄果树旅游区管理黄果树镇、白水镇、龙宫镇，辖区行政总面积258.6 km²，共有31个村居7.58万人。辖区山水风光秀丽、气候四季宜人、文化底蕴深厚，有亚洲第一的黄果树大瀑布，还有天星桥、石头寨、郎宫、滴水滩瀑布、屯堡文化旅游区等众多旅游景点。辖区年平均气温 15.1℃，年平均降水量 1300 mm。

　　黄果树旅游区建设的观瀑园苗医药森林康养基地，项目总投资 2 亿元，占地 333.3 hm²，其中森林 133.3 hm²。项目定位为"一二三产"融合发展，第一产业方面，主要发展林下中药材种植 1000 余亩，林下菌 500 余亩，林下养殖存栏 1 万羽，体验、科普及观光农业区 1000 余亩；第二产业方面，建设加工厂房逾 600 m²，主要用于中药材加工、农特产品加工和包装等，并建设农特产品展示区逾 2700 m²；第三产业方面，主要发展苗医药森林康养体验、森林徒步体验、垂钓，并依托苗医发展药膳养生、特色民宿体验等（图 8-4、图 8-5）。

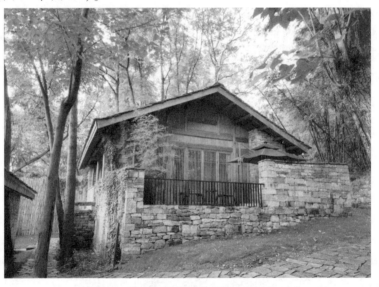

**图 8-4　黄果树旅游区特色民宿匠庐（1）**

　　黄果树旅游区通过柏联温泉酒店、匠庐村晓森林康养民宿、龙宫省级森林康养试点基地的提质建设，全面带动黄果树森林康养产业链条的完善、产品的创新、服务的提升。旅游区建立了多个健康管理中心，安装了中医体质辨识仪、人体漂浮水疗舱、太空亚健康管理仪器、亚健康检测仪、体适能测评管理仪、中医四诊仪、中医经络检测仪等康养设备，完成了森林康养步道、木质景观树标识牌、提示牌的建设；同时加强人员配置、培训，一般基地都配备 1 名身体健康的执业（中）医师、1 名健康管理师；为康养人员在进入和离开基地时分别进行基础健康和国民体质指标检测、数据采集和对比分析，针对不同体质人员开展推拿、针灸、按摩等中

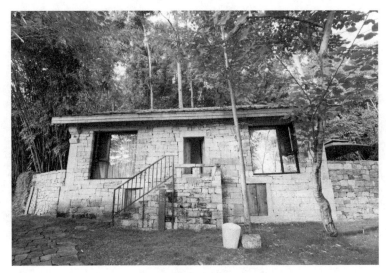

**图 8-5  黄果树旅游区特色民宿匠庐(2)**

医康复服务，并建立健康档案；建立健全健康管理中心管理制度、工作流程、操作规范等规章制度，实施规范化、制度化管理。

## 六、与乡村振兴融合类

### 贵州安顺阿宝塘康养旅居生态谷

阿宝塘康养旅居生态谷所属白岩镇镇区规划范围内，规划面积 81.93 $hm^2$（图 8-6）。由贵州伍贰零智慧旅游有限责任公司投资开发并运营管理的一个项目，它与安顺市普定县乡村振兴特色民宿村项目相融合，同步开展规划、建设。康养旅居生态谷立足当地深厚的文化底蕴，充分利用优异的地理位置及自然旅游优势，大力发展乡村文化旅游，推动文创、文旅产业深度融合，全力推动经济社会高质量发展。

康养旅居生态谷所在村庄是贵州省安顺市普定县白岩镇讲义寨。讲义寨是一个拥有 600 多年历史的古村落，四周青山环绕，山清水秀，有神秘的阿宝塘，有苗族的芦笙歌舞。该村的古建筑、古民俗、古文化等民族风情获得省、市、县有关部门及专家的高度评价。项目管理公司前期主要通过租赁改造农户老旧住房，形成一批连片、具有民俗风情的特色民宿，以及修建崇德路，极大便利了当地农户出行，也方便游客到讲义寨旅游体验，同时，也为本地的农家乐迎来了新机遇。近几年，阿宝塘康养旅居生

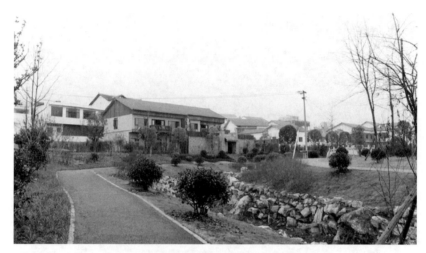

**图 8-6　贵州安顺阿宝塘康养旅居生态谷**

态谷以现有的森林康养资源作为发展基础，依靠自然生态环境和人文历史资源，做好基础设施建设，增强接待服务能力，丰富产品种类，构建阿宝塘康养旅居生态谷发展基础，打造特色鲜明的康养产业品牌。

　　阿宝塘康养旅居生态谷位于白岩镇镇区南部，普定县东南面，距安顺市区 5 km，距普定县区 13 km，依托其优越的地理位置，具有完善的航空、高铁、高速公路交通网络系统，外部交通较为便利。

　　阿宝塘康养旅居生态谷根据"一个传承传统文化，承载乡愁的地方；一个立业安家、休养生息的地方"及森林康养市场形式发展，进一步调整、完善森林康养项目和产品，深度挖掘基地产品特色，形成"生态、旅游、养生、文化体验"等为一体的可持续发展的森林康养服务体系；加快提升服务水平，进一步树立阿宝塘康养旅居生态谷的品牌。建成国内一流的国家级森林康养示范基地，彻底打响"秀美康养谷，生态健康城"的知名品牌。

　　阿宝塘康养旅居生态谷在做好森林康养服务的同时，充分利用当地资源优势，提供农业生产体验游、农村生活体会游、农家饮食品尝游等特色乡村旅游服务，为村民的经营汇聚了更多人气，促进了乡村产业兴旺，巩固了脱贫攻坚成果，对普定县乃至安顺市的经济社会发展都具有十分重大的意义和作用。

## 七、与养生产业融合类

### 台湾台中大坑日光温泉会馆

在中国台湾省台中市东北郊大坑风景区内，有一座日光温泉会馆的休闲中心，它耗时两年斥资 6 亿元打造，融合中国与东南亚度假风情，时尚中带着东方禅意。馆内分为 26 间精致套房与半露天式景观室内汤池，室内楼层挑高天井，让空间充满干净清澈的明亮视觉感；简约的极致品味、大面落地窗，让人在"泡汤"时能融入大自然。会馆包含户外大众池、男汤、女汤、桧木烤箱、蒸汽室、儿童戏水池、水流 SPA 区，其中，水流 SPA 区有超音波池、气泡按摩床、漩涡浴、浮浴、流瀑冲击浴、按摩浴、水中健康步道等。宽敞浴池伴着青翠山峦，仿佛沐浴在大自然的怀抱；能够洗刷疲惫的水流 SPA，随着温暖日光恣意洒落，是一场身、心、灵均衡的乐活形态。

日光温泉会馆所在的大坑风景区最高海拔 850 m，这里属水源涵养林，地势陡峭，少人为开发，原始风貌迷人。远古时代经历了两次冰河期的造山运动，孕育了这里丰富的自然资源。春秋时节，人们也愿意穿越步道，这里是台中市热门的登山健行好去处，目前已开辟了 10 条登山穿越的步道。各步道间相互通达，并设有凉亭、休息平台供人小憩。其中，5 号步道呈南北纵向，沿山棱串联起 1~4 号步道，沿途坡度平缓且环状相连，绕行一圈不到 3 km，一向为游客的最爱。5 号步道由中兴岭附近的新五村头科巷登山口进入，悠长的原木栈道纵横其间，绿荫浓密。沿棱线而行，大坑山区秀丽山景一览无遗，天气晴朗时，还可远眺台中市区、大甲溪及雪山山脉。当健行者大汗淋漓时，也正是"泡汤"的最佳时机。每一池温泉都能让游客尽情伸展四肢，在水疗的作用下异常舒适，体味养生之道。

## 八、其他特色产业类

### (一)遵义市凤冈县全域森林康养示范县

贵州省遵义市凤冈县面积为 1885 km²，森林覆盖率达 60.58%。凤冈县委、县政府坚定"康养天堂·锌硒凤冈"发展定位，把康养文旅产业作为五大主导产业之一，明确了以森林康养为引领，医疗康养、瑜伽康养、功能性食品开发、康养文旅一体同步发展的康养产业体系。凤冈县制定出台《关于建设健康凤冈、打造森林康养小城的决定》《凤冈县深化医药卫生体制改革实施意见》《凤冈县加快康养产业发展实施意见》，为森林康养产业指明发展方向。2020年，凤冈县被成功创建为国家级全域森林康养试点建设县，并入选"全国依托林草资源发展生态旅游典型案例"。

凤冈县围绕森林观光、度假、养生等广泛编制项目，积极争取各级资金支持；组建凤冈县锌硒康养旅游投资(集团)有限公司，充分整合发展改革、林业、民政、旅游等专项资金，集中用于森林康养产业发展；推动组建凤冈县大健康产业协会，采取SPV模式联合森林康养各市场主体力量，促进政、企、银、社、研良性互动；通过深度挖掘本土丰厚传统文化，立足土司文化、农耕文化、少数民族文化、茶文化等标志性文化符号，将茶海之心、长碛古寨、九龙生态养生园、万佛峡谷等森林康养景点进行重点打造，全面带动了森林康养产业的发展。凤冈县现有建设较完备的森林康养基地5家、省级森林乡镇3个、森林村寨8个、森林人家72家，其发展森林康养产业载体数量居贵州省之最，森林康养产业发展已成为全县发展的较重要产业。凤冈县依托优美自然生态优势，紧扣医养、食养、农养、休养、混养"五大"模式，科学编制规划，完善功能布局，有序推动生态保护、茶文化传承、自然教育、中医保健、中医理疗、温泉疗养、林下经济、养生食品研发及森林观光、度假、养生、探险、科普等40余个项目的发展。以康养产业为纽带，有机农业、医疗、养老、教育等产业为主的相关产业联动机制已基本形成。

凤冈县位于北纬27°，是世界公认的优质茶产业带。该产业带四季分明，气候温和，降水相对比较丰沛，极为适宜茶树生长，以盛产优质茶叶著称(图8-7)。凤冈县所产名茶包括西湖龙井、黄山毛峰、祁门红茶、洞

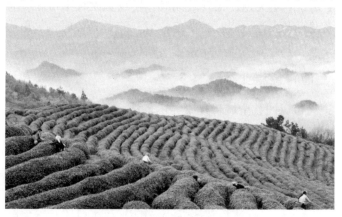

图8-7　贵州省凤冈县高山茶树

庭碧螺春、太平猴魁、凤冈锌硒茶等，均具有外形和内质俱佳的特点。凤冈茶寿山森林康养度假区，是近两年投资2亿元建成的"茶园+酒店+研学+度假"于一体的国家级康养基地。该度假区林中有茶，茶中有林，行走其间，凉风习习，风景如画，早已从简单的茶园变成森林、茶庄、茶旅、康养于一体的风景区，随着森林产业的发展，一年四季游客趋往。附近的村民，常年采茶于此，殷实了好多幸福的日子，使凤冈锌硒茶的品牌更加响亮。

**（二）福建省三明市全域森林康养示范市**

福建省三明市森林面积181.2万hm²，森林覆盖率78.73%，森林空气负离子平均浓度1500个/cm³，空气、水、土壤质量居全国、全省前列，香樟、柏类等精气类植物多。2019年以来，三明市充分发挥林业绿色生态和"林深、水美、人长寿"优势，大力发展森林康养产业，被授予全国森林康养基地试点建设市。截至目前，全市共有国家森林康养基地2个，省级森林养生城市3个、省级森林康养小镇12个、省级森林康养基地32个，市级运动森林康养基地5个，唱响了"中国绿都·最氧三明"品牌（图8-8）。

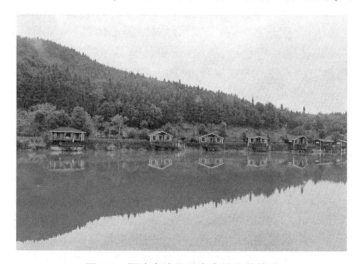

**图8-8　福建省沙县马岩森林康养基地**

三明市委、市政府推动全域森林康养的主要经验包括以下方面。

1. 高位推动，打造全域化产业

一是做好顶层设计。出台《三明市发展全域森林康养产业的意见》《三明市促进康养产业发展实施方案》，编制《三明市全域森林康养产业"十四五"发展规划（2020—2025）》，制定森林康养基地评定办法、健康管理中心建设标准、样板基地认定办法等系列配套政策，加快推进森林康养基地基础设施建设，培育森林康养产业新业态。二是做好示范引领。以"全域康养"为主线，积极打造富有三明特色的示范样板基地，确定了沙县马岩等四家森林康养基地为三明市首批森林康养样板基地，并与中国台湾森林休憩保育协会等机构合作，在三元格氏栲建立首个两岸融合森林康养基地。三是做好人才培养。各县（市、区）组织举办各类森林康养短期培训班，培养并储备了一批森林康养管理和专业人才。

2. 特色拉动，培育差异化产品

一是注重医养结合。市级及以上森林康养基地全部建立健康管理中心，配备医学自助检测设备、中医康复场所及设施、应急救护设施和药品，有稳定合作的医疗机构，开通医保报销系统。与中国林学会森林疗养分会合作，设立并启用全国首个森林疗养工作站，合作开展森林疗养课程设计、医学实证研究、初级森林疗养师培训等相关项目 13 个，帮助开展人才培训及规划设计，助推森林康养产业发展。二是注重特色开发。因地制宜发展多层次、多种类康养业态，打造清流天芳悦潭"森林+温泉疗养"、沙县马岩"森林+食疗养生"、泰宁境元"森林+静心休养"、明溪旦上"森林+观鸟休闲"等森林康养特色产品，打造出具有县域特色的森林康养业态。三是注重药膳产品开发。成立三明市"明八味"产业研究院，举办三明道地药材"明八味"产业振兴论坛，开展道地药材"明八味"评选，编印"明八味"宣传手册，制作"明八味"宣传片，打造道地药材品牌。整理乡土药膳近 200 种，并按功能细分出睡眠药膳 53 种、四季养生和慢性病药膳 137 种，出版发行《三明乡土药膳》书籍，提供基地开发使用。

3. 促销带动，扩大市场化客源

一是着力打造品牌。注册"中国绿都·最氧三明"系列商标，设计森林康养基地 LOGO 和"森林康养增强人体免疫力"宣传漫画，编印三明市森林康养基地手册、产品宣传册、招商手册，拍摄森林康养新春宣传视频。二是着力抱团发展。成立三明市森林康养协会、森林康养基地"十养"联盟，促进森林康养基地建立共享、联络工作机制，将森林康养基地"串珠成线"，组成精品线路，统一宣传推介，形成整体发展优势。三是着力宣传推介。借助林博会平台，开展森林康养产业展示展销、森林康养论坛、森林康养专场招商推介、森林康养直播推介等系列活动，提升三明森林康养的辐射力。

4. 合力促动, 形成一体化机制

一是建立工作专班机制。二是建立要素保障机制。三是建立责任考核机制。

三明市发展森林康养产业, 开辟了推动生态资源变资产、资产变资金的新路径, 同时带动了当地文旅康养产业发展。2021 年, 三明全市康养基地实现营业额 15.81 亿元, 实现税收收入 2.84 亿元。三明市积极发挥全国林改、医改先进市优势, 发展森林康养产业, 融入了全国、全省推进健康中国建设和绿色发展的大局, 探索丰富了"健康中国"建设的新内容。三明市发展森林康养产业, 带动山区林区种植业、养殖业、加工业和服务业的发展, 增加了当地农民就业岗位, 让他们有机会到工程项目建设中务工; 发展林下种植、养殖, 参与民宿改造、房屋出租和经营, 提高工资性、经营性、财产性收入, 带动农民脱贫致富, 助力乡村振兴。

# 参考文献

阿岸佑幸，2009. 温泉与健康[M]. 东京：岩波书店.

白凌霄，2020. 基于"森林康养"理念的茂云山国家森林公园总体规划研究[D]. 西安：西安建筑科技大学.

柏方敏，李锡泉，2016. 对湖南发展森林康养产业的思考[J]. 湖南林业科技，43（3）：109-113.

班瑞益，2001. 园艺疗法辅助治疗慢性精神分裂症病人效果观察[J]. 护理学杂志，16（9）：518-520.

布莱恩·E. 贝森，佘美萱，2015. 美国当代康复花园设计：俄勒冈烧伤中心花园[J]. 中国园林（1）：30-34.

陈欢，章家恩，2007. 植物精气研究进展[J]. 生态科学（3）：281-287.

陈佳丽，2020. 加强职工心理疏导促进企业和谐发展[J]. 工会博览，814（13）：30-31.

陈建勋，马良才，于文龙，等，2006. "健康管理"的理念和实践[J]. 中国公共卫生管理（1）：7-10.

陈金水，2018. 中医学[M]. 北京：人民卫生出版社.

陈隽情，2016. 学国外，重点在"养"不在"游"[J]. 中国林业产业（5）：40-41.

陈君石，黄建始，2007. 健康管理师[M]. 北京：中国协和医科大学出版社.

陈荣来，2014. 城市绿化彩叶树种培育技术及应用[J]. 林业科学（1）：1-5.

陈思羽，2021. 森林旅游及其在我国的发展——评《中国森林旅游论》[J]. 林业经济，43（6）：98.

陈心仪，2021. 我国森林康养产业发展现状与展望[J]. 山西财经大学学报（1）：50-52.

陈鑫峰，沈国舫，2000. 森林游憩的几个重要概念辨析[J]. 世界林业研究，13（1）：69-76.

陈炎冰，1940. 温泉与医学[M]. 北京：中华书局.

陈炎冰，1956. 温泉的医疗作用[M]. 北京：人民卫生出版社.

陈之罘，李惠兰，2013. 中国传统康复治疗学[M]. 北京：华夏出版社.

程希平，陈鑫峰，叶文，等，2015. 日本森林体验的发展及启示[J]. 世界林业研究，28（2）：75-80.

楚梦天，南海龙，马莹，等，2020. 北京市城市森林环境中人群心肺功能及心理情绪相关指标的短期变化[J]. 环境与职业医学，37(2)：162-180.

大塚吉则，2012. 温泉疗法——通往健康之路[M]. 北京：华夏出版社.

大塚吉则，2018. 温泉疗法——源于温泉与自然的健康良方[M]. 北京：华夏出版社.

但新球，1994. 森林公园的疗养保健功能及在规划中的应用[J]. 中南林业调查规划，13(1)：54-57.

邓芙蓉，李晨，2022. 森林疗养与人群健康[J]. 环境与职业医学，39(1)：1-3.

邓三龙，2016. 森林康养的理论研究与实践[J]. 世界林业研究，29(6)：1-6.

董玉整，2003. 亚健康及其产生的三个主要原因[J]. 中华流行病学杂志(9)：9-10.

杜玲莉，2020. 日本森林康养产业发展历程分析[J]. 现代商贸工业(27)：47-48.

段金花，2019. 森林康养基地生态旅游资源开发潜力评价研究[D]. 济南：山东师范大学.

段金花，李平，2019. 森林康养产业发展研究综述[J]. 四川林业科技(2)：105-108.

范亚宁，袁家根，耿盼，等，2022. 秦岭北麓及周边生态系统水质净化功能评估[J]. 环境科学与技术，45(3)：64-72.

范玉义，戴增强，赵玉英，2005.《黄帝内经》饮食疗法探讨[J]. 河南中医学院学报(3)：11-12.

方婧，2017. 中医针灸：中国文化走向世界的"新名片"[J]. 现代养生，10(16)：15.

房慧聪，2019. 环境心理学：心理、行为与环境[M]. 上海：上海教育出版社.

福建省标准化研究院，海峡两岸茶叶交流协会，2019. 福建名茶冲泡与品鉴[M]. 福州：福建科学技术出版社.

傅伯杰，于丹丹，吕楠，2017. 中国生物多样性与生态系统服务评估指标体系[J]. 生态学报，37(2)：341-348.

高靓，2008. 英国学校外出活动需要注意什么[J]. 教育理论与实践，28(18)：57.

高峻，2021. 旅游景区管理[M]. 北京：高等教育出版社.

高尚士，2000. 神奇的森林医院[J]. 园林科技(3)：40-41.

高显恩，1988. 现代疗养学[M]. 北京：人民军医出版社.

高岩，2005. 北京市绿化树木挥发性有机物释放动态及其对人体健康的影响[D]. 北京：北京林业大学.

公旭洁，陈亮明，2021. 森林公园中介入园艺疗法活动对居民的身心健康影响研究[J]. 绿色科技，23(11)：1-5, 35.

顾先宇，2016. 高校体育户外运动安全策略探究[J]. 亚太教育(19)：90-91.

郭俊刚，王淑娟，2008. 森林旅游区噪声污染研究[J]. 科技创新导报(21)：196.

郭诗宇，汪远洋，陈兴国，等，2022. 森林康养与康养森林建设研究进展[J]. 世界林业研究，35(2)：28-33.

郝培尧，2007. 北京芳香植物资源开发利用初探[J]. 山东林业科技(4)：64-67.

郝英，2019. 普通高校体育运动风险管控研究［J］. 湖北经济学院学报，16（11）：155-157.

何仁伟，2020. "两山"理论视角下的乡村振兴战略研究［J］. 环境与可持续发展，45（6）：98-99.

侯立松，2022. 四道林场森林康养冥想空间探析［J］. 城市建筑，19（15）：191-194.

侯英慧，丛丽，2022. 日本森林康养政策演变及启示［J］. 世界林业研究，35（2）：82-87.

胡俊东，2021. 生物多样性保护意义研究［J］. 中国战略新兴产业（14）：27.

黄海霞，李建龙，黄良美，2008. 南京市小气候日变化规律及其对人体舒适度的影响［J］. 生态学杂志，27（4）：601-606.

黄建始，2007. 什么是健康管理？［J］. 中国健康教育（4）：298-300.

黄雪丽，张蕾，2019. 森林康养：缘起、机遇和挑战［J］. 北京林业大学学报（社会科学版），18（3）：91-96.

黄艳华，2019. 论森林康养的功能、价值及路径［J］. 湖南生态科学学报，6（2）：38-42.

冀慧萍，2019. 我国发展森林康养产业的探究［J］. 经济研究导刊，405（19）：38-40.

贾治邦，2011. 在全国森林旅游工作会议上的讲话［J］. 热带林业，39（4）：4-9.

江绪旺，俞书涵，詹丽玉，2021. 森林康养视角下五感疗法对大学生心理韧性的影响［J］. 自然保护地，1（4）：80-89.

姜俊，王小平，南海龙，等，2019. 基于多功能经营理念的我国森林康养林经营对策研究［J］. 世界林业研究，32（2）：97-101.

姜志，2019. 群体效应对环保产品被动采纳的影响研究［D］. 沈阳：东北大学.

蒋有绪，2002. 森林生态学的任务及面临的发展问题［J］. 应用生态学报，13（3）：347-348.

解健闯，2010. 中医药学的饮食疗法——食疗在预防治疗疾病中的方法作用［J］. 辽宁中医药大学学报，12（4）：100-102.

靳芳，鲁绍伟，余新晓，等，2005. 中国森林生态系统服务功能及其价值评价［J］. 应用生态学报，16（8）：1531-1536.

靳宁，景元书，武永利，2009. 南京市区不同下垫面对人体舒适度的影响分析［J］. 气候与环境研究，14（4）：445-450.

康宁，李树华，李法红，2008. 园林景观对人体心理影响的研究［J］. 中国园林（7）：69-72.

柯水发，2013. 林业政策学［M］. 北京：中国林业出版社.

孔令谦，2015. 中医养生之道［J］. 现代养生（9）：28.

兰思仁，戴永务，沈必胜，2014. 中国森林公园和森林旅游的三十年［J］. 林业经济问题，34（2）：97-106.

兰正文，1994. 向大自然要健康——"自然疗法"扫描[J]. 知识就是力量(2)：38-39.

黎云昆，李春庆，周彩贤，2005. 美国森林健康考察一瞥[J]. 中国林业(19)：38-39.

李晨，刘珊，楚梦天，等，2022. 短期森林疗养活动对年轻健康个体部分身心健康指标的影响[J]. 环境与职业医学，39(1)：4-9.

李春艳，熊晓玲，2020. 健康管理与健康促进[M]. 武汉：武汉大学出版社.

李法红，李树华，刘国杰，等，2008. 苹果树花叶的观赏活动对人体脑波的影响[J]. 西北林学院学报(4)：62-68.

李景，2017. 森林康养健康中国新产业[J]. 中国林业产业(3)：21-22.

李俊，凌洁，2008. 户外运动俱乐部活动组织的风险管理操作程序研究[J]. 浙江体育科学(3)：13-16.

李可用，赵莉，2009. 质量管理与认证[M]. 沈阳：东北大学出版社.

李萌，2020. 楚雄州森林康养产业发展调研报告[J]. 云南林业(12)：74-81.

李明奎，1983. 森林——人类的保健医生[J]. 新疆林业(4)：53-54.

李卿，2013. 森林医学[M]. 北京：科学出版社.

李树华，2000. 尽早建立具有中国特色的园艺疗法学科体系(上)[J]. 中国园林，16(3)：17-19.

李树华，2011. 园艺疗法概论[M]. 北京：中国林业出版社.

李树华，康宁，姚亚男，等，2015. 中国特色园艺疗法体系建立的机遇与展望[M]. 北京：中国林业出版社.

李树华，张文秀，2009. 园艺疗法科学研究进展[J]. 中国园林(8)：19-23.

李鑫，虞依娜，2017. 国内外自然教育实践研究[J]. 林业经济，39(11)：12-18.

李艳慧，2017. 浅谈艾灸疗法应注意的几个问题和禁忌事项[J]. 健康周刊(15)：65-66.

李祗辉，2021. 韩国森林疗愈服务体系建设及其对我国森林康养产业发展的启示[J]. 林业调研规划，46(5)：59-64.

李祗辉，2021. 韩国自然休养林发展及启示[J]. 世界林业研究，34(2)：101-105.

李智勇，斯特芬·曼，叶兵，2021. 主要国家《森林法》比较研究[M]. 北京：中国林业出版社.

励建安，黄晓琳，2018. 康复医学[M]. 北京：人民卫生出版社.

林昆仑，雍怡，2022. 自然教育的起源、概念与实践[J]. 世界林业研究，35(2)：8-14.

林忠宁，蓝崇钰，2000. 空气氧含量及其与健康效应关系[J]. 生态科学，19(1)：91-94.

琳达晓乔，2018. 舞动——以肢体创意开启心理疗愈之旅[M]. 北京：中国人民大学出版社.

刘朝望，王道阳，乔永强，2017. 森林康养基地建设探究[J]. 林业资源管理(2)：93-

96，156.

刘华亭，1984. 森林浴：绿的健康法[M]. 台北：大展出版社有限公司.

刘建华，彭云怀，段瑞华，2017. 健康管理理论与实践[M]. 北京：世界图书出版公司.

刘瑾，2018. 森林体验与养生规划研究——以建宁森林特色小镇为例[D]. 北京：中国林业科学研究院.

刘婧怡，2022. 观赏性芳香植物在室内绿化中的应用前景[J]. 现代园艺，45(8)：131-133.

刘军，贾梅，2018. 中国营地教育完全手册[M]. 北京：中国民主法制出版社.

刘克敏，2012. 物理疗法与作业疗法研究[M]. 北京：华夏出版社.

刘立军，2016. 森林疗养放飞梦想——森林疗养在中国的发展现状[J]. 国土绿化(12)：16-19.

刘璐，秦华，2010. 浅谈园艺疗法在地震灾民心理康复中的应用[J]. 西南农业大学学报(社会科学版)(2)：229-231.

刘思思，乔中全，金天伟，等，2018. 森林康养科学研究现状与展望[J]. 世界林业研究，31(5)：26-32.

刘拓，何铭涛，2017. 发展森林康养产业是实行供给侧结构性改革的必然结果[J]. 林业经济，39(2)：39-43.

刘越，李雨珊，单姝瑶，等，2021. 甘肃祁连山国家级自然保护区水源涵养量的时空变化[J]. 草业科学，38(8)：1420-1431.

刘照，王屏，2017. 国内外森林康养研究进展[J]. 湖北林业科技，46(5)：53-58.

刘志勇，左铮云，乐毅敏，2020. 中医药膳学[M]. 北京：中国中医药出版社.

龙继军，曾亦斌，张少生，2020. 美国青少年户外教育发展的现状、特征与启示[J]. 广州体育学院学报，40(2)：38-43.

鲁滨逊·格雷戈里，1985. 森林资源经济学[M]. 许伍权，赵克绳，张承襄，等译. 北京：中国林业出版社.

陆萍，姚雷，2019. 芳香按摩实践[M]. 北京：中国中医药出版社.

陆元昌，2006. 近自然森林经营的理论与实践[M]. 北京：科学出版社.

罗翱，孟祥江，唐成林，等，2018. 重庆森林康养资源开发利用的中医药关键技术研究探讨[J]. 科学咨询(27)：20.

吕志平，周迎春，赵进军，2003. 《本草纲目》饮食疗法[M]. 北京：人民军医出版社.

马德辉，王赟，高建玉，等，2020. 对森林康养产业发展的思考[J]. 林业调查规划，45(6)：105-107.

马国勇，刘刚，孙宏文，2019. 森林生态经济学[M]. 北京：企业管理出版社.

马继兴，2009. 中医药膳学[M]. 北京：人民卫生出版社.

马建章，1998. 森林旅游学[M]. 哈尔滨：东北林业大学出版社.

马烈光，蒋力生，2016. 中医养生学[M]. 北京：中国中医药出版社.

马娅，2019. 森林康养产业：林业供给侧改革新路径[J]. 中国林业经济(6)：90-92，125.

马娅，2021. 森林康养产业与区域经济发展研究[D]. 南京：南京林业大学.

孟沛欣，郑日昌，蔡煌基，等，2005. 精神分裂症患者团体绘画艺术干预[J]. 心理学报，37(3)：403-412.

孟沛欣，2009. 艺术疗法——超越言语的交流[M]. 北京：化学工业出版社.

孟晓媛，刘继东，段阿里，等，2022. 《黄帝内经》养生理论的内涵与当代价值[J]. 中华中医药杂志，37(2)：989-991.

米湘成，郭静，郝占庆，等，2016. 中国森林生物多样性监测：科学基础与执行计划[J]. 生物多样性，24(11)：1203-1219.

牟耀杰，邵景安，郭跃，等，2019. 近自然经营理念下森林康养环境营造研究展望[J]. 林业经济，41(8)：49-55.

南海龙，马红，邹大林，等，2015. 日本森林疗养概况及对北京的启示[J]. 绿化与生活(3)：52-55.

南海龙，2019. 森林疗养漫谈[M]. 北京：中国林业出版社.

潘润德，2008. 绘画治疗在情绪障碍中学生的临床应用[J]. 中国健康心理学杂志，16(7)：749-750.

钱学技，王高玲，申俊龙，2021. 健康管理模式与路径的新思维[M]. 南京：南京大学出版社.

秦超，2020. 森林康养知多少[J]. 环境经济(15)：70-71.

秦明达，2020. 森林康养消费需求影响因素研究[D]. 北京：北京林业大学.

仇伟欣，范为字，2000. 自然疗法介绍[J]. 中国中医药信息杂志，7(2)：87.

上原严，清水裕子，住友和弘，等，2019. 森林疗养学[M]. 北京：科学出版社.

邵青还，2003. 对近自然林业理论的诠释和对我国林业建设的几项建议[J]. 世界林业研究，16(6)：1-5.

沈海花，朱言坤，赵霞，等，2016. 中国草地资源的现状分析[J]. 科学通报，61(2)：139-154.

施洪飞，方泓，2021. 中医食疗学[M]. 北京：中国中医药出版社.

石春娜，姚顺波，2018. 生态马克思主义视角下的"绿水青山就是金山银山"理论内涵浅析[J]. 林业经济，40(3)：7-10.

史云，董劭璇，殷海萍，等，2019. 森林康养模式研究[J]. 合作经济与科技(8)：12-15.

束怡，楼毅，张宏亮，等，2019. 我国森林康养产业发展现状及路径探析——基于典型地区研究[J]. 世界林业研究(4)：51-56.

斯米尔诺夫·卡明斯基，1958. 疗养学[M]. 北京：人民卫生出版社.

宋宁，周欣，弓宝，等，2021. 中医芳香疗法历史溯源及现代临床应用初探[J]. 香料香精化妆品(6)：94-98.

宋维明，2020. 关于森林康养产业发展必然性与路径的思考[J]. 林业经济(1)：3-8.

宋维明，2021. 森林康养企业运营管理[M]. 北京：中国林业出版社.

宋增文，向宝惠，钟林生，2008. 青海北山国家森林公园空气负离子资源生态旅游开发研究[J]. 林业经济问题，28(3)：211-214.

宋子健，2021. 森林康养基地适宜性评价研究[D]. 上海：华东理工大学.

苏丹华，李克寒，曹光磊，等，2015. 国有林场中央财政补贴森林抚育技术[J]. 现代农业科技(11)：200-201.

孙抱朴，2015. 森林康养——大健康产业的新业态[J]. 经济(10)：82-83.

孙丛艳，张怀明，2014. 疗养地理学[M]. 北京：人民卫生出版社.

孙思邈，2008. 备急千金要方[M]. 北京：华夏出版社.

孙一，牟莉莉，江海旭，等，2021. 供给侧改革推进森林康养产业化发展的创新路径[J]. 湖南社会科学(1)：72-79.

台湾农林厅林务局，1984. 森林浴：最新潮健身法[M]. 台北：台湾青春出版社.

谭乔芮，2019. 作业疗法治疗抑郁症应用进展[J]. 中国疗养医学，28(1)：50-53.

谭震，朱艺，肖苹，等，2022. 我国健康管理体系的发展现状及未来展望[J]. 中国社会医学杂志，39(3)：247-251.

汤万杰，2007. 绘画审美治疗对大学生抑郁症状影响的实验研究[D]. 重庆：西南大学.

唐晓红，冯雪，魏璐璐，等，2022. 基于马斯洛需求层次理论的山地型森林康养小镇资源评价与实证分析[J]. 四川林业科技，43(3)：130-137.

陶智全，2017. 从林业供给侧改革看森林康养的社会价值[J]. 林业与生态(11)：14-15.

屠幼英，2011. 茶与健康[M]. 北京：世界图书出版公司.

万春，2011. 艺术疗法的形式及其作用机制探析[J]. 遵义师范学院学报，13(3)：56-58.

王春波，2019. 中国森林康养需求分析及需求导向的产业供给研究[D]. 北京：北京林业大学.

王春波，田明华，程宝栋，2020. 中国森林康养需求分析及需求导向的产业供给研究[M]. 北京：中国林业出版社.

王春玲，胡增辉，沈红，等，2015. 芳香植物挥发物的保健功效[J]. 北方园艺(15)：171-177.

王国付，2015. 森林浴的医学实验[J]. 森林与人类(9)：182-183.

王嘉俊，李梦瑶，2019. 中医芳香疗法现代研究[J]. 新中医，51(3)：38-41.

王军军，2016. 森林旅游景区服务与管理[M]. 北京：中国林业出版社.

王昆欣，牟丹，2018. 旅游景区服务与管理[M]. 北京：旅游教育出版社.

王力峰，2006. 森林生态旅游经营管理[M]. 北京：中国林业出版社.

王立民，1981. 矿泉医学[M]. 鞍山：中华医学会鞍山分会.

王露，2020. 森林康养旅游开发潜力评价研究[D]. 长沙：湖南师范大学.

王苗，石岩，2006. 小学生体育活动的安全问题与风险防范理论研究[J]. 体育与科学
　　（6）：36-40，45.

王宁，平雅，蔡佳佳，等，2017. 绘画艺术疗法在精神疾病治疗中的应用进展[J]. 护
　　理实践与研究，14(1)：20-21.

王淑曼，康达西，程金龙，2020. "两山论"谱写乡村旅游新篇章[J]. 旅游学刊，35
　　（10）：9-12.

王小平，陈峻崎，南海龙，等，2013. 日本森林疗法及启示[J]. 世界林业研究，26
　　（3）：74-78.

王小平，周彩贤，马红，等，2019. 森林疗养在北京市的探索与实践[J]. 国土绿化
　　（4）：55-57.

王晓博，2019. 森林疗养产业发展规划实务[M]. 北京：中国林业出版社.

王晓军，2013. 中医运动处方理论及其治疗个案研究[M]. 北京：北京体育大学出版社.

王晓军，2019. 寿城吸氧操[M]. 北京：北京体育大学出版社.

王晓军，2019. 易筋壮骨功[M]. 北京：北京体育大学出版社.

王晓军，2020. 明目益视功[M]. 北京：北京体育大学出版社.

王筱微，2022. 森林康养旅游开发研究[D]. 武汉：中南民族大学.

王燕，2008. 国内外养生旅游基础理论的比较[J]. 技术经济与管理研究（3）：109-
　　114.

王燕琴，陈洁，顾亚丽，2018. 浅析日本森林康养政策及运行机制[J]. 林业经济，40
　　（4）：108-112.

王梓瑄，2019. 森林康养环境保健因子与实证效果研究[D]. 北京：北京林业大学.

温佑君，肯园芳疗师团队，2016. 芳疗实证全书[M]. 北京：中信出版社.

文野，潘洋刘，晏琪，等，2017. 森林挥发物保健功能研究进展[J]. 世界林业研究，
　　30(6)：19-23.

沃尔夫冈·马斯特纳克，毛琦，2021. 舞蹈治疗的综述与评价[J]. 北京舞蹈学院学报
　　（1）：111-120.

瓦勒莉·安·沃伍德，2011. 芳香疗法配方宝典[M]. 陈萍梅，冯凯，译. 北京：中信
　　出版社.

吴楚材，郑群明，2005. 植物精气研究[J]. 中国城市林业（4）：61-63.

吴菲，李树华，刘娇妹，2007. 林下广场、无林广场和草坪的温湿度及人体舒适度
　　[J]. 生态学报，27(7)：2964-2971.

吴钢，肖寒，赵景柱，等，2001. 长白山森林生态系统服务功能[J]. 中国科学（C辑：

生命科学），31（5）：471-480.

吴后建，但新球，刘世好，等，2018. 森林康养：概念内涵、产品类型和发展路径[J]. 生态学杂志，37（7）：2159-2169.

吴立蕾，王云，2009. 城市道路绿视率及其影响因素——以张家港市西城区道路绿地为例[J]. 上海交通大学学报（农业科学版），27（3）：267-271.

吴维，章玮，2019. 木结构建筑在森林康养中的应用研究[J]. 林产工业，56（12）：93-95.

吴兴杰，2015. 森林康养新业态的商业模式[J]. 商业文化（31）：9-25.

吴章文，吴楚材，陈奕洪，等，2010. 8 种柏科植物的精气成分及其生理功效分析[J]. 中南林业科技大学学报，30（10）：1-9.

吴章文，吴楚材，石强，1999. 槲树精气的研究[J]. 中南林学院学报（4）：38-40.

伍琳琳，2022. 新时代下森林康养发展现状与前景的思考[J]. 农村科学实验（10）：179-181.

武留信，曾强，2016. 中华健康管理学[M]. 北京：人民卫生出版社.

向建红，2022. "两山理论"视域下的自然资源核算体系研究[J]. 科技创新与生产力，337（2）：79-85.

谢潇萌，2020. 以失眠疗愈为导向的森林疗养基地规划设计研究[D]. 北京：北京林业大学.

谢中，付甫永，申修洪，等，2020. 基于森林健康理念的森林康养产业发展研究[J]. 绿色科技（3）：135-137.

邢韶华，姬文，郭宁，等，2009. 森林生态系统健康研究进展[J]. 生态学杂志，28（10）：2102-2106.

修美玲，李树华，2006. 园艺操作活动对老年人身心健康影响的初步研究[J]. 中国园林（6）：46-49.

徐高福，俞益武，许梅琳，等，2018. 何谓森林康养？——基于森林多功能性与关联业态融合的思考[J]. 林业经济（8）：58-60，103.

徐关兴，朱婉萍，孔繁智，2013. 现代水疗与中医[M]. 北京：人民卫生出版社.

徐丽娜，谢晨璐，陈龙杰，等，2022. 基于地域文化元素提取的花海景观设计——以嘉兴市创新路-檇李路花海设计为例[J]. 现代园艺，45（17）：152-154.

徐曦，李健，2019. 桐庐瑶琳森林体验基地森林里的"疗养院"[J]. 浙江林业（9）：22-23.

许新桥，2006. 近自然林业理论概述[J]. 世界林业研究，19（1）：10-13.

雅竹，青友芬，潘江霞，2019. 正念减压训练对 ICU 护士死亡焦虑和工作疲溃感的影响[J]. 中华现代护理杂志（31）：4068-4071.

严虎，陈晋东，2011. 绘画艺术疗法在临床应用中的广阔前景[J]. 医学与哲学（临床决策论坛版），32（10）：56-57.

杨东，2007. 艺术疗法——操作技法与经典案例[M]. 重庆：重庆出版社.

杨培松，2021. 基于森林自然度的多功能经营模式研究——以靖州排牙山国有林场为例[D]. 长沙：中南林业科技大学.

杨淇钧，任宣羽，2019. 康养环境与康养旅游研究[M]. 成都：四川大学出版社.

杨晓明，田国行，邢俊敏，2007. 园艺疗法及其园林应用[J]. 西北林学院学报(5)：182-187.

杨瑜，谭娟，林霞，等，2022. 基于康复花园的作业疗法对脑卒中偏瘫患者的康复效果评价[J]. 护士进修杂志，37(2)：175-179.

杨韵，2021. 国际森林康养开发模式启示[J]. 现代园艺(9)：116-118.

尧斯丹，2017. 推进林业供给侧结构性改革的着力点[N]. 学习时报，3-10.

姚楚珍，1986. 森林景观与人的身心健康[J]. 新疆林业(4)：55-56.

叶实现，林敏，陈飞跃，2015. 矿泉与康复医学[M]. 福州：福建科学技术出版社.

叶文，李小龙，2015. 森林养生全球报告[J]. 森林与人类(9)：102-111.

叶智，郄光发，2017. 跨界与融合是森林康养发展的必由之路[J]. 林业经济(11)：3-6，11.

佚名，2015. 中国(四川)首届森林康养年会玉屏山宣言[J]. 绿色天府(8)：3.

毅强，九顶，2004. 藏医药的脊梁——中国最大的藏医院见闻录[J]. 经贸世界(2)：69-77.

于兑生，恽晓平，2018. 运动疗法与作业疗法[M]. 北京：华夏出版社.

于开锋，金颖若，2007. 国内外森林旅游理论研究综述[J]. 林业经济问题(4)：380-384.

于克垚，翟玉莹，祁雨威，等，2018. 芳香植物罗勒栽培技术[J]. 乡村科技(32)：90-91.

俞益武，2021. 生态康养概论[M]. 北京：科学出版社.

郁彬，郑芳菲，曹平，等，2022. 芳香疗法联合五行音乐干预改善晚期癌症患者疼痛、焦虑及抑郁的效果评价[J]. 上海医药，43(14)：15-17，29.

喻阳华，杨苏茂，2016. 森林固碳释氧研究进展[J]. 环保科技，22(3)：51-54.

约翰·雷纳，史蒂芬·韦尔斯，林冬青，等，2009. 澳大利亚的园艺疗法[J]. 中国园林(7)：7-12.

岳刚，2020. 发展绿色体验经济优化高原森林康养产业[J]. 花卉(10)：213-214.

云忠祥，零芝，1992. 广西苗族医药概述[J]. 广西民族研究(1)：105-107.

曾端香，2006. 插花艺术[M]. 重庆：重庆大学出版社.

曾端香，2015. 实用干花与压花艺术[M]. 重庆：重庆大学出版社.

曾端香，2017. 园林花卉[M]. 北京：中国劳动社会保障出版社.

曾端香，张嘉伟，郑涵中，2015. 园艺疗法概念、方法与理论[M]. 北京：中国林业出版社.

张伯礼，郭义，王金贵，2018. 刮痧疗法[M]. 北京：中国医药科技出版社.

张德成，李智勇，王登举，等，2011. 论多功能森林经营的两个体系[J]. 世界林业研究，24(4)：1-6.

张鸿懿，2000. 音乐治疗学基础[M]. 北京：中国电子音像出版社.

张加轶，郭庭鸿，2014. 自闭症儿童康复花园园艺疗法初探[J]. 四川建筑(12)：57-60.

张雯，顾昭明，2009. 自闭症儿童绘画艺术治疗的初步尝试[J]. 内蒙古中医药，28(6)：24-25.

张晓东，陆晓强，2007. 质量监督与管理[M]. 上海：同济大学出版社.

张修玉，2018. 科学揭示"两山理论"内涵全面推进生态文明建设[J]. 生态文明新时代(1)：47-52.

张亚敏，2017. 艺术激发潜能——版画作为艺术治疗的媒介研究[M]. 武汉：武汉大学出版社.

张洋，林楠，吴成亮，2019. 我国森林康养产业的供需前景分析[J]. 中南林业科技大学学报(社会科学版)，13(1)：89-95.

张懿玮，2019. 旅游服务质量管理[M]. 上海：华东师范大学出版社.

张志强，谭益民，2016. 森林疗法场地设计：概念与原理[J]. 中南林业调查规划，35(3)：20-24.

张志永，李全明，南海龙，等，2017. 北京平原地区公路典型绿化带降噪功能初探[J]. 林业科学研究，30(2)：329-334.

张志永，叶兵，刘立军，等，2020. 森林疗养发展历程与特征分析及研究展望[J]. 世界林业研究，33(7)：7-12.

张志永，叶兵，杨军，2014. 城市森林保健功能研究进展[J]. 世界林业研究，27(6)：27-33.

章俊华，2008. Landscape 思潮[M]. 北京：中国建筑工业出版社.

章志攀，俞益武，张明如，等，2008. 天目山空气负离子浓度变化及其与环境因子的关系[J]. 浙江农林大学学报，25(4)：481-485.

赵宝鑫，王小磊，王淼，2021. 安康市森林康养产业的价值研究初探[J]. 现代园艺，44(10)：18-19.

赵恒伯，吴海波，肖笑飞，等，2022. 近20年国内中医药康养旅游研究进展[J]. 江西中医药大学学报，34(1)：115-119.

赵静，胡亚丽，齐琦，2012. 森林浴在健康疗养护理中的作用[J]. 按摩与康复医学(8)：101-102.

赵良平，2007. 森林生态系统健康理论的形成与实践[J]. 南京林业大学学报(自然科学版)，31(3)：1-7.

郑洪新，2016. 中医基础理论[M]. 北京：中国中医药出版社.

郑佳丽，2018. 青少年户外教育安全因素探析[J]. 当代旅游（高尔夫旅行）（6）：196-197.

郑璇，徐建红，龚孝淑，2003. 音乐疗法的进展和应用现状[J]. 解放军护理杂志（7）：42-43.

中国旅游协会温泉旅游分会，2021. 中国温泉旅游产业发展报告[M]. 广州：广东旅游出版社.

周彩贤，张峰，冯达，等，2015. 北京市以森林疗养促进公众健康对策研究[J]. 北京林业大学学报（社会科学版），14(2)：13-16.

周三多，2010. 管理学[M]. 北京：高等教育出版社.

周宇，2016. 舞蹈治疗的回顾、现状与展望[J]. 北京舞蹈学院学报（1）：80-84.

朱坤福，祝蕾，2019. 中医外治特效疗法[M]. 北京：中医古籍出版社.

朱晓洁，2019. 基于茶旅体验构建康养旅游产业发展新模式[J]. 中外交流（35）：60.

邹大林，王小平，周彩贤，等，2017. 韩国森林福祉给北京林业带来的启示[J]. 绿化与生活（11）：21-25.

左家哺，2017. 森林康养及其产业评述[J]. 湖南生态科学学报（4）：50-55.

AKEMI FURUYASHIKI, KEIJI TABUCHI, KENSUKE NORIKOSHI, et al., 2019. A comparative study of the physiological and psychological effects of forest bathing (Shinrin-yoku) on working age people with and without depressive tendencies [J]. Environmental Health and Preventive Medicine, 24(1): 46.

AMBREY C L, 2016. An investigation into the synergistic wellbeing benefits of green-space and physical activity: moving beyond the mean[J]. Urban Forestry and Urban Greening, 19: 7-12.

AMOLY E, DADVAND P, FORNS J, et al., 2014. Green and blue spaces and behavioral development in Barcelona schoolchildren: the breathe project[J]. Environmental Health Perspectives, 122(12): 1351-1358.

BARTON J, PRETTY J, 2010. What is the best dose of nature and green exercise for improving mental health? a multi-study analysis[J]. Environmental Science and Technology, 44 (10): 3947-3955.

BATT-RAWDEN K B, TELLNES G, 2005. Nature-culture-health activities as a method of rehabilitation: an evaluation of participants' health, quality of life and function[J]. International Journal of Rehabilitation Research, 28(2): 175-180.

BOGAR S, BEYER K M, 2016. Green space, violence, and crime: a systematic review [J]. Trauma Violence Abuse, 17(2): 160-171.

BOYD J, BANZHAF S, 2007. What are ecosystem services? the need for standardized environmental accounting units[J]. Ecological Economics, 63: 616-626.

BRATMAN G N, DAILY G C, LEVY B J, et al., 2015. The benefits of nature experience:

improved affect and cognition[J]. Landscape and Urban Planning, 138: 41-50.

BROWN S C, LOMBARD J, WANG K, et al., 2016. Neighborhood greenness and chronic health conditions in medicare beneficiaries[J]. American Journal Preventive Medicine, 51 (1): 78-89.

CHAE Y, LEE S, JO Y, et al., 2021. The effects of forest therapy on immune function [J]. International Journal of Environmental Research and Public Health, 18(16): 8440.

COOKE B, ERNST E, 2000. Aromatherapy: a systematic review[J]. The British journal of general practice: the journal of the Royal College of General Practitioners, 50(455): 493-496.

DADVAND P, BARTOLL X, BASAGAÑA X, et al., 2016. Green spaces and general health: roles of mental health status, social support, and physical activity[J]. Environment International, 91: 161-167.

DADVAND P, NIEUWENHUIJSEN M J, ESNAOLA M, et al., 2015. Green spaces and cognitive development in primary schoolchildren[J]. Proceeding of the National. Academy of Sciences of The United States of America(112): 7937-7942.

DZHAMBOV A M, DIMITROVA D D, DIMITRAKOVA E D, 2014. Association between residential greenness and birth weight: systematic review and meta-analysis[J]. Urban Forestry ang Urban Greening, 13(4): 621-629.

ELSADEK M, LIU B, LIAN Z, et al., 2019. The influence of urban roadside trees and their physical environment on stress relief measures: A field experiment in Shanghai[J]. Urban Forestry and Urban Greening(42): 51-60.

FARRAR A J, FARRAR F C, 2020. Clinical aromatherapy[J]. Nursing Clinics of North America, 55(4): 489-504.

GALL D J, JORDAN Z, STERN C, 2015. Effectiveness and meaningfulness of art therapy as a tool for healthy aging: a comprehensive systematic review protocol[J]. Jbi Database of Systematic Rev Implement Rep, 13(3): 3-17.

GASCON M, TRIGUERO-MAS M, MARTINEZ D, et al., 2015. Mental health benefits of long-term exposure to residential green andblue spaces: a systematic review[J]. International Journal of Environmental Research and Public Health, 12(4): 4354-4379.

GERDING E C, 2009. Art therapy for the malvinas war veterans[J]. Revue Internationale Des Services De Santé Des Forces Armées, 82(4): 65-69.

GRIGSBY-TOUSSAINT D S, TURI K N, KRUPA M, et al., 2015. Sleep insufficiency and the natural environment: results from the US behavioral risk factor surveillance system survey[J]. Preventive Medicine, 78: 78-84.

GUSSAK D, 2007. The effectiveness of art therapy in reducing depression in prison populations[J]. International Journal of Offender Therapy and Comparative Criminology, 51(4):

444-460.

HAN J-W, CHOI H, JEON Y-H, et al. , 2016. The effects of forest therapy on coping with chronic widespread pain: physiological and psychological differences between participants in a forest therapy program and a control group[J]. International Journal of Environmental Research and Public Health, 13(3): 255.

HANSEN M M, JONES R, TOCCHINI K, 2017. Shinrin-Yoku (forest bathing) and nature therapy: a state-of-the-art review[J]. International Journal of Environmental Research and Public Health, 14(8): 851.

HE M, XIANG F, ZENG Y, et al. , 2015. Effect of time spent outdoors at school on the development of myopia among children in china: a randomized clinical trial[J]. The Journal of the American Medical Association, 314(11): 1142-1148.

HOOVER R, 1995. Healing gardens and alzheimer's disease [J]. American Journal of Alzheimer's Disease and Other Dementias, 10(2): 1-9.

HUANG X H, WANG J, ZENG H D, et al. , 2013. Spatiotemporal distribution of negative air ion concentration in urban area and related affecting factors: a review[J]. Chinese Journal of Applied Ecology, 24(6): 1761-1768.

HYDE K L, LERCH J, NORTON A, et al. , 2009. Musical training shapes structural brain development[J]. The Journal of Neuroscience, 29(10): 19-25.

IRVINE K N, WARBER S L, DEVINE-WRIGHT P, et al. , 2013. Understanding urban green space as a health resource: a qualitative comparison of visit motivation and derived effects among park users in sheffield, UK[J]. International Journal of Environmental Research and Public Health, 10(1): 417-442.

JENNINGS V, BAMKOLE O, 2019. The relationship between social cohesion and urban green space: an avenue for health promotion[J]. International Journal of Environmental Research and Public Health, 16(3): 452.

KELLERT S R, 2005. Building for Life: Designing and Understanding the Human-Nature Connection[M]. Washington, DC: Island Press.

KJELL N, MARCUS S, CHRISTOS G, et al. , 2011. Forests, Trees and Human Health [M]. New York: Springer.

LEE J, PARK B J, TSUNETSUGU Y, et al. , 2011. Effect of forest bathing on physiological and psychological responses in young Japanese male subjects[J]. Public Health, 125(9): 93-100.

LI Q, KAWADA T, 2011. Effect of forest environments on human natural killer (NK) activity[J]. International Journal of Immunopathology and Pharmacology, 24: 39-44.

LI Q, KAWADA T, 2011. Effect of forest therapy on the human psycho-neuro-endocrino-immune network [J]. Nippon Eiseigaku Zasshi (Japanese Journal of Hygiene), 66:

654-650.

LI Q, KOBAYASHI M, WAKAYAMA Y, et al. , 2008. Effect of phytoncide from trees on human natural killer cell function[J]. International Journal of Immunopathology and Pharmacology, 22(4): 951-959.

LI Q, MORIMOTO K, KOBAYASHI M, et al. , 2008. Visiting a forest, but not a city, increases human natural killer activity and expression of anti-cancer proteins[J]. International Journal of Immunopathology and Pharmacology, 21(1): 117-127.

MAO G, CAO Y, WANG B, et al. , 2017. The salutary influence of forest bathing on elderly patients with chronic heart failure[J]. International Journal of Environmental Research and Public Health, 14(4): 368.

MAO G, LAN X, CAO Y, et al. , 2012. Effects of short-term forest bathing on human health in a broad-leaved evergreen forest in Zhejiang province, China[J]. Biomedical and Environmental Sciences, 25: 317-24.

MARC R FARROW, KYLE WASHBURN, 2019. A review of field experiments on the effect of forest bathing on anxiety and heart rate variability[J]. Global Advances in Integrative Medicine and Health, 8: 1-7.

MASLOW A H, 1943. A theory of human motivation [J]. Psychological Review, 50: 370-396.

MCEACHAN R R, PRADY S L, SMITH G, et al. , 2016. The association between green space and depressive symptoms in pregnant women: Moderating roles of socioeconomic status and physical activity [J]. Journal of Epidemiology and Community Health, 70 (3): 253-259.

MUGHAL MD, KUBILAY A, FATICHI S, et al. , 2021. Detailed investigation of microclimate by means of computational fluid dynamics (CFD) in a tropical urban environment[J]. Urban Climate(39): 100939.

O'BRIEN L, BURLS A, TOWNSEND M, et al. , 2011. Volunteering in nature as a way of enabling people to reintegrate into society[J]. Perspect Public Health, 131: 71-81.

ORBAN E, SUTCLIFFE R, DRAGANO N, et al. , 2017. Residential surrounding greenness, self-rated health and interrelations with aspects of neighborhood environment and social relations[J]. Urban Health, 94(2): 158-169 .

PARK B J, TSUNETSUGU Y, KASETANI T, et al. , 2010. The physiological effects of Shinrin-yoku (taking in the forest atmosphere or forest bathing): evidence from field experiments in 24 forests across Japan[J]. Environmental Health and Preventive Medicine, 15 (1): 18-26.

PARK S H, MATTSON R H, 2008. Effects of flowering and foliage plants in hospital rooms on patients recovering from abdominal surgery[J]. Hort Technology, 18(4): 563-568.

PETERFALVI A, MEGGYES M, MAKSZIN L, et al. , 2021. Forest bathing always makes sense: blood pressure-lowering and immune system-balancing effects in late spring and winter in central europe [J]. International Journal of Environmental Research and Public Health, 18(4): 2067.

POUNG-SIK Y, JIN-YOUNG J, MYEONG-SEO J, et al. , 2021. Effect of forest therapy on depression and anxiety: a systematic review and meta-analysis[J]. International Journal of Environmental Research and Public Health, 18(23): 12685.

RICHARDSON P, JONES K, EVANS C, et al. , 2007. Exploratory RCT of art therapy as an adjunctive treatment in schizophrenia[J]. Journal of Mental Health(16): 483-491.

ROUQUET, JL, 2008. La stratégie prospective de l'Office national des forêts en matière de produits touristiques[J]. Forêt Méditerranéenne, 29(4): 467-470.

SANDERS T, FENG X, FAHEY P P, et al. , 2015. Greener neighbour-hoods, slimmer children? Evidence from 4423 participants aged 6 to 13 years in the longitudinal study of Australian children[J]. International Journal of obesity, 39(8): 1224-1229.

SONG C, HARUMI I, MAIKO K, et al. , 2015. Effect of forest walking on autonomic nervous system activity in middle-aged hypertensive individuals: a pilot study[J]. International Journal of Environmental Research and Public Health, 12(3): 2687-2699.

STACK K, SHULTIS J, 2013. Implications of attention restoration theory for leisure planners and managers[J]. Leisure/Loisir, 37(1): 1-16.

STEVENSON MP, SCHILHAB T, BENTSEN P, 2018. Attention Restoration Theory II: a systematic review to clarify attention processes affected by exposure to natural environments [J]. Journal of Toxicology and Environmental Health, Part B, 21: 227-268 .

TAYLOR A F, KUO F E, SULLIVAN W C, 2002. Views of nature and self-discipline: evidence from inner city children[J]. Journal of Environmental Psychology, 22(1): 49-63.

TAYLOR M S, WHEELER B W, WHITE M P, et al. , 2015. Research note: urban street tree density and antidepressant prescription rates-across-sectional study in London, UK [J]. Landscape and Urban Planning, 136: 174-179.

THOMAS S, RAYMOND C, 1998. Risk and provider responsibility in outdoor adventure activities[J]. Teacher Development, 2(2): 265-281.

THOMPSON C W, ASPINALL P, ROE J, et al. , 2016. Mitigating stress and supporting health in deprived urban communities: The importance of green space and the social environment [J]. International Journal of Environmental Research and Public Health, 13 (4): 440.

TRAUER B, RYAN C, 2005. Destination image, romance and place experience: an application of intimacy theory in tourism[J]. Tourism Management, 26(4): 481-491.

TSUNETSUGU Y, LEE J, PARK B J, et al. , 2013. Physiological and psychological effects of viewing urban forest landscapes assessed by multiple measurements[J]. Landscape and urban planning(113): 90-93.

TSUNETSUGU Y, PARK BJ, MIYAZAKI Y, 2010. Trends in research related to "shinrin-yoku"(taking in the forest atmosphere or forest bathing) in Japan[J]. Environmental Health and Preventive Medicine(15): 27-37.

ULRICH R S, 1983. Aesthetic and affective response to natural environment[J]. Behavior and the Natural Environment(6): 85-125.

ULRICH R S, 1984. View through a window may influence recovery from surgery[J]. Science, 224(4647): 420-421.

VELARDE M D, FRY G, TVEIT M, 2007. Health effects of viewing landscapes-landscape types in environmental psychology[J]. Urban Forestry and Urban Greening, 6(4): 199-212.

WANG X, SHI Y, ZHANG B, et al., 2019. The influence of forest resting environments on stress using virtual reality[J]. International Journal of Environmental Research and Public Health, 16(18): 3263.

WELLS N M, 2000. At Home with Nature: Effects of "greenness" on children's cognitive functioning[J]. Environment and Behavvior(32): 775-795.

WILK M, PACHALSKA M, LIPOWSKA M, et al., 2010. Speech intelligibility in cerebral palsy children attending an art therapy program[J]. Medical Science Monitor, 16(5): 222-231.

WILSON E O, 1984. Biophilia, the Human Bond with Other Species[M]. Cambridge (Massachusetts): Harvard University Press.

YI Y, SEO E, AN J, 2022. Does forest therapy have physio-psychological benefits? a systematic review and meta-analysis of randomized controlled trials[J]. International Journal of Environmental Research and Public Health, 19(17): 10512.

ZENG C, LYU B, DENG S, et al., 2020. Benefits of a three-day bamboo forest therapy session on the physiological responses of university students[J]. International Journal of Environmental Research and Public Health, 17(9): 3238.

ZHANG Z, DONG J, HE Q, et al., 2021. The temporal variation of the microclimate and human thermal comfort in urban wetland parks: a case study of Xixi National Wetland Park, China[J]. Forests, 12(10): 1322.

ZHANG Z, WANG P, GAO Y, et al., 2020. Current development status of forest therapy in China[J]. Healthcare, 8(1): 61.

ZHANG Z, YE B, 2022. Forest therapy in Germany, Japan and China: proposal development status and future prospects [J]. Forests, 13(8): 1289.

国有林野事業の取組, 2017.「日本美しの森 お薦め国有林」について[J]. 林野庁情報誌(5): 16-17.